抗菌药物科学化管理
从理论到实践

Antimicrobial Stewardship
From Principles to Practice

主　编　英国抗感染化疗学会

主　译　刘又宁　俞云松　邱海波　王明贵　徐英春

译　者　（按姓氏笔画排序）

王　瑶	中国医学科学院北京协和医院	宋营改	北京大学第一医院
王　睿	中国人民解放军总医院	张　菁	复旦大学附属华山医院
王明贵	复旦大学附属华山医院	张曦文	东南大学附属中大医院
王淑颖	浙江大学医学院附属杭州市第一人民医院	陈　娜	浙江大学医学院附属第一医院
方红梅	浙江大学医学院附属邵逸夫医院	陈佰义	中国医科大学附属第一医院
卢晓阳	浙江大学医学院附属第一医院	周　文	山东大学齐鲁医院
朱利平	复旦大学附属华山医院	周建仓	浙江大学医学院附属邵逸夫医院
朱剑萍	浙江大学医学院附属邵逸夫医院	宗志勇	四川大学华西医院
伍玉琪	中南大学湘雅医院	赵冬冬	浙江大学医学院附属邵逸夫医院
庄一渝	浙江大学医学院附属邵逸夫医院	胡一弋	复旦大学附属华山医院
刘冰冰	中国医科大学附属第一医院	胡必杰	复旦大学附属中山医院
李　丹	复旦大学附属华山医院	胡晓昀	浙江大学医学院附属邵逸夫医院
李　培	复旦大学附属华山医院	俞云松	浙江大学医学院附属邵逸夫医院
李进峰	山东省威海市立医院	钱申贤	浙江大学医学院附属杭州市第一人民医院
李若瑜	北京大学第一医院	倪语星	上海交通大学医学院附属瑞金医院
杨　帆	复旦大学附属华山医院	徐英春	中国医学科学院北京协和医院
吴小津	苏州大学附属第一医院	徐晴晔	浙江大学医学院附属邵逸夫医院
吴安华	中南大学湘雅医院	高晓东	复旦大学附属中山医院
吴德沛	苏州大学附属第一医院	梁蓓蓓	中国人民解放军总医院
邱海波	东南大学附属中大医院	葛　称	昆山市第一人民医院
何燕玲	四川大学华西医院	曾　玫	复旦大学附属儿科医院

人民卫生出版社

·北　京·

Translation from the English language edition：
Antimicrobial Stewardship：From Principles to Practice，ISBN：*978-1-78926-984-0*

The original English language work has been published by：
BSAC，Regents Place 53，Birmingham，B13NJ，United Kingdom

图书在版编目（CIP）数据

抗菌药物科学化管理：从理论到实践 /（英）英国
抗感染化疗学会主编；刘又宁等主译 . —北京：人民
卫生出版社，2020.9
　ISBN 978–7–117–30382–8

Ⅰ. ①抗…　Ⅱ. ①英…②刘…　Ⅲ. ①抗菌素 – 药品
管理 – 研究　Ⅳ. ①R978.1

中国版本图书馆 CIP 数据核字（2020）第 163026 号

| 人卫智网 | www.ipmph.com | 医学教育、学术、考试、健康，购书智慧智能综合服务平台 |
| 人卫官网 | www.pmph.com | 人卫官方资讯发布平台 |

图字：01-2020-3752 号

抗菌药物科学化管理：从理论到实践
Kangjun Yaowu Kexuehua Guanli：cong Lilun dao Shijian

主　　译：刘又宁　俞云松　邱海波　王明贵　徐英春
出版发行：人民卫生出版社（中继线 010-59780011）
地　　址：北京市朝阳区潘家园南里 19 号
邮　　编：100021
E - mail：pmph @ pmph.com
购书热线：010-59787592　010-59787584　010-65264830
印　　刷：北京汇林印务有限公司
经　　销：新华书店
开　　本：889 × 1194　1/16　印张：22
字　　数：650 千字
版　　次：2020 年 9 月第 1 版
印　　次：2020 年 11 月第 1 次印刷
标准书号：ISBN 978-7-117-30382-8
定　　价：235.00 元

打击盗版举报电话：**010-59787491**　E-mail：**WQ @ pmph.com**
质量问题联系电话：**010-59787234**　E-mail：**zhiliang @ pmph.com**

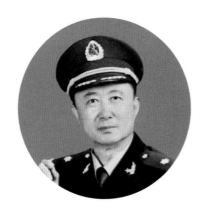

刘又宁

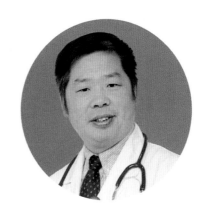

俞云松

中国人民解放军总医院呼吸科主任医师、教授，专业技术一级，文职特级，是我国临床机械通气规范化应用开拓者之一，主编了我国第一部系统论述机械通气专著《机械通气与临床》，牵头完成了我国首次大样本社区获得性肺炎流行病学调查，制定了符合我国实际情况的诊治指南。现任中国医药教育协会名誉会长，感染疾病专业委员会（IDSC）主任委员；中国老年保健医学研究会常务理事，呼吸病学分会主任委员；国家药典委员会执行委员，临床专业委员会主任委员；北京医学会常务理事兼呼吸病学分会主任委员；中华结核和呼吸杂志总编辑；中央组织部直接联系专家。曾任中华医学会内科学分会主任委员、呼吸病学分会主任委员。

浙江大学求是特聘医师，教授，博士研究生导师，现任浙江大学医学院附属邵逸夫医院副院长，感染科主任。长期从事感染病临床工作，对感染性疾病，尤其是细菌感染性疾病的诊断和治疗有着丰富的临床经验。1990 年以来，一直从事细菌耐药机制、耐药细菌感染及治疗的研究，以第一作者和通信作者在 *LID*、*EID* 等国际顶级学术期刊发表 SCI 收录论文 102 篇。先后主持国家自然科学基金 8 项（包括重点项目 2 项），国家自然科学基金国际中英合作项目 1 项，国家科技部重点研发国际合作专项 1 项，主持 973 子课题、863 项目、卫生部行业基金、973 前期计划、省重大专项各一项。获浙江省科学技术进步奖一等奖一项。*Lancet Infectious Diseases*、*Antimicrobial Agents and Chemotherapy*、*Journal of Antimicrobial Chemotherapy*、*Journal of Clinical Microbiology*、*Journal of Medical Microbiology* 等多家 SCI 杂志审稿人。现任中国医药教育协会感染疾病专业委员会候任主任委员，浙江省微生物技术和生物信息重点实验室主任，中华医学会细菌感染与耐药防治专业委员会副主任委员，中华预防医学会医院感染控制委员会常务委员，中国药学会药物临床评价研究专业委员会常务委员，中华医学会感染病专业委员会委员，中华微生物与免疫学会委员，临床微生物专业组副组长，浙江省预防医学会医院感染控制专业委员会主任委员，浙江省医学会感染病专业委员会副主任委员。

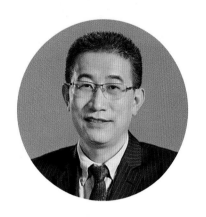

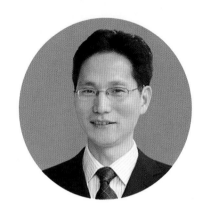

邱海波

> 东南大学特聘教授（二级）、博士研究生导师，东南大学附属中大医院党委副书记，国家卫生健康委员会重症医学质控中心主任，卫生部有突出贡献中青年专家、享受国务院政府特殊津贴，第七届中国医师奖获得者，2017年白求恩奖章获得者。现任中华医学会重症医学分会第三届主任委员，中国医师协会重症医师分会副会长，江苏省医师协会重症医师分会会长，江苏省重症医学分会一、二届主任委员，《中华重症医学电子杂志》总编辑，《美国重症医学杂志》（*CCM*）中文版总编辑，《重症监护年鉴杂志》（*Annals of Intensive Care*）副主编，《中华创伤杂志》（英文版）副总编辑，《中华危重病急救医学》杂志副总编辑，《中国呼吸与重症监护杂志》副总编辑。

王明贵

> 主任医师、教授、博士研究生导师，复旦大学附属华山医院抗生素研究所所长，美国哈佛医学院博士后，上海领军人才、上海市优秀学科带头人及上海市医学领军人才。上海市医学会感染与化疗专科分会前任主任委员，中国医药教育协会感染疾病专业委员会副主任委员，中国药学会药物临床评价研究专业委员会副主任委员，全球华人临床微生物暨感染学会理事。《中华传染病杂志》《中国感染与化疗杂志》等13本杂志编委，6本为英文国际刊物，Int J Antimicrob Agents（IF 4.3），*J Microb Immunol Infect*（IF 2.3）及 *J Global Antimicrob Resist*（IF1.1）杂志的编辑（editor）。专业特长为感染性疾病特别是各类细菌及真菌性感染的诊治及抗菌药物的合理应用，科研方向为细菌耐药性及耐药机制研究。作为项目负责人承担科研项目有：国家科技部"973"项目（项目首席）、"863"课题2项、国家自然科学基金重大国际合作项目1项及面上项目3项等。发表论文100余篇，其中SCI收录46篇。发表的相关研究论文被国际刊物引用1 137次，单篇最高被引242次。发表国际会议论文摘要37篇，在大型国际会议上作特邀专题演讲10次、论文口头交流4次。"细菌对喹诺酮类的质粒介导耐药机制及其耐药性的防治策略"2010年获教育部科技进步一等奖（第一完成人），另获中华医学科技奖、上海市科技进步奖及上海医学科技奖各一项（第一完成人）。

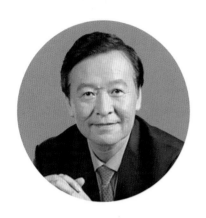

徐英春

教授、博士/博士后研究生导师,北京协和医院检验科主任,北京协和医学院临床检验诊断学系主任,北京协和医院临床生物标本管理中心主任。主要兼职:国家卫生健康委员会抗菌药物临床应用与细菌耐药评价专家委员会委员兼办公室主任,国家卫生健康委员会细菌耐药监测网质量管理中心负责人,中华检验医学教育学院院长,中国医学装备协会检验医学分会理事长,中国医师协会检验医师分会常委及感染性疾病专家委员会主任委员,全球华人微生物感染学会理事长,欧洲临床微生物感染疾病学会(ESCMID)华人药敏试验委员会主任委员。

译 者 序

耐药细菌感染已经成为全球公共健康领域的重大挑战，需要全世界共同努力，积极应对。抗菌药物科学化管理（Antimicrobial Stewardship，AMS）是控制耐药的重要手段，AMS名称大家已经耳熟能详，但其真正的含义以及具体实践措施依然让很多同道感到茫然。的确在我国，AMS概念已经提出很多年，然而AMS的真正实施还处在起步阶段，尽管也有AMS指导的相关文献，但存在推荐不具体，缺乏可行性等问题，甚至只从抗菌药物使用的角度出发，而忽略了AMS其他重要方面，如微生物实验室如何参与，管理者担任何种角色等。因此，当笔者发现这本翔实介绍AMS及其实施办法的书籍的时候，就下定决心进行翻译，以供我国学者参考。

在翻译本书时，不仅邀请了擅长抗菌药物合理应用和医院感染控制的专家，还邀请了护理、临床微生物专家和抗感染临床药师。由于不同医疗单位和科室的AMS存在一定差异，同时还邀请了重症医学科、儿科、血液科等领域的专家共同参与翻译。有了这些专业的全国知名专家的参与，确保了我们翻译的准确，使读者获得最专业，最具实践性的AMS知识。

为了本书的翻译，各位专家多次从全国各地相聚，确定翻译任务，制订翻译计划。在翻译过程中，尽管许多译者同时是新冠肺炎诊治和疫情防控的重要专家，十分忙碌，依然按计划、高质量地完成了翻译工作。在此，一并表示感谢。

当然，书籍的出版只是成功的开始，期待读者能够从中得到收获，并积极投身AMS事业，将是我们出版该书的最大欣慰。

刘又宁

2020.07.06

抗菌药物在人类和感染性疾病的斗争中发挥了巨大作用。随着抗菌药物使用的不断增加,尤其是大量的不合理使用,导致抗菌药物疗效下降,细菌耐药性快速上升,引起了严重的全球性公共卫生问题,同时造成了大量卫生医疗资源的浪费,严重威胁人类健康。

抗菌药物科学化管理(Antimicrobial Stewardship,AMS)的提出就是为了解决这一严峻问题,其目的是,对正确的患者,在正确的时间,选择最佳的抗菌药物,使用最合理的剂量和疗程,获得最佳的治疗或预防结局,并尽可能减少对现在和未来患者的损害。

本书从最基本的概念出发,描绘了 AMS 的一个完整框架。介绍了 AMS 的定义、开展 AMS 的关键步骤、进行质量改进的具体方法。对不同的医疗单元如长期护理机构、重症医学科、外科、儿科和免疫缺陷患者等分别做了十分具体的 AMS 介绍,其内容不仅涉及临床医生,还包括临床微生物实验室、护理、药学和管理等各部门和个体所应承担的责任和角色,每个部分均结合具体案例,作了细致入微的描述。

因此,本书不仅可以作为初学者的入门参考,也可以作为有志推进 AMS 的同道的工具书。中国医药教育协会感染性疾病专业委员会也希望通过本书的出版,推动我国 AMS 工作的广泛开展,为耐药控制作出专业学会应有的贡献。书中也一定存在一些瑕疵和不足,欢迎各位读者批评指正。

最后,感谢各位译者和相关工作人员的辛勤付出!

俞云松

2020.07.06

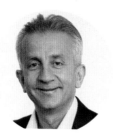

BSAC 主席(2015—2018)

前 言

 半个多世纪以前,科学家们就已经知道患者可能会对治疗药物产生耐药性。1928 年发明了第一种抗生素青霉素的 Alexander Fleming 在 1945 年获得诺贝尔奖时对即将到来的危机提出了警告:"有一种危险是,无知的人很容易服药不足,将其微生物暴露在非杀菌剂量的药物下,使微生物产生耐药性。"从那时起,抗菌药物被证明是人类医学中最有效的干预手段之一。可悲的是,对这一宝贵资源的过度使用和误用已经给我们带来一场全球性的抗菌药物耐药(AMR)危机。为了应对这场危机,在 Fleming 演讲后近 70 年的 2017 年 9 月,第一次联合国大会关于耐药细菌的会议召开了。

这是联合国大会第四次就卫生问题举行高级别会议。联合国秘书长 Ban Ki-moon 表示,抗菌药物耐药是对全球健康和安全的"根本威胁"。他接着说:"如果我们不能快速和全面地解决这个问题,抗菌药物耐药将使提供高质量的全民医疗保障即使不是不可能实现,也会变得更加困难。它将破坏可持续的食品生产,并危及可持续发展目标。"就在世界领导人召开会议之前,所有 193 个成员国在一份声明中达成一致,来抗击抗菌药物耐药性的扩散。

人们普遍认为,解决抗菌药物耐药性问题需要采取"同一健康"的方法。通过促进谨慎使用以减少抗生素的过度使用和误用的重要性是这一解决方法的一个基本组成部分——抗菌药物管理的概念。在人类群体中,确保在不同社区和环境、不同患者群体、不同地理位置、资源和文化中确保谨慎地处方,需要一种真正创新、灵活、协作和跨学科的方法。作为一个全球社区,只有通过创新、

调整和运用我们现有的资源,才能真正在处方实践中实现变革。

希望了解全球管理概述的您可以在 2017 年 ESCMID 网页上找到有关该主题的全部展示内容:

查看幻灯片集
见 https://www.escmid.org/escmid_publications/escmid_elibrary/?q=++KN0714&id=2173&L=0&x=0&y=0&tx_solr%5Bsort%5D=created_desc%2BDESC

支持各专业知识和技能发展的教育重要性是世界卫生组织和 AMR 国家行动计划的一个关键目标。相关教育内容的开发及其在全球范围内低成本高效益、可持续的供给也是一项重大挑战。将传统方法与现代方法相结合以实现这一目标的必要性越来越重要,以确保更好地被认识和普及到卫生保健系统和社区。这本电子书在 2015 年推出的覆盖了超过 4 万名学习者的大规模在线开放管理课程成功的基础上,提供了一种更融合或混合的管理教育方法。

访问慕课(MOOC)网站
见 https://www.futurelearn.com/courses/antimicrobial stewardship

这本电子书也赞同了 WHO 的新型在线学习资源。

访问 WHO 网站
见 https://openwho.org/courses/AMR competency

提供一种实现简单谨慎的处方能力的更传统的方法，以及如何将它们应用于常见的临床情境及疾控中心（CDC）项目中。

访问 CDC 项目网站
见 https://www.train.org/cdctrain/course/1075730/compilation

还有欧洲临床微生物学和感染病学会抗菌管理研究小组（ESGAP）。

访问 ESGAP 网站
见 https://www.escmid.org/research_projects/study_groups/antimicrobial_stewardship/

这一教育资源由感染病研究和政策中心（Center for Infectious Disease Research and Policy，CIDRAP）提供的与管理相关的新闻和文献加以补充。

访问 CIDRAP 网站
见 http://www.cidrap.umn.edu/

本书在更广泛的管理背景下提供了大量扩展内容和经验——例如，特定人群、不同国家的管理以及不同职业在政治和媒体参与管理中的作用。我们希望这本书能对这一领域的每个人有所帮助。

因此，英国抗感染化疗学会（BSAC）与ESGAP合作，非常高兴地介绍这本关于全球抗菌药物管理的电子书，这本书与在医疗社区和医疗机构中从事感染预防和管理工作的医疗专业人员息息相关。它的目的是支持医疗专业人员或团队，或对学习如何将管理工作的理论应用到实际感兴趣的决策者。

Dame Sally Davies 的介绍视频
（视频 1）

观看视频

见 https://vimeo.com/260773093/

这本电子书并不是为了提供一本全面的传统管理教科书，也不是对管理的文献进行全面的综述。相反，本书的重点是将管理理论应用于临床实践，通过案例研究、故事、视频、播客、演示、实践叙事和自我评估来阐述良好的实践例证。我们希望你能觉得它内容丰富、引人入胜、令人愉悦。最重要的是，我们希望它能在实践中帮到你。

Dilip Nathwani Obe
主编
医生和教育工作者
BSAC 主席（2015—2018 年）

解 决 方 法

关键的抗菌药物管理方案将是本书中反复出现的主题

▶ 规章制度和法律法规。
▶ 许可认证。
▶ 监控——耐药和消耗量。
▶ 管理。
  - 结构＋流程＝成果。
  - 实施［更改系统和组织，了解背景，文化和行为］。
  - 评估使用数据进行改善和检查［指标］。
  - 反馈、教育和行动。
  - 反映／审查／更新。
  - 可持续发展和进一步的变革／创新。

目　录

第 1 章

AMR 概述

> 作者 : DILIP NATHWANI

本章作为绪论篇,其目标:

给出人群中抗微生物药物及抗菌药物耐药的定义,并描述其发生的核心原因。

概述全球重要抗菌药物耐药细菌的流行病学,人类抗菌药物消耗和现有数据的局限性。

概述耐药菌感染及医疗保健获得性感染的临床和经济影响。

本章将同时定义

AMR 战役的核心措施。

在"真实世界"背景下的抗菌药物管理及其目标。

通过一个虚构的多重耐药菌感染暴发事件介绍抗菌药物管理的根据及个人和医疗卫生专业人员在遇到这样的挑战时所起的作用。

学习效果是指完成一阶段学习后,学生应该知道、理解和/或能够展示的内容。

学习效果

完成本章后,应该能够:

- 定义和解释抗微生物药物和抗菌药物耐药之间的区别。
- 概述耐药发生的驱动因素。
- 概述全球重要抗菌药物耐药病原体的流行病学和抗菌药物消耗情况。
- 解释耐药菌感染和医疗保健获得性感染的临床和经济影响。
- 列举抗菌药物管理的一些定义以及管理计划的目标。
- 在虚构的医疗保健获得性耐药菌感染暴发的情境下,识别和传达感染控制和管理实践的核心要素。
- 反映这些要素与其实践的相关性。

定义人群中的抗微生物和抗生素耐药

很多化合物可以抑制微生物的生长,有很多名词被用于定义这些化合物的类别。抗微生物药物(antimicrobials)、抗细菌药物(antibacterials)和抗生素(antibiotics)是常用的术语,且有时可互相替换,但这三者之间也存在重要的差异。

抗微生物药物(antimicrobials)衍生自希腊文 anti(against,抗)、mikros(little,微小)和 bios(life,生物),指代所有具有抗微生物(细菌、病毒、寄生虫和真菌)作用的药剂。

抗生素(antibiotics)衍生自希腊文 anti(against,抗)和 biotikos(concerning life,生物相关)。抗生素(antibiotic)是指由微生物产生的用于对抗另一种微生物的物质。严格来讲,抗生素不包含化学或生物化学合成的药剂。然而为了简化,常常将合成或半合成的变体(如喹诺酮类)归于抗生素概念之下。本书中,抗生素指代有抗细菌活性的天然或合成化合物,主要是指已批准用于治疗人类和 /或动物细菌感染的药剂。(译者注,据此本书中一般将 antibiotics 翻译为抗菌药物)

相对的,抗微生物药物包含对各类微生物有作用的所有药剂,包括作用于细菌的抗细菌药物、作用于病毒的抗病毒药物、作用于真菌的抗真菌药物,以及针对原虫和蠕虫的抗寄生虫药物。

什么是抗微生物药物耐药?

抗微生物药物耐药是指一种微生物对最初能有效治疗其感染的一种抗微生物药物产生耐药性。

耐药微生物(包括细菌,真菌,病毒和寄生虫)能够抵抗微生物药物的攻击,如抗细菌药物、抗真菌药物、抗病毒药物和抗疟疾药物,从而使得标准治疗无效,感染迁延,并增加其传播给他人的风险。

抗菌药物耐药和抗微生物药物耐药之间的区别是什么?

抗菌药物耐药特指引起感染的普通细菌对抗菌药物产生耐药。

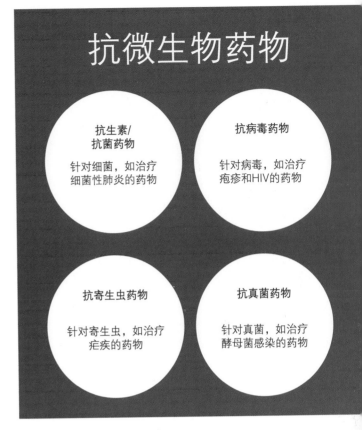

图 1-1　抗菌药物
改编自:
http://www.reactgroup.org/toolbox/category/understand/antibiotics/what-are-antibiotics/

抗微生物药物耐药是一个含义更广的名词,也包含了对治疗其他微生物感染的药物耐药,包括寄生虫(如疟疾)、病毒(如 HIV)和真菌(如念珠菌)等(图 1-1)。

抗菌药物耐药是一个可以自然存在也可以后天获得的问题

耐药菌的出现是一个自然现象,当微生物在复制过程中出现错误或微生物之间交换抗性特征就可能出现耐药。抗菌药物的合成途径已存在上百万年。例如,一些环境中的微生物天然地产生抗生素以进行交流及与环境中的其他生物进行空间、资源的竞争。理所当然,这些产生天然抗生素的微生物能够抵抗此种抗生素的作用,并且往往携带相应的耐药机制。

为了能在产生抗生素的微生物周围生存,同一环境中的其他微生物也会随着时间进化,选

工具包资源

抗菌药物耐药的定义,及其在个体和人群水平上产生的影响见以下总结:

抗菌药物耐药性及消耗情况资料,供卫生专业人士使用

见 http://ecdc.europa.eu/en/healthtopics/antimicrobial-resistance-and-consumption/factsheet-for-health-professionals/Pages/factsheet_experts.aspx

关于动物、农业和环境中的抗菌药物使用和耐药性的补充资料:

抗菌药物耐药综述:农业和环境抗菌药物:减少不必要的使用和浪费

见 https://amr-review.org/sites/default/files/Antimicrobials in agriculture and the environment-Reducing unnecessary use and waste.pdf

择出耐药变异株。因此,在抗菌药物作为药物使用前,便已可以在环境细菌中发现抗菌药物耐药机制,并作为保护机制存在于产生抗生素的微生物中。

抗菌药物耐药在致病性细菌中并不常见。在人类使用抗菌药物的大约 80 年时间里,抗菌药物耐药已经同时在环境和致病细菌中广为出现。在医疗卫生、兽医和农业领域中抗菌药物的大量使用已经并且持续造成了强大的耐药细菌选择性压力。选择压力是指在既定环境中任何能改变生物体行为和适应性的现象,是进化和自然选择的驱动力。

人类对抗菌药物的使用也导致环境中的药物累积,使得环境中耐药菌大量繁殖,同时也导致一些对多个不同的抗菌药物耐药的细菌被筛选出来并进一步播散。

改编自:
http://www.reactgroup.org/toolbox/category/understand/how-did-we-end-up-here-understand/abr-is-a-natural-phenomenon/

> 抗菌药物如何产生作用?

抗菌药物通过干扰细菌细胞的必需生理过程或结构起效。这一过程可杀死细菌或减缓其生长,据此可将抗菌药物分为杀菌剂或抑菌剂。杀菌性抗菌药物可以杀死细菌,而抑菌性抗菌药物只能抑制细菌生长而无法杀死细菌,需依靠人体免疫系统进一步清除感染。

抗菌药物分为几种不同类别。不同类别可以作用于完全不同的细菌靶位,也可以作用于相同靶位的不同靶点。细菌具有三类主要的抗菌药物作用靶位【详见工具包资源】:

- 围绕细菌细胞的细胞壁或细胞膜。
- 合成 DNA 和 RNA 的要素。
- 合成蛋白质的要素(核糖体和相关蛋白)。

在人类或其他哺乳动物的细胞中,这些靶位或缺失或与细菌不同,这意味着抗菌药物通常只对细菌具有特异性,而不会对人体细胞造成损伤。不同抗菌药物及其作用机制见以下视频。

抗菌药物作用机制

观看视频
见 https://www.youtube.com/watch?v=IVBCrzjOl40

耐药发生的部位与方式

耐药的出现发生在微生物菌群中,是一种与抗菌药物相关的独特现象。

肠道菌群是指定植在胃肠道中的所有微生物的总和,包括细菌、病毒和真核生物。肠道菌群的基因组总和称为微生物组,估计包含超过 300 万~500 万个不同基因,超过人体基因组约百倍。人类的肠道菌群是一个宿主特异性的微生态系统,存在一定程度的遗传性,主要在儿童早期成熟,并影响宿主的主要生理和病理生理机制。目前已知,即使是合理使用抗菌药物,也可以导致肠道微生物群转为"失调"状态,其特征包括多样性丢失,代谢能力改变以及针对侵袭性病原体的生物拮抗能力减弱。过量或不合理地使用抗菌药物,如使用广谱药物,会对菌群失调产生更大的影响,促进耐药基因的水平转移,激化耐药病原体的进化和抗菌药物耐药的播散。微生物群中的耐药菌的携带可持续数月,且进一步使用抗菌药物会增加延长耐药菌携带时间的风险。

抗菌药物耐药是细菌针对抗菌药物作用的自我保护。两种常见的耐药方式是将抗菌药物泵出细菌细胞外,或产生可以破坏抗菌药物的分子。其他方法在下面视频中讨论。

如果一种耐药机制【耐药机制概述见以下视频】能使细菌获益,就可能会被保留下来,并通过分裂进行传代,或者通过人间接触后水平转移而传递,通过食物和水,有时通过呼吸道飞沫,甚至通过旅游和贸易跨越国界。

耐药的驱动因素有哪些?处理耐药的可能方法有哪些?

在 21 世纪初,抗微生物药物耐药已经很常见,已在所有类别的抗微生物药物中发生,并可能播散进入新的临床领域。可能影响未来耐药菌感染的流行病学和健康影响的因素有很多,包括:

过量和错误使用抗微生物药物加速了耐药菌的出现,而感染控制实践不佳、卫生条件不足、食品加工方式不恰当、贫困、诊断手段匮乏或不力、农业和环境中抗菌药物的使用和滥用、旅行以及其他因素促进抗微生物耐药的出现和进一步的播散。认识并理解这些因素【见工具包资源】可从根本上为不可预测的将来优化预防策略。其中一些决定因素为应对抗菌药物耐药十大关键干预举措提供了信息(图 1-2)。

以下视频通过简单却生动的动画形式描述了耐药的发生、播散,新药开发的缺乏以及如何保护现有和将来的抗菌药物,即抗菌药物管理的概念。

观看关于抗微生物药物耐药机制的视频
见 https://www.youtube.com/watch?v=IVBCrzjOl40

观看动画视频
见 https://www.youtube.com/watch?v=-G4cEYQBVu4

在存在抗菌药物的情况下,只有非敏感,如耐药菌,才能生存下来,或至少比敏感菌更快地繁殖,从而获得数量上的增长。

临床耐药意味着细菌可以在治疗过程中体内所能达到的抗菌药物浓度下生长,从而很可能导致治疗失败。

细菌通过两种途径获得各种耐药:
- 细菌 DNA 的随机改变(突变)可能偶然获得耐药性。
- 或者,从附近其他细菌获得耐药基因。

此过程称为水平基因转移。

工具包资源

PDF 文献

 抗菌药物耐药决定因素及未来控制
Harbarth and Samore Emerging Infectious Diseases
见 https://www.ncbi.nlm.nih.gov/pmc/articles/PMC3367590/

在十方面应对抗微生物药物耐药

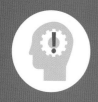 公众认知

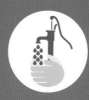 公共卫生和
个人卫生

 农业和环境中的
抗菌药物

 疫苗及替代方案

 监测

 快速诊断

 人力资本

 药物

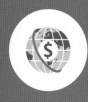 全球创新基金

 国际联合行动

 抗微生物药
物耐药综述

图 1-2

引自 http://amr-review.org/file/437

抗菌药物使用和滥用的驱动因素有哪些?

本电子书主要关注 AMR 中的抗菌药物使用和滥用所起的作用,因此简要了解在整个医疗卫生领域(如 ICU、医院和社区等)以及不同地区和资源的背景下,开具抗菌药物处方的决定因素是有帮助的。

例如,在 ICU 一系列因素促使抗菌药物的过度使用和滥用,概述如图 1-3。

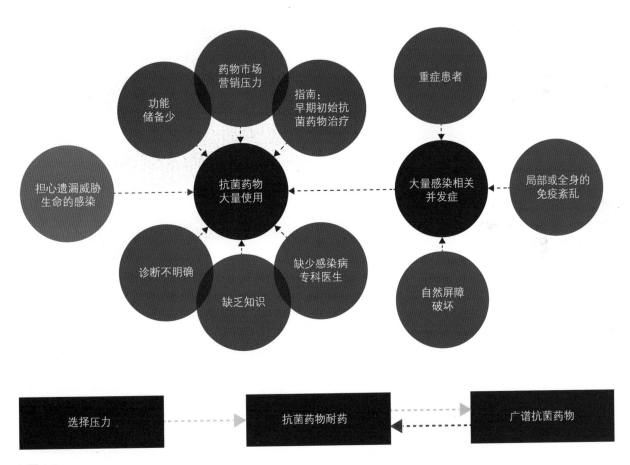

图 1-3
重症监护医学
DOI 10.1007/s00134=015-3978-8
重症监护病房抗菌药物大量使用的原因及后果
感染性疾病

Stephan Harbarth 教授提供的一个短视频概述了在社区和门诊开具抗菌药物处方的驱动因素。

从处方者【见工具包资源】、药剂师和社区背景的角度来看,低收入国家的处方决定因素是非常重要的,因为 80% 人用抗菌药物的处方均由此开具。认识这些驱动因素对于建立和有效执行抗菌药物管理干预措施是至关重要的。总结见图 1-4。

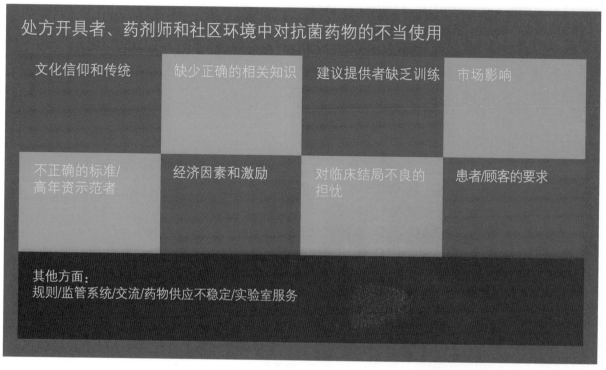

图 1-4

改编自 Soc. Sci. Med 2003;57:733-44

门诊抗菌药物误用和滥用的驱动因素:
STEPHAN HARBARTH 的访谈视频:

观看视频
见 https://www.youtube.com/watch?v=pQYhS07xv4g

工具包资源

PDF 文献

低收入国家处方决定因素的支持性证据
见 http://archives.who.int/icium/icium2004/resources/ppt/AM020.pdf

全球抗菌药物耐药流行病学和人类抗菌药物用量

通过监测获得的全球抗菌药物用量和耐药性的流行病学资料质量参差不齐。

与社区和资源受限地区相比,资源丰富地区和医院的数据普遍较好。

为了改善 AMR,要优先考虑在所有地区进行加大监测投入。然而,全球总体 AMR 负担在社区环境高于医院环境已经成为共识。

抗菌药物耐药和其使用量之间的关联已经建立起来【见工具包资源 #1 】。

最近一份关于抗菌药物耐药和使用量的全球报告【见工具包资源 #2 】对全球数据进行了具体而全局的综述。然而,就像 WHO 全球行动计划中指出的,对于两者的高质量的监测是至关重要的,但在世界很多地方均存在严重不足【见工具包资源 #3 】。

此类报告,建立了新型的耐药交互地图【见工具包资源 #4 】,用于交互式探索抗菌药物耐药和使用量间的关系,有助于展示更加具体和实时的信息,从而支持临床医生和政策制定者来分析耐药和使用量的模型,对于深入认识耐药具有重要价值。这些全球性数据以及地方数据,应该作为临床实践、指南和政策的信息基础。举例如下。

目前全球可获得的高质量且与其他数据库保持一致的数据情况不容乐观,并且是抗菌药物耐药良知责任宣言(CARA)的关键性建议之一。

CARA：The conscience of antimicrobial resistance accountability The Center For Disease Dynamics，Economics & Policy(2016)；

访问网站

见 https://www.cddep.org/blog/posts/cara_conscience_antimicrobial_resistance_accountability_and_next_big_thing_cddep/

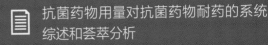

工具箱资源

PDF 文献

抗菌药物用量对抗菌药物耐药的系统综述和荟萃分析
见 https://bmcinfectdis.biomedcentral.com/articles/10.1186/1471-2334-14-13

2015 年世界抗菌药物评估报告
见 http://cddep.org/publications/state_worlds_antibiotics_2015

WHO 全球行动计划
见 http://www.wpro.who.int/entity/drug_resistance/resources/global_action_plan_eng.pdf

网址链接

见 http://resistancemap.cddep.org
耐药地图 - 抗菌药物耐药和用量交互地图

耐药菌感染的临床和经济影响是什么？其对于医疗保健获得性感染的影响又是什么？

抗菌药物耐药是指一种抗菌药物对于一种细菌的作用减弱。耐药菌感染是指由于抗菌药物耐药而使得抗菌药物治疗无效。

既往,耐药菌感染主要与医院和保健机构相关,但在过去的 10 年中,在更加广泛的社区环境,包括老年人长期护理机构中,也发现了耐药菌感染。随着耐药的升高,我们将失去 20 世纪所取得的大量胜利果实,包括:①在威胁生命的感染性疾病如肺炎等方面的成就;②在一些疾病如癌症中,抗菌药物在帮助化疗患者避免或战胜感染中是至关重要的;③手术方面的巨大进展如器官移植和剖宫产,由于我们能够使用抗菌药物有效地避免和治疗急性感染,这类手术目前已经变得常规和风险相对低。

当着眼于耐药菌感染的影响时,我们需要考虑到很多后果。这种分析是复杂的,为了保证质量的稳定性必须格外关注方法学。概述见图 1-5。

清晰地向执业医生告知对患者个体,包括社区患者的影响,即使对于不威胁生命的感染,也是有益且有影响的。示例见图 1-5,话题综述见演讲。见工具包资源。

在患者个体水平上,越来越多的证据证明了抗菌药物耐药的影响。例如,对于简单非复杂性泌尿道感染,实验室报告尿路耐药菌存在以下影响:改编自 McNulty et al. J. Antimicrob. Chemother. (2006) 58 (5): 1000-1008。

	患者存在		
	耐药菌泌尿道感染	敏感菌泌尿道感染	P 值
症状消退的中位时间	7 天	3 天	0.000 2
5 天症状缓解率	28%	68%	0.000 2
1 周及以内复诊	17%/39%	17%/6%	<0.000 1
1 个月时的明显菌尿	8%/42%	23%/20%	0.04

工具包资源

网址链接

Celine Pulcini-BSAC workshop
见 https://s3-eu-west-1.amazonaws.com/roundtableone2016/RoundtableOne-CelinePulcini.pdf

阅读抗微生物药物耐药结局研究资料时应考虑的要点

结局的种类

死亡率	仅院内 院内和出院后 全因 感染导致
发病率	住院时间 入住ICU 需要手术或其他操作 出院时的活动水平 功能缺失的时间 (失去工作和活力)
经济	医院成本 医院收费 资源使用 医疗卫生成本

研究角度	
医院	医院发病率,死亡率和成本
第三方支付者	院内和院外医疗保健成本
患者	功能状态受损,失业且获得抗菌药物治疗的可能性降低
社会	总的医疗保健成本和抗菌药物种类减少
对照组	
非感染	解释为增加感染的影响
敏感菌感染	解释为耐药的影响
耐药菌定植	解释为从定植进展为感染的影响
改善质量的因素	校正变量,包括住院时间,疾病严重程度和感染前的合并症

图 1-5

改编自 Geroge M. Ellopoulos et al. Clin Infect Dis. 200;;36:1433-1437

AMR 有什么经济影响?

世界经济论坛对于全球风险综述

访问论坛
见 http://reports.weforum.org/global-risks-2013/risk-case-1/the-dangers-of-hubris-on-human-health/

提供了关于耐药菌花费、影响和负担的全球快照,展示了当前负担,并通过模型研究预测未来的死亡和经济负担。

阅读应对耐药菌感染相关文件
见 http://amr-review.org/sites/default/files/Tackling%20drug-resistant%20infections%20-%20An%20overview%20of%20our%20work_IncHealth_LR_NO%20CROPS.pdf

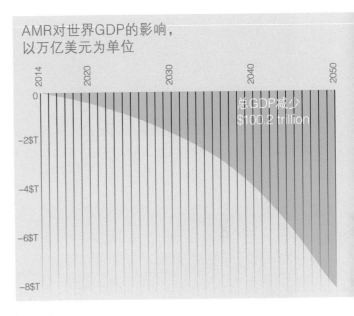

图 1-6
摘自 http://amr-review.org/file/437

这些强有力的数据强调了此类感染的严重负担,最常发生在那些最易感染且资源最匮乏的地区。例如,图 1-6 展示了全球抗菌药物耐药细菌相关的死亡率和对 GDP 的经济影响。

我们必须认识到,如果不作为,到 2050 年全球 GDP 可能下降 2%~3.5%,应通过投资采取全球行动。从经济影响来看,与敏感菌相比,特定和普通耐药菌感染可导致费用增加,见图 1-7 概述。感染对于死亡率、住院时间和费用的影响见图 1-8。这些数据,连同当地数据,有助于支持临床抗菌药物管理计划,并且应该为商业案例提供信息。

见工具包资源。

工具包资源

网址链接

 商业案例

见 https://www.shea-online.org/index.php/practice-resources/priority-topics/antimicrobial-stewardship/implementation-tools-resources

与敏感菌感染相比，耐药菌感染所导致额外费用

耐药菌	对照	额外费用*
甲氧西林耐药金黄色葡萄球菌	甲氧西林敏感金黄色葡萄球菌	$695-$29 030 [21,22,24-36]
万古霉素耐药肠球菌	万古霉素敏感肠球菌	$16 711-$60 988 [40-47]
耐药铜绿假单胞菌	敏感铜绿假单胞菌	$627-$45 256 [48-49]
耐药鲍曼不动杆菌	敏感鲍曼不动杆菌	$5336-$126 856 [23,50-52]
多重耐药细菌	敏感菌	$9372-$18 990 [12,53,54]
产ESBL肠杆菌科细菌	非产ESBL肠杆菌科细菌	$3658-$4892 [56,57]

ESBL，超广谱 β-内酰胺酶
* 包括所有校正的和未校正的估算；只包含使用美元计算费用的报告

图 1-7
改编自 CMI 2014;20:973-979

抗菌药物耐药对医疗相关主体的影响

患者，医院和医生均受到负面影响	患者支付更多费用，医院无法接收新患者的损失	患者/支付方支付更多，医院为抗菌药物花费更多

抗菌药物耐药对患者死亡率和住院时间的影响

感染及病原菌	死亡风险增加（OR值）	归因住院时间（天）
MRSA菌血症	1.9	2.2
MRSA外科感染	3.4	2.6
VRE感染	2.1	6.2
耐药铜绿假单胞菌感染	1.8-5.4	5.7-6.5
耐药肠杆菌属细菌感染	5.0	9.0
耐药不动杆菌感染	2.4-6.2	5-13
产ESBL或产KPC大肠埃希菌或克雷伯菌感染	3.6	1.6倍升高

ESBL，超广谱β-内酰胺酶；KPC，肺炎克雷伯菌碳青霉烯酶；MRSA，甲氧西林耐药金黄色葡萄球菌
OR，比值比；VRE，万古霉素耐药肠球菌

图 1-8
Clin Microbiol Infect 2014;20:973-979

抗菌药物管理作为抗击 AMR 的方法

　　下图(图 1-9)很好地显示抗菌药物管理是 6 项抗击 AMR 的核心措施之一。此视频很好地综述了 AMR,并且概述了其驱动因素,影响及可能的全球解决方案。你也可以阅读一篇 AMR 全球解决方案的综述。见工具包资源。

本视频概述了 AMR、其影响及可能的解决方案

观看视频
见 https://www.youtube.com/
watch?v=zENv5EDElgA

工具包资源

PDF 文献

 AMR 全球解决方案综述评价(State of the art review of global solutions for AMR)见 https://www.thelancet.com/journals/laninf/article/PIIS1473-3099(14)70799-6/fulltext

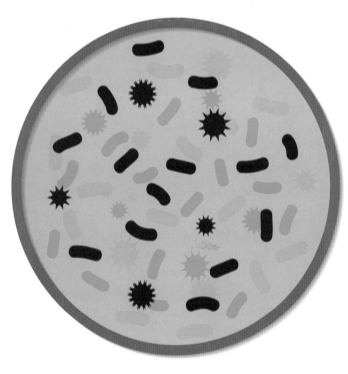

 减少
通过改善水质、环境卫生和免疫接种来减少抗菌药物需求

H 改善
医院感染控制和抗菌药物管理

 改变
将鼓励抗菌药物过量使用和滥用的诱因转变为促进抗菌药物管理的刺激因素

 减少
减少并最终淘汰在农业中亚治疗剂量抗菌药物使用

教育
在抗菌药物可持续使用上对卫生专业人员、政策制定者和公众进行教育

 保证
针对抗菌药物耐药的威胁的政治承诺

图 1-9

什么是抗菌药物管理及其目标?

　　抗菌药物管理的定义见讨论,其目标由以下图表概述(图 1-10,图 1-11)。认识并衡量抗菌药物管理的意外后果,尤其是伤害,也是一个重要的目标。

　　关于抗菌药物管理的定义有很多。以下两种定义阐明了对于患者照护、感染实践及其他方面抗菌药物的意义,其重点在于需要进行组织和系统改变。明确清晰的目标,并根据目标听众确认重点,也非常重要。

　　抗菌药物管理定义为

"最佳的抗菌药物选择、剂量和疗程,对于感染的治疗或预防能获得最好的临床结局,最低的患者毒副作用,及最小的后续耐药影响。"

　　也可定义为

"机构或医疗卫生系统范围内促进和监测抗微生物药物合理使用,以保存其未来的有效性的措施。"

　　以上定义的更多细节、英国和美国指南以及其他资料请见工具包资源 PDF 文献 #1、#2 和 #3。还可获得相关原则便携口袋指南和工具。见工具包资源 PDF 文献 #4.

工具包资源

PDF 文献

英国 NICE 指南
见 https://www.nice.org.uk/guidance/ng15/resources/antimicrobial-stewardship-systems-and-processes-for-effective-antimicrobial-medicine-use-1837273110469

美国 IDSA 指南
见 http://www.idsociety.org/Guidelines/Patient_Care/IDSA_Practice_Guidelines/Infections_By_Organ_System-81567/Gastrointestinal/Clostridium_difficile/

其他国家特定或综合指南
见 http://ecdc.europa.eu/en/healthtopics/Healthcare-associated_infections/guidance-infection-prevention-control/Pages/guidance-antimicrobial-stewardship.aspx

医院抗菌药物管理手册
见 http://bsac.org.uk/wp-content/uploads/2013/07/Stewardship-Booklet-Practical-Guide-to-Antimicrobial-Stewardship-in-Hospitals.pdf

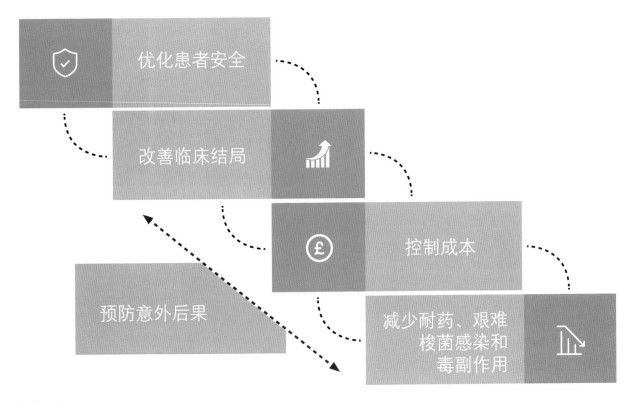

| 图 1-10

　　一种更加临床,可能对临床医生更具实用性
和吸引力的定义:

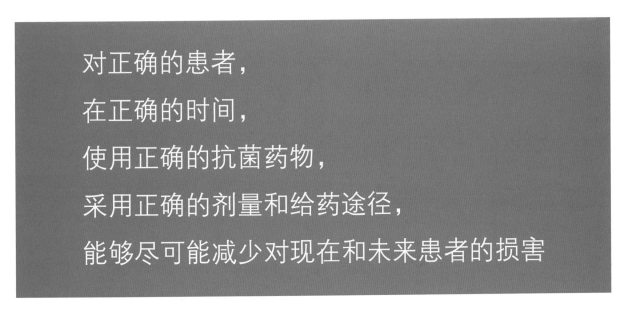

图 1-11
改编自 http://www.cdc.gov/getsmart/healthcare/inpatient-stewardship

实践中的情形如何?

你可通过观看以下 2 个视频来认识 AMR、感染控制和抗菌药物管理。视频将引导你思考 AMR 的关键驱动因素,识别最佳和次佳实践。这些思考能为你进一步学习本书余下内容提供准备。

首先,你将观看一段 8 分钟的视频,关于两位患者 Bill 和 Fred 遭受耐药菌感染的故事。

观看视频时请思考以下问题:

- 视频中有哪些感染控制和临床实践的不足?
- 耐药的关键驱动因素是什么?
- 视频中值得研究的关键处方问题是什么?

现在观看视频 1-2。本视频长 10 分钟,展示医院团队对暴发流行的应对。

*思考事件处理小组的强项和弱点。重点思考他们如何激励临床医生以及他们如何尝试评估规范实践的依从性。可能值得进一步研究的处方问题以及暴发流行应对过程中的优点与不足。

*在感染控制、临床实践是否存在缺陷,是否存在耐药的驱动因素?

【免责声明:本部分中,包括第一部分和第二部分,所有人物均为虚构。如有雷同,纯属巧合】

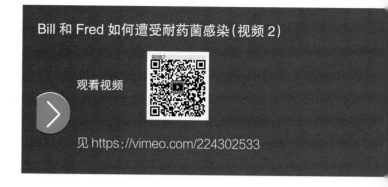

Bill 和 Fred 如何遭受耐药菌感染(视频 2)

观看视频

见 https://vimeo.com/224302533

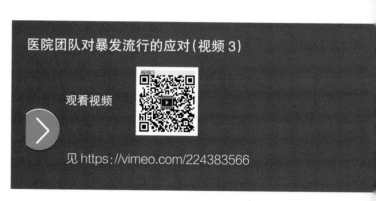

医院团队对暴发流行的应对(视频 3)

观看视频

见 https://vimeo.com/224383566

(俞云松,赵冬冬　译,徐英春,王瑶　校)

第2章

所有医疗保健社区中抗菌药物使用和误用以及误用的驱动因素／决定因素

> 作者：MARGARET DUGUID

本章目标：

思考抗菌药物的使用量以及在初级和二级医疗保健中的使用率。

- 全球抗菌药物的使用量。
- 社区中的抗菌药物使用。
  - 使用率。
  - 处方开具者。
  - 抗菌药物使用量。
  - 社区中抗菌药物使用的常见适应证指征。
  - 使用模式。
- 医院中抗菌药物使用。
  - 使用率。
  - 医院抗菌药物使用量。
  - 医院抗菌药物使用的趋势。
  - 使用中的变化。
  - 使用指征。
  - 重症监护室。
- 长期护理。

抗菌药物误用。

- 误用包括什么。
- 社区中不合理使用。
- 医院中不合理使用。
- 重症监护室的不合理使用。
- 抗菌药物的无处方使用。

抗菌药物处方和误用的决定因素。

学习效果

完成本章后，应该能够：

- 解释全球抗菌药物使用的变化及其驱动因素。
- 描述社区、医院和长期照看老年护理机构中抗菌药物使用率和使用量。
- 列出社区和医院中最常处方的抗菌药物。
- 描述医院中抗菌药物使用的趋势。
- 给出抗菌药物误用的定义。
- 列出抗菌药物不合理处方／使用的常见指征。
- 列出抗菌药物使用的关键驱动因素／决定因素。
- 思考这些要素与其实践的相关性。

> 抗菌药物在初级和二级医疗保健的使用量以及使用率

测量和监测抗菌药物的使用是控制抗菌药物耐药性（AMR）产生的一项重要措施，可用于：

- 确定人均使用量高、发生耐药可能性最大的地区。
- 提出保护抗菌药物有效性的倡议。
- 为评价努力降低抗菌药物消耗量的有效性提供一个基线标准。

很多国家：

- 已经建立测量全国抗菌药物使用的系统，包括社区和医院层面，有几个国家还会给出 AMR 和抗微生物药物（主要是抗菌药物）使用的年度报告。
- 为抗微生物药物使用的多国数据收集／网络作出贡献。

○ 欧洲抗菌药物使用监测网
https://ecdc.europa.eu/en/publications-data/
antimicrobial-consumption-database-esac-net

以及

○ 经济合作与发展组织 OECD
http://www.oecd.org/els/health-systems/
antimicrobial-resistance.htm

大部分系统报告包含儿童和成人数据。
儿童数据的相关信息见第 22 章。

工具包资源

网址链接

🌐 OECD 国家抗菌药物的消耗水平。
见 http://www.oecd.org/els/health-
systems/antimicrobial-resistance.htm

🌐 疾病动态、经济和政策中心。
The state of the world's antibiotics.2015
见 http://www.cddep.org/publications/
state_worlds_antibiotics_2015

🌐 国家和全球层面上的抗菌药物消耗交
互地图疾病动态、经济和政策中心。

见 https://resistancemap.cddep.org/

PDF 文献

📄 欧洲疾病预防和控制中心 . ESAC-
Net Surveillance data 2016
见 https://ecdc.europa.eu/sites/portal/
files/documents/antibiotics-ESAC-
Net%20Summary%202016_0.pdf

文献

📄 抗菌药物使用国家监测耐药报告
见 http://www.oecd.org/els/health-
systems/antimicrobial-resistance.htm

抗菌药物的全球消耗量

上文提及的系统提供了关于抗菌药物使用量（消耗率）的有用数据（图 2-1）。数据显示抗菌药物的使用在全球范围内已经在持续增长——从 2000 年到 2010 年，抗菌药物的总体使用增长了大约 35%。在低收入和中等收入国家增长更为迅速。总体而言，印度、中国和美国抗菌药物使用最多。5 个国家（巴西，俄罗斯，印度，中国和南非）占了全球消耗量增量的 76%。诸如经济增长和抗菌药物可及性的提高是导致使用量增加的驱动因素。而高收入国家的人均使用量更多。

青霉素和头孢菌素大约占全球抗菌药物消耗量的 60%，从 2000 年到 2010 年，其使用量增长了 40% 左右，这一增长趋势与保留组抗菌药物的碳青霉烯类使用是相似的。正是抗菌药物耐药比例的增长和多重耐药菌的出现，导致碳青霉烯类使用的增加连同作为最后一道防线的多黏菌素类抗菌药物（如黏菌素）使用量增加 13% 以及糖肽类抗菌药物（如万古霉素）使用量翻了 1 倍。

如果你想进一步了解，请观看 Margaret Duguid 的"全球抗菌药物消耗"的幻灯片。

下载幻灯片
见 http://www.bsac.org.uk/
antimicrobialstewardshipebook/Chapter 2/
Global consumption Final 09092017 with
sound.pptx

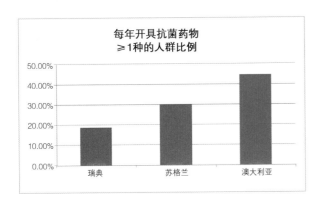

图 2-1
SWEDRES/SVARM 2016 年瑞典抗菌药物使用和耐药的发生，2015 年苏格兰抗菌药物耐药和在人类中的使用，AURA 2017- 第二份澳大利亚关于抗菌药物使用和人体健康抗药性的报告

社区中抗菌药物使用

约 80% 的抗菌药物使用是在社区中，诸如门诊、卫生站和全科医学。

使用率

社区抗菌药物的使用率在不同国家变化很大，每年至少配取 1 次抗菌药物的人群占比从不足 20% 到超过 40%（图 2-1）。

处方者

在欧洲、澳大利亚和加拿大，全科医生的处方包括了社区绝大多数的抗菌药物，牙科医生处方占比 3%~10%，护士和其他卫生专业人员处方的抗菌药物占比 <6%。在美国，全科医生开具的门诊患者处方最多（2014 年占比 22%），紧随其后的是医生助理和执业护士（20%），然后是其他一些医疗专业人员。牙科医生的处方占 9%，位于第 5 位。

在北欧、美国和澳大利亚以外的地方，19%~100% 的抗菌药物供应无需处方。

抗菌药物消耗

标准化的测量单位被用于抗菌药物使用量的比较。

测量抗菌药物消耗的常用单位	
单位	局限性
最常用的单位是 WHO 的规定日剂量（defined daily dose，DDD）。其定义为一种药物用于成人主要适应证时的每日假定平均维持剂量。DDD 实现了药物间的标准化比较，并且可以用于社区和医院	DDD 不适用于儿童中抗微生物药物的统计。一些药物（如青霉素）在不同国家的使用剂量存在差异，可能与 WHO 定义的 DDD 不同
社区中计算每 1 000 居民的 DDD 每 1 000 居民配发的处方数量或药物包装数量	每 1 000 居民的药物包装数量没有考虑剂量信息

续表

单位	局限性
医院中计算每 100 或者 1 000 床位日的 DDD 每 1 000 入院 (或出院) 人次的 DDD	每 1 000 患者日的 DDD 没有考虑医院病例混合或感染率 按入院 (或出院) 计算的 DDD 在住院时间短的情况下更适用 按每床位日计算的 DDD 在住院时间长的时候更适用

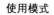

ASP 指数例子
见 https://www.publichealthontario.ca/en/ eRepository/ASP_Metrics_Examples.pdf

- 在 OECD 国家中,2014 年的平均抗菌药物消耗大约为每 1 000 居民 20.5DDD。
- 国家间的使用率存在高达 4.4 倍的显著差异。

图片阅览 2005 年和 2014 年 OECD 国家人类抗菌药物使用。
见 http://www.oecd.org/els/health-systems/ antimicrobial-resistance.htm

在国家内部,不同地区之间抗菌药物的处方率也存在显著差异,差距高达 2 倍。这种差异无法单用疾病发生率来解释。

社区中使用率最高的人群是 0~9 岁的儿童和 65 岁以上的老年人。

社区中抗菌药物使用的常见适应证

在发达国家,社区中绝大多数的抗菌药物用于呼吸系统感染 (在瑞典儿童中占抗菌药物销售额的 90%)、泌尿道感染和软组织感染。

季节性使用

抗菌药物使用在冬季达到高峰,与普通感冒和流行性感冒的高发季节一致,这提示上呼吸道感染是抗菌药物使用的主要原因,但其感染病原主要是病毒,而且抗菌药物使用无指征。

使用模式

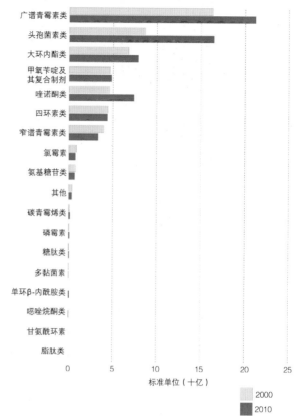

图 2-2
疾病动态,经济与政策中心。2015 年世界抗菌药物的状况

虽然青霉素类是最常使用的抗菌药物,占使用量的 30%~60%,其他种类抗菌药物的使用模式在不同国家存在着相当大的差异 (图 2-2)。例如,在丹麦,头孢菌素和其他 β 内酰胺类抗菌药物 (包括碳青霉烯类) 占社区抗菌药物使用的 0.2%,而在德国,这一比例达到 22%;社区中喹诺酮类抗菌药物使用量的占比在英国为 2%,而相比较,在匈牙利的使用量占比为 16%。

如果你想了解更多,请观看 Margaret Duguid 的"社区中抗菌药物消耗"的幻灯片。

下载幻灯片
见 http://www.bsac.org.uk/ antimicrobialstewardshipebook/Chapter 2/Antimicrobial use by community Final 10092017 with sound.pptx

工具包资源

网址链接

🌐 疾病动态、经济和政策中心
2015 全球抗菌药物现状
见 http://www.cddep.org/publications/
state_worlds_antibiotics_2015

🌐 澳大利亚医疗安全和质量委员 . 澳大利
亚抗菌药物使用和耐药
见 https://www.safetyandquality.gov.
au/antimicrobial-use-and-resistance-in-
australia/

🌐 疾病控制中心 . 2017 美国抗菌药物使
用报告 : 进展与机遇
见 https://www.cdc.gov/getsmart/
stewardship-report/index.html

PDF 文献

📄 欧洲疾病预防和控制中心 . ESAC-Net
Surveillance data 2016
见 https://ecdc.europa.eu/sites/portal/
files/documents/antibiotics-ESAC-Net%20
Summary%202016_0.pdf

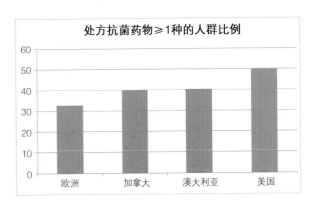

图 2-3
欧洲 : 平均 33%，范围 22%~55%
来源 : ECDC. 2011-2012 欧洲急症医院中医疗相关感
染和抗菌药物使用的点流行率调查
澳大利亚医院中的抗菌药物处方实践 . 2015 年全国处
方调查结果

使用率

在医院任何一天，欧洲医院中有 22%~55% 的患者、美国医院中有 50% 的患者在接受 1 种或多种抗菌药物治疗 (图 2-3)。

在这些使用抗菌药物的患者中，美国有 50% 的患者接受 2 种及以上的抗菌药物，而相比较，欧洲为 30%。

医院抗菌药物消耗

本节数据来自欧洲、美国和澳大利亚医院的监测数据和时点流行率研究。

医院抗菌药物使用的趋势

- 在过去的 10 年中，大部分高收入国家并未报告总体住院患者抗菌药物消耗的显著变化。

- 在很多国家，青霉素是最常处方的抗菌药物种类，其次为其他 β 内酰胺类 (头孢菌素，单酰胺类，碳青霉烯类) 和喹诺酮类。

- 在很多国家，存在使用更加广谱的抗菌药物的变化趋势，体现在第三代、第四代头孢菌素，β 内酰胺类 /β 内酰胺酶抑制剂复合制剂和碳青霉烯的使用量逐渐增加。

- 2015 年欧洲的医院中，青霉素 -β 内酰胺复合制剂和超广谱青霉素的使用占青霉素类的 82%(图 2-4)。

- 在不同国家接受碳青霉烯的患者比例变化从 <1% 到 >5%。

🔵 医院中的抗菌药物使用

抗菌药物的使用量和使用模式在不同国家之间差异很大。

2015 年在欧洲急症医院中，全身抗菌药物消耗在荷兰为 1.0DDD 每 1 000 居民每天，而在马耳他为 2.9DDD 每 1 000 居民每天。

SHELLEY MAGILL 医生的采访视频，几乎一半的住院患者接收至少一种抗菌药物的治疗

 观看视频
见 https://jamanetwork.com/learning/
video-player/7698577

21

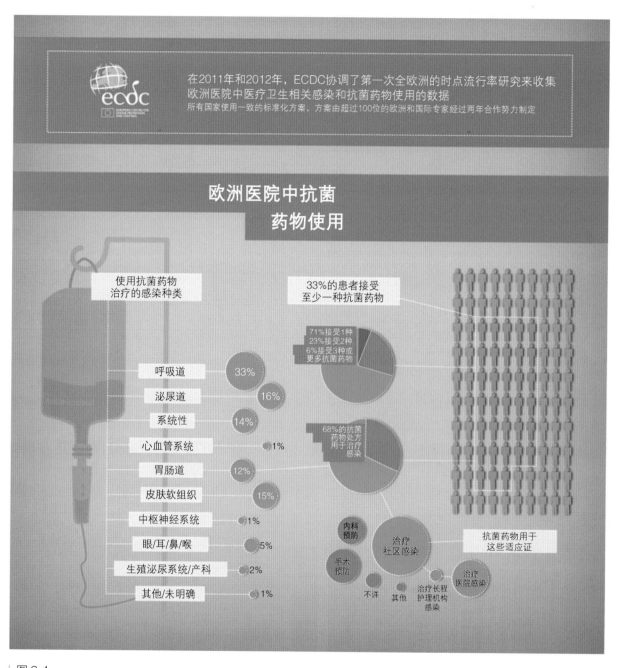

图2-4
ECDC https://ecdc.europa.eu/en/publications-data/antimicrobial-useeuropean-hospitals

播客：ARJUN SRINIVASAN 医生关于美国医院住院患者抗菌药物使用趋势

收听播客
见 http://www.cidrap.umn.edu/asp/meet-
the-experts/asp-podcast-oct-2016

使用差异

有一些药物的使用存在显著差异（图 2-5）。例如：

- 头孢菌素和其他 β 内酰胺类（包括碳青霉烯）抗菌药物的处方在英国占 7%，但在保加利亚占 54%，而在有一些国家它们取代了青霉素成为最常用的抗菌药物类别。
- 喹诺酮的使用在英国和澳大利亚占 4%，在马耳他占 19%。

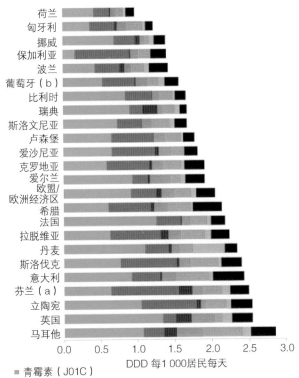

青霉素（J01C）
头孢菌素和其他 β 内酰胺类
四环素类（J01A）
大环内酯类，林可酰胺类和链阳霉素类（J01F）
喹诺酮类（J01M）
磺胺类与甲氧苄氨嘧啶（J01E）
其他 J01 类

图 2-5
ECDC. 2016 年 11 月欧洲抗菌药物使用监测网监测数据

使用适应证

- 大部分抗菌药物处方用于感染的治疗（欧洲医院为 68%，美国医院为 78%），手术预防占住院患者抗菌药物处方的 12%~19%，而内科预防占 8%~11%（图 2-6）。

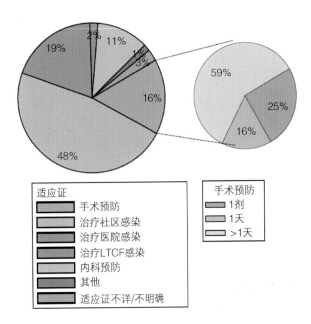

适应证
- 手术预防
- 治疗社区感染
- 治疗医院感染
- 治疗 LTCF 感染
- 内科预防
- 其他
- 适应证不详/不明确

手术预防
- 1 剂
- 1 天
- >1 天

图 2-6
欧洲急症医院中抗菌药物使用适应证
来源：ECDC 2011-2012 点流行率调查
LTCF：长期护理机构

- 在较高收入国家，下呼吸道感染是最常见的治疗指征，其次是泌尿道感染和皮肤软组织感染。
- 在较低收入国家，下呼吸道感染，疟疾和胃肠道感染是流行率更高的感染性疾病。

重症监护病房

与普通病房相比，重症监护病房的感染发生率更高，因此抗菌药物的使用也更多。

在美国和欧洲的医院中，57% 的患者在重症监护病房住院期间会使用至少一种抗微生物药物。

23

所有医院 916DDD/1 000 床位日	ICU 1479DDD/1 000 床位日

来源 Antimicrobial use in Australian Hospitals. 2015 Report. https://www. safetyandquality.gov. au/antimicrobial-use-and-resistance-in-australia/ 注:此图适用于成人患者

　　重症监护病房中多重耐药菌和泛耐药菌的增加驱动了糖肽类药物,以及广谱抗菌药物如哌拉西林他唑巴坦,第三、第四代头孢菌素,碳青霉烯和最后防线抗菌药物如多黏菌素的使用。

　　Albrich 和 Harbath 描述了重症监护病房抗菌药物使用的主要驱动因素(见第 1 章)。

　　如果你想了解更多,请观看 Margaret Duguid 的 "医院抗菌药物消耗" 的幻灯片。

下载幻灯片
见 http://www.bsac.org.uk/ antimicrobialstewardshipebook/Chapter 2/Antimicrobial use in hospitals Final 10092017 with sound.pptx

> **长期护理**

　　在长期护理机构如老年护理院中,抗菌药物的使用比例非常高,而且估计有高达 75% 的使用是不合理的。

工具包资源

网址链接

 ECDC. 2011-2012 欧洲急症医院中医疗相关感染和抗菌药物使用的点流行率调查 见 https://ecdc.europa.eu/en/ publications-data/point-prevalence-survey-healthcare-associated-infections-and-antimicrobial-use-0

澳大利亚医疗安全和质量委员. 澳大利亚抗菌药物使用和耐药 见 https://www.safetyandquality.gov. au/antimicrobial-use-and-resistance-in-australia/

疾病控制中心. 2017 美国抗菌药物使用报告:进展与机遇 见 https://www.cdc.gov/antibiotic-use/ stewardship-report/index.html

PDF 文献

 欧洲疾病预防和控制中心. ESAC-Net Surveillance data 2016 见 https://ecdc.europa.eu/sites/portal/ files/documents/antibiotics-ESAC-Net%20Summary%202016_0.pdf

文献

Baggs J, Fridkin SK, Pollack LA, Srinivasan A, Jernigan JA 2016,'Estimating National Trends in Inpatient Antibiotic Use among US Hospitals from 2006to 2012', JAMA Intern Med, vol 176, no.11, pp1639-1648

Magill SS, Edwards JR, Beldavs ZG, Dumyati G, Janelle SJ et al 2014 'Prevalence of antimicrobial use in US acute care hospitals May to September 2011'. JAMA, vo

老年护理院

抗微生物药物使用率

通常高于社区

- 每年有 50%~80% 的老年护理院受照护者接受至少一个疗程的全身抗菌药物治疗。
- 75%~90% 的感染性事件会使用抗菌药物。
- 抗菌药物几乎占所有全身性药物使用的 40%。
- 任意时间 10 个受照护者中均有 1 人以上接受一个抗微生物药物治疗。

常见的使用指征

- 泌尿道感染。
- 皮肤软组织感染。
- 呼吸道感染。

使用差异:

- 不同国家之间消耗率存在差异。
- 在德国为 5.9DDD 每 1 000 受照护者每天,而北爱尔兰的数据是 135.7DDD 每 1 000 受照护者每天。
- 不同国家的使用模式不同,并受到国家和地区的指南影响。
- 肠道外给药的比例在 <1% 到 7%~9% 之间。

使用的合理性:

- 40%~75% 的抗菌药物使用被认为是不合理的。
- 30% 的处方超过 6 个月。

工具包资源

网址链接

 澳大利亚医疗安全和质量委员 . 澳大利亚抗菌药物使用和耐药
见 https://www.safetyandquality.gov.au/antimicrobial-use-and-resistance-in-australia/acnaps/？section=2

 疾病控制中心 . 2017 美国抗菌药物使用报告：进展与机遇
见 https://www.cdc.gov/antibiotic-use/stewardship-report/

PDF 文献

 ECDC. 2013 欧洲长程护理机构中医疗相关感染和抗菌药物使用的点流行率调查
见 https://ecdc.europa.eu/sites/portal/files/media/en/publications/Publications/healthcare-associated-infections-point-prevalence-survey-long-term-care-facilities-2013.pdf

文献

van Buul LW, van der Steen JT, Veenhuizen RB, Achterberg WP, Schellevis FG, Essink RT, et al. 2012.
"Antibiotic use and resistance in long term care facilities". J Am Med Dir Assoc, vol.13, no. 6, pp. 568.e1-13.

Lim CJ, Kong DCM, Stuart RL. 2014；"Reducing inappropriate antibiotic prescribing in the residential care setting: current perspectives". Clin Interv Aging, vol. 9, pp 1-13

▶ 抗菌药物误用

误用包括：

- 使用不足——在低中收过国家由于医疗资源缺乏，这种情况较为普遍。
- 不必要使用——无抗菌药物使用指征或对患者健康无益（如治疗病毒引起的上呼吸道感染或不推荐使用抗菌药物时）。
- 不合理（不理想）使用——使用时机，抗菌

药物的选择、剂量、给药途径、给药频次或者疗程不正确。例如：

- 重症患者延迟给药。
- 选择的抗菌药物过于广谱或窄谱。
- 与病原不匹配。
- 可以使用口服给药时使用静脉途径。
- 与该患者适宜剂量相比给予的剂量过高或过低。
- 疗程太长或太短。
- 手术预防给药持续时间 >24 小时（除非指南推荐使用较长时间）。
- 当获得微生物培养数据后，没有进一步改进或改变治疗方案。
- 当患者有已知药物过敏时，仍开具该药物处方。
- 药物相互作用。
- 患者对治疗依从性不足。

如果你想了解更多，请观看 Margaret Duguid 的 "抗菌药物误用" 的幻灯片。

▶ 下载幻灯片集
见 http://www.bsac.org.uk/antimicrobialstewardshipebook/Chapter2/Misuse of antibiotics Final 10092017 with sound.pptx

社区中的不合理使用

社区中抗菌药物不合理使用多见于治疗非细菌引起的感染，包括普通感冒、流行性感冒和其他病毒感染，在低收入国家主要见于腹泻和疟疾。

- 在社区中为上呼吸道感染开具的抗菌药物处方可能超过 50% 都是不必要的。
- 多达 30% 的老年护理院中的受照护者因无症状性菌尿接受无指征的抗菌药物治疗。

很少有国家在国家层面评估抗菌药物使用的合理性，而抗菌药物消耗数据常被用作提示滥用或不合理使用。例如，在社区或门诊机构中：

- 总体或特定抗菌药物消耗的高度季节性变异提示抗菌药物不必要地用于治疗病毒性上呼吸道感染。
- 临床实践中、地区间或国家间消耗和使用模式的不同能提示过度使用、不合理应用或未遵循指南应用。

工具包资源

网址链接

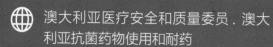 澳大利亚医疗安全和质量委员. 澳大利亚抗菌药物使用和耐药
见 https://www.safetyandquality.gov.au/antimicrobial-use-and-resistance-in-australia/

疾病控制中心. 2017 美国抗菌药物使用报告:进展与机遇
见 https://www.cdc.gov/getsmart/stewardship-report/index.html

Katherine Fleming-Dutra 医生,改善门诊抗菌药物处方的播客
见 http://www.cidrap.umn.edu/asp/meet-the-experts/asp-podcast-dec-19-2016

PDF 文献

经济合作和发展组织. 抗菌药物耐药. 2016 "政策洞察"
见 http://www.oecd.org/health/health-systems/AMR-Policy-Insights-November 2016.pdf

文献

Fleming-Dutra KE,Hersh AL,Shapiro DJ,Bartocoes M,Enns EA et al 2016,'Prevalence of inappropriate antibiotic prescriptions among US ambulatory Care Visits,2010-2011",JAMA,Vol. 315,no. 17,pp1864-1873

医院内的不合理使用

25%~50% 的住院患者的抗菌药物使用是不必要或不合理的

不依从指南的比例都相似得高。

不合理处方的常见原因包括:无指征应用;抗菌谱太广(包括在获得药敏结果后仍继续使用初始治疗的广谱抗菌药物),疗程不当,以及剂量和频次不正确。

一些医院的医生抗菌药物处方量是其他医院医生的 3 倍。https://www.cdc.gov/vitalsigns/pdf/2014-03-vitalsigns.pdf

抗菌药物处方常常不合理或不遵循指南的指征包括:

- 手术预防。
- 呼吸系统感染(社区获得性肺炎,支气管炎,COPD 感染性急性发作),泌尿道感染。
- 皮肤软组织感染。

手术预防的方案往往是不合理的:

- 抗菌药物选择,剂量,给药的时间或疗程不够优化。
- * 预防时间 >24 小时的患者比例为 10%~90%。最佳临床实践中应 <5%。
- 在低收入国家,经常术后处方抗菌药物,使用量是 7 倍以上。

重症监护病房中不合理使用

30%~60% 的重症监护病房的抗菌药物处方是不必要的或不合理的

重症监护病房中不理想的处方包括:抗菌药物选择不当(包括一线经验治疗不足),过度联合治疗,未能做到降阶梯治疗以及疗程过长。

工具包资源

网址链接

疾病动态、经济和政策中心 2015 全球抗菌药物现状
见 http://www.cddep.org/publications/state_worlds_antibiotics_2015

ECDC. 2011-2012 欧洲急症医院中医疗相关感染和抗菌药物使用的点流行率调查
见 https://ecdc.europa.eu/en/publications-data/point-prevalence-survey-healthcare-associated-infections-and-antimicrobial-use-0

PDF 文献

欧洲疾病预防和控制中心. ESAC-Net Surveillance data 2016
见 https://ecdc.europa.eu/sites/portal/files/documents/antibiotics-ESAC-Net%20Summary%202016_0.pdf

文献

Magill SS,Edwards JR,Beldavs ZG,Dumyati G,Janelle SJ et al 2014 'Prevalence of antimicrobial use in US acute care hospitals May to September 2011'. JAMA,vol 312,no. 14,pp. 1438-1446

抗菌药物的非处方使用

虽然很多国家有规章制度限制抗菌药物只能由注册卫生从业人员开具处方，但这些法规并没有在大部分低中收入国家和一些高收入国家严格执行。在全世界的很多地方，抗菌药物是无处方销售的。非处方使用（图 2-7）：

- 在北欧，澳大拉西亚和美国以外的地区，占抗菌药物使用的 19%~100%。
- 与很短疗程（经济状况导致）、不合理的抗菌药物和剂量选择有关。
- 被医疗保健可及性差所驱动。

在一些国家，不合格的或假的抗菌药物也造成了治疗效果甚微或无效。在南非，估计每 5 种药物中有 1 种是假药。

工具包资源

网址链接

🌐 疾病动态、经济和政策中心
2015 全球抗菌药物现状
见 http://www.cddep.org/publications/
state_worlds_antibiotics_2015

文献

Morgan DJ, Okeke IN, Laxminarayan R, Perencevich, Weisenburg S. 2011, 'Non-prescription antimicrobial use worldwide: a systemic review' Lancet Infectious Diseases, vol. 11, no. 9, pp. 692-701. Doi: 10.1016/S1473-3099(11)70054-8

抗菌药物处方和使用的决定因素

很多因素会影响抗菌药物使用，并且负面地影响处方行为，被列在下面的示意图中（图 2-8，图 2-9），包括：

- 社会心理学决定因素，如态度，信仰和社会标准。医院中自主决定权和医生等级制度的背景下，高年资医生的处方决定权是根深蒂固的，已经成为一种文化和"礼节"。医疗专业人员往往不愿质疑同事的处方决定，而在一些部门，如私立医院，高年资医生拥有完全的自主权去选择抗菌药物，包

括剂量和疗程。

- 在处方者的日常临床实践中，耐药并不被认为是一个重要问题。
- 缺乏本地抗微生物药物耐药的知识，抗菌药物知识的差距和/或对现有证据或当地或国家的处方指南缺乏了解。
- 诊断不确定、担心临床结局差，导致广谱抗菌药物使用增加或不必要的使用，如对于病毒感染。
- 社会文化的因素如患者对抗菌药物治疗的期望，以及卫生专业人士对那种期望的态度。
- 社会经济因素如报销制度和药企的市场营销。
- 抗菌药物供应管理不足或者差。

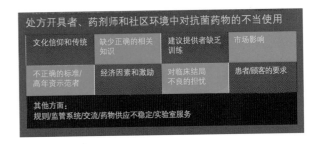

图 2-7
改编自 Soc. Sci. Med 2003; 57: 733-44

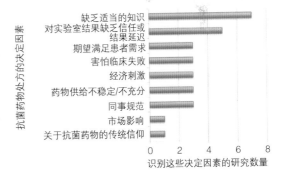

图 2-8
改编自 Soc. Sci. Med 2003; 57: 733-44

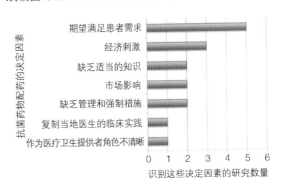

图 2-9
改编自 Soc. Sci. Med 2003; 57: 733-44

医院中抗菌药物处方的驱动因素与社区中的不同。

STEPHEN HARBARTH 医生。门诊中抗菌药物误用的驱动因素。
观看视频

 见 https://www.youtube.com/watch?v=pQYhS07xv4g

态度和期望的文化差异、抗菌药物和诊断试验的法规和可及性可能解释不同国家之间抗菌药物使用的差异。文化因素(患者,执业者,组织)可能造成国家内部不同机构之间抗菌药物处方有 2~3 倍的差异。抗菌药物使用的地方性驱动因素应该被评估,作为任何地方性努力的部分来改善抗菌药物使用。

工具包资源

PDF 文献

 Radyowijati A & Haak H. Improving antibiotic use in low-income countries: An overview of evidence on determinants. 见 http://archives.who.int/icium/icium2004/resources/ppt/AM020.pdf

文献

Hulscher ME, Grol RPTM, van der Meer JWM 2010, 'Antibiotic prescribing in hospitals a social and behavioural scientific approach', Lancet Infect Dis, vol.10, pp.167-75

Touboul-Lundgren P, Jensen S, Drai J, Lindbaek M 2015 'Identification of cultural determinants of antibiotic use cited in primary care in Europe: a mixed research synthesis study of integrated design 'Culture is all around us ', BMC Public Health, vol.15; 908

(俞云松,赵冬冬　译,曾玫　校)

参考文献

Center for Disease Dynamics, Economics & Policy. 2015. 'The state of the world's antibiotics'.

Organisation for Economic Co-operation and Development. Antimicrobial resistance.2016 'Policy Insights'.

Australian Commission on Safety and Quality in Health Care. AURA 2017:Second Australian report on antimicrobial use and resistance in human health.

Swedres-Svarm. Consumption of antibiotics and occurrence of antibiotic resistance in Sweden. 2015

Canadian Antimicrobial Resistance Surveillance System Report 2016

Center for Diseases Control. Report on Antibiotic Use in the United States, 2017: Progress and Opportunities.

Magill SS, Edwards JR, Beldavs ZG, Dumyati G, Janelle SJ et al 2014, "Prevalence of antimicrobial use in US acute care hospitals May to September 2011". JAMA, Vol.312, no. 14, pp 1438-1446

Baggs J, Fridkin SK, Pollack LA, Srinivasan A, Jernigan JA 2016, 'Estimating National Trends in Inpatient Antibiotic Use among US Hospitals from 2006to 2012', JAMA Intern Med, vol 176, no.11, pp1639-1648

Yoon YK, Park GC, An H, Chun BC, Sohn JW 2015, 'Trends in antibiotic consumption in Korea according to national reimbursement data'. Medicine, vol. 94, no. 46 e2100

van Buul LW, van der Steen JT, Veenhuizen RB, Achterberg WP, Schellevis FG, Essink RT, et al. 2012. "Antibiotic use and resistance in long term care facilities". J Am Med Dir Assoc, vol.13, no. 6, pp. 568.e1-13.

Lim CJ, Kong DCM, Stuart RL. 2014;" Reducing inappropriate antibiotic prescribing in the residential care setting: current perspectives". Clin Interv Aging, vol. 9, pp 1-13.

National Centre for Antimicrobial Stewardship and Australian Commission on Safety and Quality in Health Care. Antimicrobial prescribing and infections in Australian residential aged care facilities; Results of the 2015 aged care National Antimicrobial Prescribing Survey pilot.

Fleming-Dutra KE, Hersh AL, Shapiro DJ, Bartocoes M, Enns EA et al 2016, 'Prevalence of inappropriate antibiotic prescriptions among US ambulatory Care Visits, 2010-2011", JAMA, Vol. 315, no. 17, pp1864-1873

National Centre for Antimicrobial Stewardship and Australian Commission on Safety and Qualtiy in Health Care. Antimicrobial prescribing practice in Australian hospitals. Results of 2015 National Prescribing Survey.

Morgan DJ, Okeke IN, Laxminarayan R, Perencevich, Weisenburg S. 2011, 'Non-prescription antimicrobial use worldwide: a systemic review'. Lancet Infectious Diseases, Vol.11, n.9, pp 692-701. Doi:10.1016/S1473-3099(11)70054-8

Hulscher ME, Grol RPTM, van der Meer JWM 2010, 'Antibiotic prescribing in hospitals: a social and behavioural scientific approach. Lancet Infect Dis, Vol.10, pp 167-75

Touboul-Lundgren P, Jensen S, Drai J, Lindbaek M 2015 'Identification of cultural determinants of antibiotic use cited in primary care in Europe: a mixed research synthesis study of integrated design 'Culture is all around us ', BMC Public Health, vol. 15 :908

Radyowijati A and Haak H 2003, 'Improving antibiotic use in low-income countries: An overview of evidence on determinants'. Soc Sci Med, Vol. 57, no. 4, pp 733-44.

第 3 章

什么是抗菌药物管理

 作者:ELIZA DOLLARD 和 LILIAN M ABBO

本章作为引导性章节,其目标:

给出谨慎抗菌药物处方的关键原则的定义。

概述抗菌药物管理(AMS)的目标。

讨论抗菌药物管理的可能非计划性后果。

学习效果

完成本章后,学员应能够:

- 评价什么是抗菌药物管理以及什么是谨慎的抗菌药物处方。
- 探索在急症医院实施抗菌管理计划的机会。
- 讨论抗菌药物管理的可能非计划性后果。
- 在急症医院场景中应用谨慎抗菌处方的关键原则。

什么是抗菌药物管理,为什么其如此重要?

通过此视频动画,你将:

> 了解为什么抗菌药物管理对你的患者个体和全球社区非常重要
>
> 观看视频
> 见 https://www.youtube.com/watch? v=-G4cEYQBVu4

情境案例

一位 54 岁的女性,职业为教师,进行了根管治疗,并接受克林霉素来治疗牙脓肿。48 小时后,她开始感到劳累,并且无法前往工作。4 天后,她开始出现水样便和腹痛,自认为可能从学校的某个孩子身上传染了胃肠道病毒。

不到 6 天时间,她就因感染性休克收住入院,诊断为严重艰难梭菌结肠炎并发中毒性巨结肠,需要进行全结肠切除。结果,她术后并发了短肠综合征,只能进行全胃肠外营养。随后,她进行了小肠移植,术后第 12 天,出现发热,腹腔内容物聚积继发败血症,急性胰腺炎,4 瓶血培养均为革兰氏阴性杆菌。血和腹腔来源的所有培养均为肺炎克雷伯菌:

肺炎克雷伯菌	
	MIC 解释
阿米卡星	耐药
头孢唑啉	耐药
头孢吡肟	耐药
头孢他啶	耐药
头孢曲松	耐药
庆大霉素	耐药
左氧氟沙星	耐药
美罗培南	耐药
哌拉西林他唑巴坦	耐药
四环素	耐药
妥布霉素	耐药
甲氧苄啶 / 磺胺类	耐药

产碳青霉烯酶肺炎克雷伯菌
黏菌素 E TEST=12ug/ml

这是一个令人恐惧的案例吗？是的,的确是。

抗菌药物耐药不仅可以发生在急诊住院患者,也可以来自社区。在本例中,门诊牙科医生处方的抗菌药物导致了严重的并发症和可能的死亡。

也许,你会为下一个多重耐药菌感染患者提供医疗照护,甚至更糟糕(取决于个人观点),你自己可能感染上多重耐药菌,并且没有有效的抗感染药物。不幸的是,这不是科幻小说,也不是外来的不知名的感染。抗菌药物耐药是一个严重的全球性的问题。我们之所以使用这个术语,是因为细菌的耐药很常见,同时也是本章的重点。目前,治疗多重耐药革兰氏阴性菌的方法非常有限,并且在开发中的抗菌药物也非常少。针对多重耐药菌开发新型抗微生物药物被认为是公共卫生的当务之急。然而,"只是发展新型抗菌药物而无法保证其合理应用就像给酗酒患者提供更好的白兰地"。(Dennis Maki,IDSA meeting,1998)

抗菌药物管理(AMS)计划的影响

在第 1 章中,你学习了耐药细菌感染的总体临床,微生物和经济的影响。已经证实,抗菌药物管理计划能够带来很多正面影响,包括合理的抗菌药物处方,在一些病例中减少总体处方量,抗菌药物治疗时间,减少住院时间,减少发病率和死亡率,以及降低总体的医疗保健支出。最近的一项系统性综述,提示 AMS 在微生物结局方面的获益,例如对革兰氏阴性菌感染的影响见图 3-1,革兰氏阴性菌感染是一个全球的重要且关键的挑战。AMS 计划的策略,以及过程和结局判定指标的影响的证据将在本书中总结。

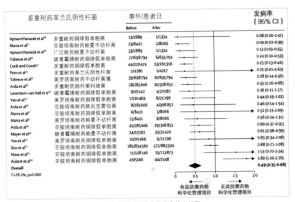

图3-1：抗菌药物管理对MDR-GNB发病率影响研究中发病率的森林图
GNB=Gram-negative bacteria. MDR=multidrug-resistant. XDR=extensively drug-resistant.

Lancet Infect Dis 2017

Published Online
June 16, 2017
http://dx.doi.org/10.1016/
S1473-3099(17)30325-0

图 3-1
http://www.thelancet.com/journals/l/aninf/article/
PIIS1473-3099(17)30325-0/fulltext

谨慎的抗菌药物处方的关键原则

如果没有抗菌药物，现代医学就无从谈起(图 3-2)。这些令人惊叹的药物使患者照护这件事在 21 世纪发生了革命性的变化。在诸多奇迹中，我们足够有能力照顾早产的婴儿，伴有败血症的重症患者，实体器官移植者，并为癌症患者提供化疗。不幸的是，这些药物的合理或者不合理使用产生了一些后果。

一方面全球耐药菌感染率持续上升，另一方面抗菌药物的研究和发展却在减少，这导致了在公共健康危机中我们能使用的武器严重缺乏。为了应对此项挑战，前线的医疗保健工作者被要求减少不必要的和不合理的抗菌药物处方，在保证或改善患者结局的同时以阻止耐药的发生。

为了保证所有处方提供者选择抗菌药物管理的正确定义，在此重申(第 1 章中曾有提及)："**为了正确的患者的正确的适应证(正确的诊断)，在正确的时间使用正确的抗菌药物，采用正确的剂量和给药途径，以尽量减少对本患者和未来患者的损害。**"此定义概述了抗菌药物处方的关键原则。如果严格遵守，这些原则将保证抗菌药物处方只提供给非自限性细菌感染。图 3-3 提供了每一条原则与临床评估相关的更多细节。

表 3-1　抗菌药物管理中不同结局判断指标的概述

结局判定指标	说明
临床相关	
死亡率	重要，但是轻症感染不适用(如，非复杂性尿路感染)
住院时间	综合的或病房特异的(如重症监护室)；容易获得但易受偏倚影响
并发症	例如静脉导管相关的并发症和静脉炎
艰难梭菌	抗菌药物使用的间接测量指标
再入院比例	因疾病复发，需关注是否为就近就医
毒性(全身)	肝肾功能受损最常见
其他并发症	例如，静脉导管相关的血栓形成和非感染性静脉炎
微生物相关	
耐药水平	因时间范围长而难以测定(数月到数年)
抗微生物药物消耗	
总体使用	常用指标为 DDDs；然而，因为广泛化而存在差异
静脉和口服比例	在主动静脉转口服项目中受重视
广谱和窄谱比例	与耐药发展存在潜在相关
治疗合理性	人工密集且存在主观性，但很重要
经济方面	
成本效益比	倾向于通过成本效能研究完成，包括所有成本和效益(至少在医院水平，如能达到社会水平更佳)

DDDs：规定日剂量

来自 Jan-Willem, et al. Expert Review of Anti-infective Therapy, 14:6, 569-575

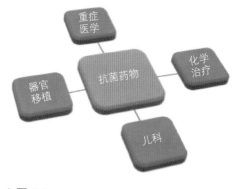

如果没有抗菌药物，
现代医学就无从谈起

图 3-2

正确的抗菌药物	• 患者可能感染了何种细菌？ • 该患者存在哪些耐药的危险因素？ • 选择的抗菌药物可以渗透入感染部位吗？
正确的患者	• 该患者身上是真正的感染还是定植？
正确的时间	• 我们在使用抗菌药物之前有无留取培养？ • 该患者是否在 1 个小时之内接受了抗菌药物治疗？
正确的剂量	• 抗菌药物剂量是否适用于患者的肾功能或肝功能？
正确的途径	• 该患者是否合适口服治疗？
尽可能少的伤害	• 我们是否选择了抗菌谱最窄的药物？ • 我们是否选择了最短疗程？ • 我们是否选择了副作用最小的抗菌药物？

图 3-3
谨慎抗菌药物处方的原则

抗菌药物管理的目的已经在第 1 章(AMR 简介)中概述。本章将对五个目的作细节上的阐述。

抗菌药物管理目标

根据临床环境,抗菌药物管理计划将基于可得资源和现阶段短期、中期和长期机会来制订目标。然而,总体目标可分为以下几类(图 3-4):

1. 改善患者照护和预后。
2. 减少附带损伤。
3. 改善成本。

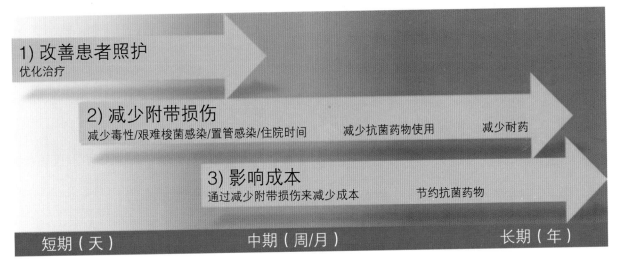

1) 改善患者照护
优化治疗

2) 减少附带损伤
减少毒性/艰难梭菌感染/置管感染/住院时间　　减少抗菌药物使用　　减少耐药

3) 影响成本
通过减少附带损伤来减少成本　　节约抗菌药物

短期(天)　　中期(周/月)　　长期(年)

图 3-4
引自 Jan-Willem,et al. Expert Review of Anti-infective Therapy,14:6,569-575

改善患者预后

抗菌药物会导致生态失调或者破坏正常多样化肠道菌群或肠道微生物群。

抗菌药物管理的其中一个目的就是减少或者防止肠道微生物群的不必要的改变,以防止我们共生群落中抗菌药物耐药的发生和传播(图 3-5)。减少抗菌药物暴露可以将微生物群受干扰的时间和程度减小到最低,因而最终减少附带损伤,改善患者预后。

抗菌药物管理计划拥有一项直接的责任,就是保证谨慎的抗菌药物处方。很多研究表明有 1/3~1/2 的患者,其抗菌药物处方为非必要的,同时也存在相同比例的使用不合理(时间,分子,剂量,途径,疗程)。抗菌药物起始不充分可导致死亡率达 50% 的增长(图 3-6)。

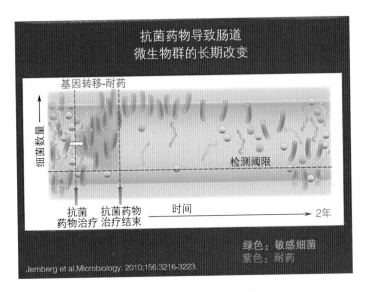

抗菌药物导致肠道微生物群的长期改变

基因转移-耐药

细菌数量

检测阈限

抗菌药物治疗　抗菌药物治疗结束　时间　2年

绿色:敏感细菌
紫色:耐药

Jernberg et al.Microbiology. 2010;156:3216-3223.

图 3-5
抗菌药物导致肠道微生物群的长期改变

不充分的治疗可指微生物对初始治疗药物耐药或者初始治疗未覆盖相关微生物(抗菌谱太窄)。

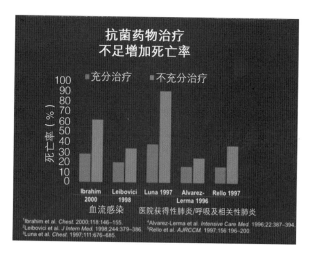

图 3-6
抗菌药物治疗不足增加死亡率

除此之外,抗菌药物疗程延长可增加多重耐药菌定植的风险。因此,传播链(尤其是医疗保健机构内)增加了水平感染多个患者的风险。破坏此传播链和防止耐药发展一样重要。通过谨慎的抗菌药物处方来减少非计划的后果,并且对每种感染限制抗菌药物使用时长而采用最安全、有效的疗程是抗菌药物管理的重要目标。

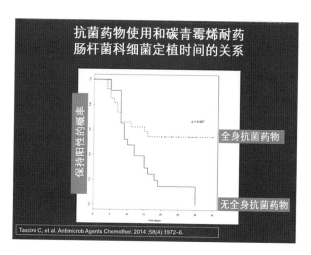

图 3-7
抗菌药物使用和碳青霉烯耐药菌定植的关系

抗菌药物管理计划可以通过很多方法保证起始抗菌药物的及时和恰当。其中一种方法是制订临床路径,指导处方者对特定疾病使用适当的抗菌药物。临床路径可整合进病案系统直接用于开处方,或者制作成手册或网页,以供使用。

除了起始抗菌药物的及时、恰当,抗菌药物管理计划还可能通过执行及时的评估或者依据肾功能调整剂量等措施来减少不良事件的发生。及时降阶梯治疗(作为抗菌药物处方评价的一部分)可以使得患者广谱抗菌药物暴露最小化,从而减少相关事件如耐药或者艰难梭菌感染(图3-7)。依据肾功能调整剂量可以保证患者没有超量或剂量不足而导致不良反应,感染复发或者耐药发生的风险增加。

手术预防

抗菌药物管理计划将涉及通过循证来进行手术预防的标准化,以避免不必要的广谱抗菌药物的使用和减少手术部位感染的发生率。手术部位感染是全球最常见的医疗保健相关感染之一,并且与术后住院时间,额外手术治疗和更高的死亡率相关。欧洲疾病预防和控制中心的 2014 年流行病学年鉴报告手术部位感染累积发生率为 0.5%~9.7%,结肠手术后最高。关于抗菌药物围术期预防用药欧洲疾控已经发表了系统综述和循证指南来标准化给药、剂量和暴露时间。

查看指导文档
见 https://ecdc.europa.eu/en/publications-data/directory-guidance-prevention-and-control/peri-operative-antimicrobial

抗菌药物管理计划存在一个通过保证遵循这些指南来最大限度减少感染和患者不必要的抗菌药物暴露的干预机会。在欧洲,2009—2012 年,手术部位感染中,剖宫产($P<0.001$)和椎板切除术($P<0.01$)均显著下降。相反的,结直肠手术中存在显著上升趋势($P<0.05$)(图 3-8)。

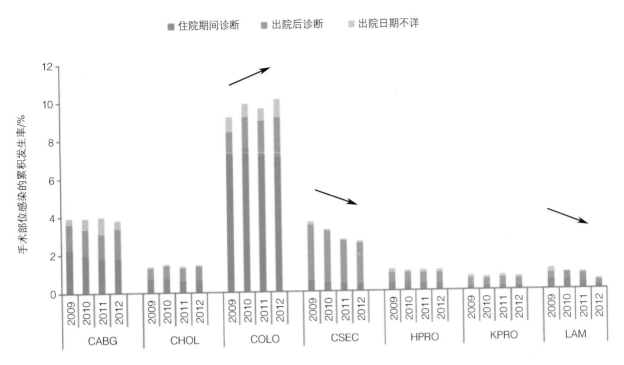

图 3-8
按年份和手术类型区分的手术部位报告感染的累积发生率，EU/EAA，2009-2012

工具包资源

美国医疗保健流行病学学会（SHEA）提供了基于手术过程的抗菌药物选择的额外资源。

见（Anderson DJ，Podgorny K，Berríos-Torres SI，Bratzler DW，Dellinger EP，Greene L，Nyquist AC，Saiman L，Yokoe DS，Maragakis LL，Kaye KS. Strategies to prevent surgical site infections in acute care hospitals: 2014 update. Infect Control Hosp Epidemiol. 2014；35（6）：605.）

学习效果
减少附加损害

通过控制"高风险"抗菌药物来减少艰难梭菌的定植或感染。艰难梭菌是导致医院获得性胃肠道疾病的首要原因,并与住院时间延长,发病率和死亡率存在相关。艰难梭菌感染(CDI)的最显著危险因素是抗菌药物的暴露和艰难梭菌的暴露。在医院和长程护理机构,艰难梭菌可能通过遍及全院的接触物表面和医务工作者的手进行传播。所有抗菌药物都可能导致艰难梭菌感染,重要的是我们控制抗菌药物使用,通过正确的药物选择和疗程来减少肠道微生物群改变,避免艰难梭菌孢子萌发,进一步导致定植和感染。

在不增加死亡和感染相关再入院的前提下减少抗菌药物消耗和成本

为了在不增加死亡和感染相关再入院的前提下减少抗菌药物消耗和成本,关键是在处方时给出精准的诊断。AMS 计划可通过以下两方面帮助精准诊断,提供基于指南总结的临床路径或者提供快速诊断方法(如快速流感和链球菌检测试验)。如果快速流感检测阳性,患者明确诊断为病毒感染,因此可以减少抗菌药物使用。如果阴性,可以减少抗病毒药物使用和住院隔离的成本。

一旦确定患者存在非自限性的细菌感染,必须努力选择适用于疾病状态的最窄谱的抗菌药物。

AMS 计划可以帮助医务工作者来识别那些最可能被过度治疗的感染,并且无论这些患者是在诊所还是门诊,是在急症医院还是长程护理机构,都会受到关注。抗菌药物管理计划还重视治疗时间,保证患者按照文献支持的最短时间进行治疗。

最后,全面的 AMS 计划可以保证医疗服务的转变。

优化医疗保健成本

关于成本节约,已有许多种抗菌药物管理干预措施公布。表 3-2 展示了其中的一小部分例子。抗菌药物管理研究中最常用的成本结局评估包括药物成本,实验室成本,住院时间。这些成本节约研究用于支持进一步投资于管理项目的基础设施和扩张。

表 3-2　与抗菌药物管理干预相关的文献中成本节约示例

研究	干预	影响
Seligman SJ et al.	限制	抗菌药物总成本下降 29%
Britton HL et al.	临床指南	头孢菌素类总购买量减少 55 715 美元,降幅为 46.2%
Briceland LL et al.	降阶梯	在干预期内节省的总成本为 38 920.95 美元
Avorn J et al.	临床路径	每年节省 76 000 美元
McGregor JC et al.	计算机化监控软件	与对照组相比,在 3 个月内节省 84 188 美元

来源 https://www.cdc.gov/getsmart/healthcare/evidence/asp-intcosts.htm

近期,一项 221 个研究的 Cochrane 综述,回顾了关于 AMS 计划的结局。综述中,抗菌药物治疗疗程下降了 1.95 天(95%CI:2.22~1.67;3 318 名参与者;高确定性证据),而死亡风险相似。同时,存在中等确定性证据的住院时间下降。这两项结局均直接影响总体的医疗保健成本,可以支持 AMS 计划扩展的努力。

工具包资源

PDF 文献

CDI IDSA Guidelines 2018
见 http://www.bsac.org.uk/antimicrobialstewardshipebook/Chapter3/CDI IDSA Guidelines 2018.pdf

工具包资源

网址链接

 完整的 Cochrane 综述可以在这里找到
见 http://onlinelibrary.wiley.com/doi/10.1002/14651858.CD003543.pub4/full

学习效果

> 评估抗菌药物管理的核心元素,讨论在您的实践环境中执行核心元素的机会

美国疾病预防和控制中心已经建立了发展成功的抗菌药物管理计划的必要核心元素。核心元素如下:

- 领导承诺:提供必要的专门的人力、财力和信息技术的资源。
- 责任到人:指定单一领导者对项目负责。成功的项目的经验显示临床医生作为领导是有效的。
- 药物专家支持:指定单一药剂领导者对改善抗菌药物使用负责。
- 行动:执行至少一项推荐,比如在开始治疗一段固定的时间后对继续当前治疗的必要性进行全面评估(即 48 小时后"暂停抗菌药物"),静脉转口服计划,前瞻性审计和反馈,抗菌药物限制等。
- 追踪:监测抗菌药物处方和耐药模式。
- 报道:定期向医生、护士和相关员工汇报抗菌药物使用和耐药信息。
- 教育:向临床医生提供关于耐药和优化处方的教育。

让医疗保健工作者认识到 ASPs 的需求及价值,并支持其在医疗保健机构中存在是极其重要的。ASPs 最优的结构和组成是根据特定的机构的需求而变化的。然而,一项成功的项目需要受过良好训练和热情高涨的医生和药剂师的参与,以及管理层和医务人员的强烈支持。有志于 ASPs 的医生和药剂师常常可以向机构证明,一项 ASP 可以在短期内通过减少药房成本和住院时间来抵消支出。

总之,我们需要明智地使用资源,"扩大获得适当药物的机会,容纳更多的人,无论种族、性别,或者社会经济地位,同时将这些珍贵的药物留作只用于治疗其针对性的疾病"。我们的祖辈生活在一个没有抗菌药物的年代。

抗菌药物耐药可能将我们带回一个过早死亡和慢性疾病的世界的假设是如此真实。当我们逐渐年长,不可避免地进入一个住院风险无法忽视的年纪,而当我们感染碳青霉烯耐药的克雷伯菌或者多重耐药的假单胞菌却无可用抗菌药物时,将如何作出反应,是一个值得思考的问题。

我们必须都认识到此问题的严重性,明智谨慎地使用这些珍贵的资源。ASPs 能够帮助我们识别类似状况并且避免抗菌药物的不合理使用。我们有方法来保证抗菌药物库保持有效并且保持在研的将来的抗微生物药物的有效性。

学习效果

> 病例:在以下情境中应用谨慎抗菌药物处方的关键原则

1. 35 岁女性患者因排尿灼烧感 2 天就诊,并且今天在她的尿液里注意到有一些血。你给予了急性非复杂性膀胱炎的诊断。2010 IDSA 指南推荐的一线治疗方案是什么?
   A. 不使用抗菌药物,安慰
   B. 蔓越莓汁
   C. 氨苄西林
   D. 环丙沙星
   E. 呋喃妥因

答案:E

急性非复杂性膀胱炎的一线治疗药物包括复方新诺明,呋喃妥因和磷霉素。因为较高的体外耐药率,氟喹诺酮类作为二线方案。保证患者正确的基于指南的治疗可以防止氟喹酮因不合理处方的滥用而进一步耐药。

2. 一位 58 岁女性,基础为终末期肾病血透维持中,出现发热(最高体温为 101.9 F)。抽取三套血培养后,患者给予了经验性万古霉素和头孢吡肟治疗。72 小时后,培养报道甲氧西林敏感金黄色葡萄球菌(MSSA)。依据抗菌药物管理的原则,推荐抗菌药物更换为?
   A. 停止头孢吡肟,继续万古霉素
   B. 停止头孢吡肟和万古霉素,开始头孢唑林
   C. 停止头孢吡肟和万古霉素,开始头孢洛林
   D. 更换血透管,停止所有抗菌药物

答案:B

治疗 MSSA,β 内酰胺抗生素优于万古霉素。合适的做法是停止不必要的抗菌药物(如为了覆盖革兰氏阴性菌而使用的头孢吡肟),并且将万古霉素降阶梯为窄谱 β 内酰胺类抗菌药物,如头孢唑林或苯唑西林。

工具包资源

网址链接

 抗菌药物谨慎使用联盟(APUA),来自"Test Target Treat"的临床案例
见 https://www.testtargettreat.com/en/home/educational-resources/case-studies.html

 管理式医疗:4 个病例的学习
见 http://managedhealthcareexecutive.modernmedicine.com/managed-healthcare-executive/news/antibiotic-stewardship-programs-4-case-studies

 抗菌药物管理项目举例:美国疾病控制中心
见 https://www.cdc.gov/antibiotic-use/healthcare/programs.html

 BSAC 革兰氏阴性菌慕课:抗菌药物管理和革兰氏阴性菌感染在线课程
见 https://www.futurelearn.com/courses/gram-negative-bacteria

管理目标	可能的非计划后果
减少住院时间 减少手术预防用药的时间 限制特殊抗菌药物来减少不合理使用	增加再次入院率 增加手术部位感染率 增加非限制性抗菌药物的使用(如"挤气球效应") 因限制而延迟抗菌药物给药

来源:
见 http://www.idsociety.org/Guidelines/Patient_Care/IDSA_Practice_Guidelines/Antimicrobial_Agent_Use/Implementing_an_Antibiotic_Stewardship_Program/

工具包资源

网址

 Hughes J, Huo X, Falk L, Hurford A, Lan K, et al. (2017) Benefits and unintended consequences of antimicrobial de-escalation: Implications for stewardship programs. PLOS ONE 12(2): e0171218
见 https://doi.org/10.1371/journal.pone.0171218

 抗菌药物降阶梯的收益和意外后果:抗菌药物管理计划的启示
见 http://www.idsociety.org/Guidelines/Patient_Care/IDSA_Practice_Guidelines/Antimicrobial_Agent_Use/Implementing_an_Antibiotic_Stewardship_Program/

抗菌药物管理可能的非计划性后果

　　任何一个管理计划的绩效管理主要通过依据文献制定的各种可测量结果的结构和过程的措施来进行评估。然而,通过平衡测试来检测这些干预的非计划性的负面结局是保证抗菌药物管理计划安全性的基础。医疗保健系统,临床医生和患者应对干预的结果和价值抱有信心。

　　平衡测试(从不同角度观测系统)检测那些设计用于改善系统一部分改变带来的系统其他部分新问题的效应。以下表格列举了可能的非计划性后果,应追踪并同主要结果一起汇报。

(俞云松,赵冬冬　译,吴安华　校)

参考文献

1. Hassoun A, Huff MD, Asis E, Chahal K, Azarbal A, Lu S. Effect of target-enriched multiplex polymerase chain reaction on patient outcomes and costs during the 2013-14 influenza season. J Hosp Infect. 2017 Apr 21. pii: S0195-6701(17)30196-2).

2. Bratzler DW, H. P., & Surgical Infection Prevention Guideline Writers Workgroup. (2005). Antimicrobial prophylaxis for surgery: An advisory statement from the national surgicalinfection prevention project. Am J Surg, 189(4), 395. doi:10.1016/j.amjsurg.2005.01.015).

3. Surveillance of surgical site infections in Europe 2010-2011. ECDC Surveillance Report. 2011.)

4. Surawicz CM1, Brandt LJ, Binion DG, Ananthakrishnan AN, Curry SR, Gilligan PH, McFarland LV, Mellow M, Zuckerbraun BS. Guidelines for diagnosis, treatment, and prevention of clostridium difficile infections. Am J Gastroenterol. 2013;4(108):478.)

第4章

制订抗菌药物管理计划的关键步骤

> 作者：CONOR JAMIESON

本章目标：

确定广泛适用于医疗保健机构的一系列管理活动。

确定需要参与的关键人员。

描述过程中的发展阶段。

概述这些阶段的一些潜在障碍，并提出克服这些障碍的解决方案。

学习效果

- 描述制订抗菌药物管理计划的关键步骤。
- 识别需要参与这项计划的关键人员。
- 概述由管理计划执行的一些关键活动。
- 描述一些可以被监测的指标（费用，指南依从性，住院时间缩短等）。

引言

抗菌药物管理（antimicrobial stewardship，AMS）的目标和一系列管理的定义都已在第1章中概述过。AMS计划是一项为了实现其目标而开展一系列活动的系统性计划。其可根据资源不同或基础或复杂——一系列相对简单的干预措施可以在抗菌药物使用方面产生可衡量的变化；但如果最终目标是提高处方质量，改善患者预后，那么就需要涉及一系列医疗保健专业人员的活动。

管理计划只有在符合以下标准的情况下，才能在组织或医疗保健机构中取得成功：

- 改善感染患者预后的动力，预防与抗菌药物处方有关的可避免的危害，认识到抗菌药物耐药性的潜在影响和实际影响；这种动力需要在一个组织的许多层面中得到实现——不仅来自医护人员，也通过那些有能力实现/支持/资助这项计划或者能够被该方案的益处所说服的高管团队共享（不管是在上面列出的益处，还是纯粹的金融/运营效益）。
- 管理计划的建立有明确的问责制，而组织/机构内亦设有架构，它能执行、支援、监察管理计划，并使其对结果负责。

- 计划需同时具备临床领导和行政领导的角色,并需获得高级管理团队以及临床支持者/专家的高度支持和投入。这些是克服可能妨碍方案活动的任何组织和专业的障碍所必不可少的。

　　疾病预防控制中心概述了管理计划的核心组成部分,并列在下面(表4-1):

工具包资源

网站链接

 西奈卫生系统——大学卫生网络抗菌药物管理计划(SHS-UHN ASP)
http://www.antimicrobialstewardship.com/shs-uhn-antimicrobial-stewardship-program

视频 4
西奈卫生系统——大学卫生网络抗菌药物管理计划(SHS-UHN ASP)

▷ 观看视频

https://vimeo.com/258783567

表4-1　医院 AMS 计划的核心要素

领导承诺	投入必要的人力、财力和信息技术资源
责任	任命一名项目负责人,管理具有执行功能或以患者质量为重点的医院委员会,以往成功经验表明,医生或药剂师适合该职位
用药技能	任命一名药剂师为领导,负责优化抗菌药物的使用
执行	执行至少一件建议措施,例如在一段时间的初始治疗后,对正在进行的治疗需求进行系统评估(如抗菌药物48小时后的"超时现象")
追踪	监测处理措施(例如,遵守设施相关指南、启动或降级的时间),对患者的影响(例如,艰难梭菌感染、抗菌药物相关的副作用和毒性),抗菌药物的使用和耐药情况
报告	定期向医生、护士和相关人员报告上述信息
教育	教育临床医生关于疾病状态的管理、耐药性和最佳处方的内容

来源:疾病控制和预防中心

https://www.cdc.gov/getsmart/healthcare/implementation/core-elements.html

　　确定抗菌药物管理工作的需要可能来自以下几个驱动因素:

- 临床实践中当地审核发现问题(例如,不遵守指南)。
- 疗效不佳,或有证据表明存在可避免的伤害(例如,手术部位感染、艰难梭菌感染的发生率高)。
- 医疗保健机构和当地环境中具有临床意义病原菌的耐药率高。
- 与相关的区域或国家基准相比,抗菌药物消耗量(以及相关成本)较高。
- 在当地卫生监管机构或其他类似组织的推动下,有必要实施一项管理计划。

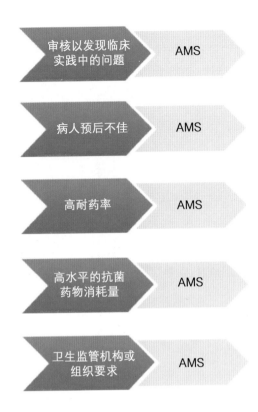

工具包资源

PDF 文章

一份抗菌药物管理方案提案样本
https://www.shea-online.org/images/
priority-topics/ASP_proposal_blinded_
K__Kuper_.pdf

为住院病人抗菌药物管理项目开发一个商业案例
https://www.ammi.ca/?ID=126

如何向医院管理层推销抗菌药物管理计划
https://www.ncbi.nlm.nih.gov/pmc/
articles/PMC5104972/pdf/ofw210.pdf

文章

Karanika et al. Systematic review and meta-analysis of clinical and economic outcomes from the implementation of hospital-based antimicrobial stewardship programs. AAC, 2016;60:4840-4852

网站链接

Pulcini et al, Commentary: Human resources estimates and funding for antibiotic stewardship teams are urgently needed, Clinical Microbiology and Infection, https://doi.org/10.1016/j.cmi.2017.07.013
https://doi.org/10.1016/j.cmi.2017.07.013

业务案例

对于少数幸运者来说,一旦确定了需要,就有可能找到资助来进行设立方案的下一个步骤,但对许多情况来说,可能需要为资助方案提供商业理由。在面对相互竞争的资助优先次序时,那些控制着诸如管理方案等资助计划预算的人可能不得不相信这种计划的好处。

在这方面,可能有一些已知的度量标准可以帮助支持管理计划的业务案例:

操作	财政	临床
减少住院病人的住院时间	减少抗菌药物支出	不增加死亡率
不延长 ICU 住院时间	减少广谱抗菌药物的消耗量	降低由多重耐药菌引起的感染发生率

这个业务案例应该概述任何初始和正在进行的教育和培训需求,这些需求可能需要资金资助来进一步发展招募 / 重新部署到管理活动中的个人或工作人员——可能包括参加培训、课程或会议。资源框中提供了如何开发业务案例的示例。许多例子源于美国的视角,但也可以适用于不同地域、医疗体系和资源环境。

抗菌药物管理委员会

管理委员会是任何管理计划的基础,因为它将为管理活动提供战略方向、指导、人力、情报和资源等。

它可以是一个独立的小组,也可以是一个小组委员会,或者是一个更大的小组的一部分(如感染预防和控制委员会或药物和治疗委员会)。如果它是一个独立的团队,那么它应该被纳入组织的管理结构中,这样它才有责任感。下图概述了这样一个委员会如何适应医院环境。

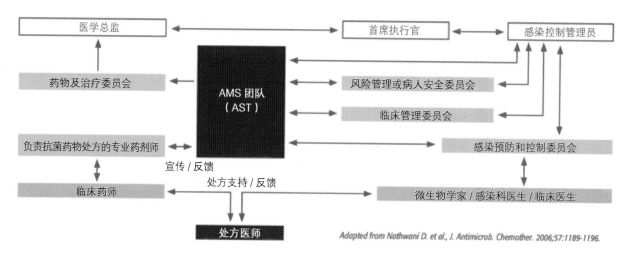

Adapted from Nathwani D. et al., J. Antimicrob. Chemother. 2006;57:1189-1196.

| 摘自 Dilip Nathwani 和 Jacqui Sneddon 合著的 BSAC《医院抗菌药物管理实用指南》

管理委员会的组成：一个成功的委员会将包括参与抗菌药物处方的主要工作组代表，并且也代表了该委员会所属的组织。该委员会面临的最大挑战之一是需要有参加的人员，委员会中忙碌的医疗专业人士的时间不应被低估。在初级保健中，可能很难获得通常可在二级医疗中获得的专家和专业知识，例如感染专家。

工作人员	关键好处 / 基本原理
医学微生物学家	具有丰富的微生物学、实验室，和临床知识
感染科医生	临床知识，感染性疾病知识
抗菌药物药师	深入了解抗菌药物、药代动力学、处方维护、临床药学知识
感染控制护士	参与感染控制议程，与感染预防控制委员会保持联系
内外科咨询专家	临床知识、会诊医生团队代表、"车间"工作经验

护士	护理人员的意见及代表；能够对管理工作产生重大影响的关键工作人员；经常提供病人的观点
初级医生代表	来自组织的"车间"洞察力；与其他初级医务人员联络；反馈
医药代表	来自药房工作人员的额外见解
一级护理代表（适用于二级医疗委员会）	
二 / 三级护理代表（适用于一级护理委员会）	
数据分析师	支持数据分析，IT 技能

其中，将有一个由个人组成的核心小组，参与执行、传承和监控管理计划的日常活动。这些人通常包括医院里的感染科医生、医学微生物学家和专业药师，但核心团队的组成可能因地而异。

识别专业技术

任何组织都有可能已经有一些关键的管理团队成员，但也可能还需要招聘一些专家，或者训练 / 提升现有员工承担或参与管理的技能。

团队的部分职权应包括吸收所需要的经验和专业知识，以便能够履行团队概述的职权。

在资源有限的情况下，可能无法获得执行全面发展抗菌药物内部管理方案所需的专业知识；在这些情况下，可能有必要依靠非专业人士来执行管理方案中实际可行的部分（见第 16 章），有时是远程执行。即使是有限的管理方案也能在减少抗菌药物消耗量方面带来好处。

管理委员会以外的支持者：

虽然在委员会内部拥有专家很重要，但在更广泛的组织中拥有支持者和拥护者也很重要，他们将促进和支持委员会的工作。此外，委员会应该提高在患者安全、减少伤害、缩短住院时间和减少发病率方面的益处。

确定委员会的优先事项：

一旦委员会成立并得到适当的人员和支持，下一步就是为这个委员会制订一个行动计划——要么调查该组织以确定关键的优先事项，要么利用现有知识来确定该委员会的优先事项。

在组织或医疗环境中，有许多潜在的问题领域或需要干预的领域，下图列出了一些，但不够详尽。

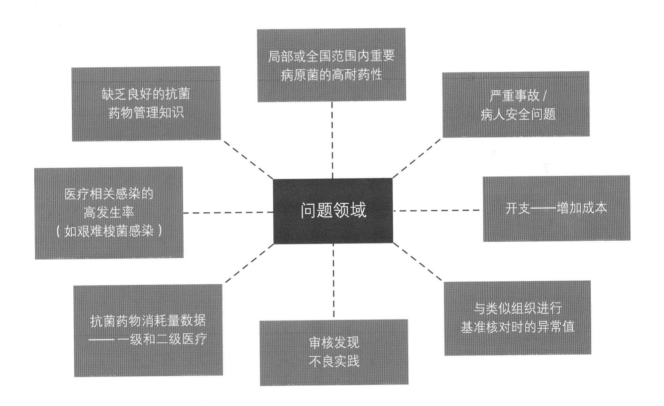

局部或全国范围内重要病原菌的高耐药性

从耐药性监测、局部抗菌谱、广谱制剂的大量使用、国家监测规划提供的信息中确定。

严重事故 / 患者安全问题

组织可能设有患者安全事故报告系统；监测与使用抗菌药物有关的事件；检查是否有脓毒症；手术部位感染的高发生率表明在抗菌药物预防应用方面实践不佳；发病率和死亡率会议讨论，关键事件的根本原因分析。

与类似组织进行基准测试时的异常值

在一些国家，或许可以用某些指标来衡量自身的表现，并将其与其他类似组织或全国平均水平进行比较。

审核发现不良实践

例如，对处方的依从性较差，特定感染(c.f. 严重事件) 患者的预后较差；抗菌药物治疗时间过长。

抗菌药物消耗量

增加抗菌药物消耗量的证据；消耗量高于同类组织 (c.f. 基准)。

医疗相关感染的高发生率

例如，医疗相关的艰难梭菌感染；手术部位感染；暴发。

缺乏抗菌药物管理指南的知识

可能组织内部未制订；不遵守从审核、管理评审等方面确定的指导方针。

一旦确立，就制订一个行动计划来解决问题。任务的规模似乎是压倒性的，所以最好先处理容易的任务——对于更复杂的任务，使用质量改进和科学技术，见第 11 章。下表提供了可能相关的管理活动的示例，并提供了实现任何活动所涉及的时间轴的近似值，以及实现和维护活动所需的投入水平。

	时间轴		
干预水平	短期	中期	长期
低级	处方限制；微生物学结果的选择性报告	限制性抗菌药物的事前或事后授权计划	控制处方上新抗菌药物的获得；药物图表上专门的抗菌药物处方部分
中到高级	指南的制定、传播和实施；点患病率调查	审核计划审核及反馈剂量优化/PK-PD/治疗药物监测	转诊系统耐药性监测抗菌药物消耗量；行为改变技术；学术细节；管理轮转；教育和培训；质量改进项目；电子处方系统的计算机化决策支持

制定抗菌药物处方指南

在大多数医疗保健机构中,对处方者不能提供抗菌药物处方指南是不寻常的,但毫无疑问,在某些情况下会出现这种情况。在这种情况下,从零开始制定指南需要相当的时间和精力,借鉴和调整与当地情况有关的其他指南,或在有国家指南的情况下执行国家指南,可能是一个成本效益更高的初步步骤。然后可以修改这些药物以适应当地情况——例如,推荐当地可获得的合适的药物并列入当地处方。

在这样做的地方,重要的是要意识到检查指南,并确保当地的耐药性概况不会破坏经验性治疗。

一旦完成这项工作,就应该有一项定期审查这些指南的计划,以确保它们仍然具有相关性和时效性。

2002 年发表的这篇文章很好地总结了制定、宣传和实施抗菌药物指南所涉及的步骤。

查看指南文章

https://academic.oup.com/jac/article/49/4/587/718752/Guidelines-for-antibiotic-usage-in-hospitals

工具包资源

PDF 文章

WHO 指南制定文章
http://apps.who.int/medicinedocs/documents/s19184en/s19184en.pdf

网站链接

来自印度的一次胜利？The Impact of Policy Guidelines on Hospital Antibiotic Use over a Decade: A segmented time series analysis Chandy et al,2014
https://www.ncbi.nlm.nih.gov/pmc/articles/PMC3960230/

教育和培训

教育是 AMS 的一个关键部分,但它可能非常耗时,尤其是考虑到需要接受教育的医疗保健专业人员的绝对数量。

开发教育资源可能具有挑战性,特别是在资源有限的环境下。在这些情况下,利用现有资源可能是最有效的战略。

互联网或基于网络的教育资源(电子学习资源)很可能是接触大量员工的最划算的方法,因为存在这样的基础设施——参见 BSAC MOOCs 关于 AMS 和革兰氏阴性菌感染的内容。

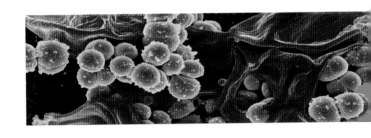

面对面的教育是非常有效的,但是必须考虑到它的实用性——大量的工作人员,开发和提供教育的时间消耗,以及频繁的更换 / 轮换工作人员意味着任务似乎是无止境的。

机会性的教育干预可以发生在抗菌药物病房查房时,有助于突出不良实践或强化良好实践,将特定的学习点或知识解释纳入临床应用。

当需要接受教育的专业群体不同,或者一个专业群体的知识水平不同时,一刀切的模式是行不通的。

工具包资源

网站链接

英国抗感染化疗学会抗菌药物管理 MOOC
https://www.futurelearn.com

革兰氏阴性菌感染 MOOC
https://www.futurelearn.com/courses/gram-negative-bacteria

日常活动:参与 AMS 活动(见上文)的核心小组成员每天可能会进行下列活动:

- 根据临床医生的要求,为特定的患者提供咨询服务——就合理的调查、抽样、开展经验性治疗,定向治疗提供建议,并在必要时给予转诊到其他专科进行检查和治疗的建议。
- 审核抗菌药物处方——检查是否适当,是否符合指南,监测是否使用受限制药物或需要特别授权的药物。
- 提供优化抗菌药物治疗的建议,例如:监测治疗指数低、安全范围窄的药物,调整具有肾或肝毒性药物的剂量,现有药物与正在使用药物发生临床显著相互作用时建议替代治疗。
- 促进静脉注射用药向口服用药的转换。
- 提供教育 - 正式的教学课程,专门的教学查房。
- 收集数据 - 例如点患病率调查、审计数据、质量改进数据、初级保健处方数据。
- 维护和更新现有指南。
- 管理门诊非肠道抗菌治疗服务。
- 学术分享,如关于初级保健医生实践的学术内容。
- 为未来做准备——监测新抗菌药物的可用性及其对临床实践的影响,监测抗菌药物财政支出情况,评估新证据或国家指南对地方临床实践的指导意义;处理药物短缺问题;审查局部地区出现的主要病原菌耐药情况。
- 执行和监控,符合国家质量标准或质量倡议(如英国的 CQUIN 或质量优质目标,澳大利亚的 NSQHS3,美国的 CMMS 计划)。

对于医疗专业人士来说,这些活动将与其他多个重要事项同时进行,包括管理 ID 团队下的患者、开办诊所、开办临床微生物实验室、批准微生物学结果等。对于药学专业人士,他们也可能被要求在病房或药剂科提供一般的临床药学服务。这有助于强调保护开展 AMS 活动的时间的重要性,该问题在任何商业情况下都应被强调。

衡量成功或进步:应该仔细考虑如何衡量优先事项的完成情况,或在实现这些优先事项方面取得的进展。这应该从一开始就计划好。

待问问题:成功是什么样子的——我们想要实现什么? 例如,在特定的临床领域减少经验性广谱抗菌药物的使用。

如何确定成功? 我们要衡量什么才能知道我们已经减少了经验性广谱抗菌药物的使用?

每个人都知道我们在努力实现什么吗? 为什么? 我们经常忘记让一线员工参与到变革的需要中来,并且在尝试实施变革时没有考虑到他们的需求。

评估要多长时间? 我们需要多久评估一次? 我们计划的评估过程是否可行,能否在现有的时间限制内进行? 评估频率是否可行?

我们如何知道我们是否失败了,或者变化是否造成了伤害或增加了风险?

例如,苏格兰一家医院改变了政策,骨科手术预防从头孢菌素转向庆大霉素,导致急性肾损伤(AKI)增加 94%。Bell et al,JASN 2014;25:2625-2632

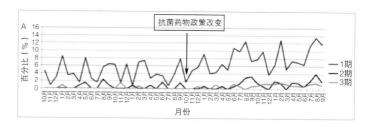

查看文章
http://jasn.asnjournals.org/content/25/11/2625.long

政策改变后 AKI1、2、3 期百分比每月增长情况

在 AMS 计划中,通常有一个混合的评估过程,简单连续的背景监测以便收集数据(通常由 ASP 团队之外的人整理),如财政支出,大量抗菌药物的分发,住院时间——以及更有针对性的质量评估,如点患病率调查和本地化质量改进计划。监测当地存在的不良事件报告系统也很重要。第 10 章和第 11 章有关于衡量抗菌药物使用和质量的更详细的信息。

障碍:

理想情况下,在任何特定的医疗保健环境中将有足够的资源制订 AMS 计划,这将受到管理者和临床医生的欢迎,并且他们将充分参与各项倡议。实际上,执行任何方案总是有一些障碍,这些障碍因当地情况而异。

2011 年开展了一项全球 AMS 调查,并收集了有关阻碍执行 AMS 计划的信息。下表列出了最常报告的障碍。

提供功能性和有效的 AMS 计划的障碍					
	缺乏人员或资金 n(%)	其他更优先的举措 n(%)	政府不了解 AMS 组织 n(%)	开处方者反对 n(%)	缺乏信息技术支持和/或获取数据的能力 n(%)	无障碍 (%)
现有 AMS 组织(763)	219(29)	118(15)	68(9)	128(17)	175(23)	55(7)
计划新成立 AMS 组织(348)	100(29)	69(20)	48(14)	43(12)	57(16)	31(9)

| Howard et al. JAC 2015;70:1245-1255

不过,下表说明了这些障碍可如何被克服:

障碍	潜在解决办法
缺乏人员/资金	广泛使用/培训员工 技能组合例如协调感染控制和管理技能;制定招聘员工的商业案例。
教育挑战-有限的医学教育;熟练的药师和护士的涉及;涉及的医疗专业人员数量庞大;获得关键员工的教育活动或课程	英国抗感染化疗学会 MOOC(https://www. futurelearn.com/courses/antimicrobial-stewardship/),在线课程,如护士的课程(http://www.nes.nhsscotland.com/ education-and-training/by-theme-initiative/healthcare-associated-infections/training-resources/antimicrobial-stewardship-workbook.aspx),药师(http://nwapg.co.uk);英格兰健康教育(https://www.e-lfh.org.uk/ programmes/antimicrobial-resistance/).有关教育的更多信息,请参见第 13 章,包括来自其他国家的例子。
地理位置-多站点,现场和非现场提供服务,非工作时间建议/信息	尽可能使用 IT-电子推荐系统,手机应用程序访问指南等。通讯设施可用于克服地理障碍,并且基于互联网的会议的增加可能是一种解决方案
基础设施-可能是基本的/有限的,可能没有机会实施可能产生重大影响的结构变革-例如电子处方,修改药品图表,没有互联网或其他 IT 系统	查看提供建议或信息的低技巧解决方案;诊所或病房的海报或传单;使用不需要互联网访问的应用程序

从医疗 / 外科人员那里获得支持,特别是在专业界限明确和未建立跨专业工作的领域	促进计划的好处,包括需要所有医疗保健专业人员参与;可能需要专业的信息和干预措施;招募捍卫者帮助打破职业障碍 https://bmchealthservres.biomedcentral.com/articles/10.1186/s12913-016-1290-0
阻止项目开始	公布益处 - 成本,住院天数,结果;聚焦于快速成效以建立信心和获得支持,例如作为管理计划的一部分减少某些抗菌药物的每月花费
打破管理团队是"警察"并发展合作以改善患者护理的观点	告知其利弊;在适当的情况下(不利结果证据不足时)促进对患者预后的积极影响因素;就抗菌药物管理是关于改善处方,而不是限制抗菌药物或降低成本这一观点达成共识
在没有临床药房服务,或没有医学微生物学家,或没有 ID 的医生的地区工作;无护士;无法获得微生物学技术或结果	提高现有员工群体的技能,以了解和实施基本的抗菌药物管理计划;利用相关人员技能;使用区域和合作模式进行管理 请参阅丹麦的这个例子 http://qualitysafety.bmj.com/content/22/11/907

（王明贵,胡一弋　译,钱申贤,王淑颖　校）

第5章

评估需求和动机

> 作者:PAUL POTTINGER

学习成果

完成本章后,应该能够:

- 优化衡量你所属中心目前管理活动的过程和结果的策略。
- 阐明你所属中心目前管理活动的组织结构和问责制。
- 探索并记录你所属中心改善改进 AMS 的动机,就其领导能力和对事业的贡献而言(以人和资本的角度衡量)。

"改变的秘诀不是多努力地和过去作斗争,而是全力以赴地去打造全新的自己。"

—丹·米尔曼

介绍

　　当你阅览至本章节时,首先要向你说声恭喜,说明你充分认识到了 AMS 的重要性:它能够改善个体患者结局,并提高公众健康水平。AMS 已经做得很全面了,但似乎你已经意识到你们中心可以做到更多,那么从何开始呢?

　　理清当下事务的轻重缓急十分必要。你可能会对所要学到的内容感到惊讶,因为在你所属医院或诊所中需学之物已经得到实施。如果是这样的话,着实很好。但是在已有的基础之上进行资源或结构的针对性优化,也许能更上一层楼。 或者你会因为没有很有用的管理内容能学习而失望,振作起来,这是一次改变的机会,你将可能成为领头人。

　　许多中心的管理工作都介于右图所示"拥有为正,需求为负"这两个极端之间。

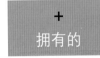

资源

通常认为金钱是一种资源。当然,尽管资金是一个重要的考虑因素,但现实情况更加复杂。人力和技术成为不容忽视的资源。

人力资源:

AMS 的工作以人为始,这便是它有趣并富有挑战性的地方。虽说技术是关键,同时有些过程可以自动化,但有效的管理仍是一门不可被技术代替的学问。因此,确定关键利益关系人了解他们的需要和期望是评估环节的重中之重。

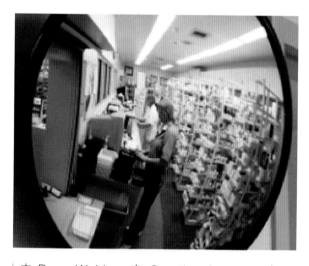

由 Doug Waldron 在 Creative Commons(BY-SA)许可证许可下共享在 flickr 上的照片——"配药室(296)"。图片网址:https://ckr.com/photos/dougww/2333670399

管理工作的有效进行是由药师和医生共同领导的,最好是两者全程合作。此项工作需要专门的时间和精力投入,而非囫囵吞枣草草了事。为了保证管理工作的顺利进行,每个领导者的时间都应受到保护,而受到保护时间的长短因环境不同而不同。在大型中心,管理工作可能是一项全职工作,而在较小的医院,可能只需要分配部分时间即可。最优秀的管理者在临床上是积极的,同时能让前线的投资者看到他们的工作过程。这可以为他们赢得投资者的信任,并能顺利接受他们的建议。然而,因为临床医学需要投入大量的时间和精力,下述问题需要明确的答案:管理领导者花费的时间是否需要获得报酬,还是必须申请补助来维持他们的工资?还需要履行哪些其他职责?

管理者与患者的理想比率不确定,并且很大程度上取决于一些因素(比如,非住院患者与非卧床患者)。任何一个人都可以对有限数量的图表进行审查并提出干预措施。作为一个粗糙的开端,至少每家医院 500 张床位需雇用一名药师。但是,如果患者复杂程度很高,这可能是远远不够的。最近提出的一些评估和经费需求为人力资源配置方面提供了有益的指导。

同时也需要保证其他人力资源充沛。微生物学家也是重要的合作伙伴,管理者与临床实验室之间需要构建可靠的合作关系。微生物实验室的负责人能够提供细菌耐药性的数据,以精准的消息引导投资者,实施快速诊断测试,促进经验性降阶梯治疗的进程。护士及临床工作者是治疗方面的前线合作伙伴,并且在管理工作的成与败中起着重要作用。因此,了解他们的需求并维持与他们的合作关系是当务之急。

信息技术(IT)方面专家精简数据、生成报告及建立数据间的联系等这些活动需要具备专业知识,倘若强行要求管理领导者承担这方面的工作可能结果适得其反。这些管理者是否能定期进行咨询?他们是否有合作的经济和职业动机?最后,在安排会议、跟踪项目和保持有序方面是否有协助?行政协助的存在能让管理的有效性得到保障。

技术资源：现代医学实践产生了史诗般的数据：处方、实验室结果、影像、生命体征等琳琅满目的信息。这为抗菌药物管理人员提供了大量的机会以支持实时决策、挖掘数据和了解趋势。但前提是他们能够接触到有用的信息。

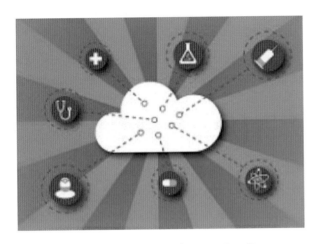

Flickr 网 perspec_photo88 经 Creative Commons (BY-SA) 许可下共享的"健康与医学云数据" 概念图。网址 https://flickr.com/photos/111692634@N04/15855652400。

您的中心是否接受计算机化医嘱输入？医疗记录是电子化的吗？如果是的话，可以通过搜索得到么？是否有在线的药房数据库，如果是的话，可以生成便于追踪抗菌药物使用情况的报告吗？如果是的话，它是否能追踪抗菌药物的订单或实际管理情况，比如通过患者条形码管理？是否有一个系统，能在要开限制性处方时即时通知管理员？如果电子病历记录不同系统的综合，那么它能被第三方解决方案所统一么？如果是的话，执行赞助者是否承诺为其支付费用，同时信息技术部门是否承诺支持它？这些技术资源的分量并没有超过上述的人力因素，但如这些技术资源能够获得将会使管理者的工作变得容易得多。如果没有这些资源，工作进度将被拖慢，但作为启动方案的一部分，还是值得商榷的，或者可能将其成为一个长期的目标。

领导结构和问责制

如果一个词可以概括抗菌药物管理，那可能是"团队合作"，因为诸多利益相关者参与其中。药师和医生领导者之间的伙伴关系必不可少，双方都应该从一开始就了解他们所扮演的角色和承担的责任。例如，如果医生认为药师是"助手"或者下属，那么药师的工作满意度可能会降低。如果药师希望医生检查每一项干预措施，那么进度可能会缓慢得令人痛苦。两者关系应以尽可能公平和有效的方式加以安排。

那么管理工作将如何与现有的领导结构相适应？管理者是应该被归到感染预防小组，还是应该被视为一个独立的实体？他们是否要对自己的工作负责，如果是的话，应采用用什么标准来确定问责？医院管理者是重要的利益相关者，但因为管理工作以多种方式影响了许多人的生活，所以非临床医生很难理解该项目极大的重要性。药师和医生管理领导者应该确切地知道他们的监督者想要什么，并期望听到有关进展和影响的信息。多久需要提交一次报告，应采取何种形式提交，报告应包含哪些内容？执行赞助商需要知道他们的投资得到了很好的回报，这样他们才可能会把重点放在通过药房支出、治疗天数和住院时间来衡量的成本节约上。尽管追踪它们会很繁琐，但这些都是很好的度量标准，如下面所示……如果设定了任意的目标，管理者就应该知道倘若没有实现这些目标意味着什么。

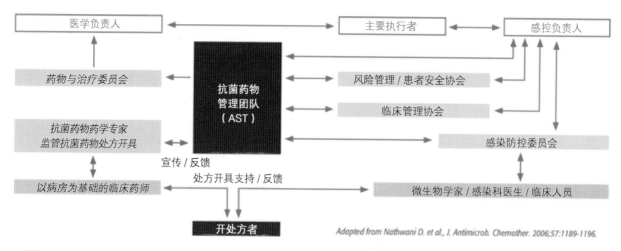

Adapted from Nathwani D. et al., J. Antimicrob. Chemother. 2006;57:1189-1196.

| 节选自 BASC 中由 Dilip Nathwani 和 Jacqui Sneddon 编写的 "医院抗菌药物管理实践指南"

流程

如果 AMS 已在进行中,您必须了解该计划目前是如何运作的。

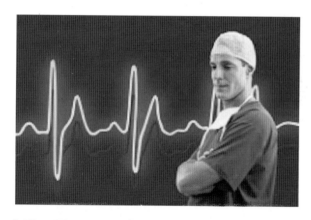

Flickr 网 Tayloright 经 Creative Commons(BY-SA)许可下共享的图片"医生 - 科研",图片网址:https://flickr.com/photos/141311777@N02/26912273309

一种日常活动模式强调规则限制,在这种限制中,如若要开某些"高价值"抗菌药物的处方需得到管理者的批准。这种方法已被证明可以减少不适当的抗菌药物处方的开具。但是,如果这是该项目的一个突出的特点,那么谁来调用这些字段呢?

前瞻性审核和反馈是限制处方常见的一种替代方式。在这里,处方者刚开始可能会开具高价值的抗菌药物,但随着未来几日临床数据的积累,管理者将会给予他们正确指导,特别是在降阶梯治疗或调整治疗剂量方面。如果是这样的话,如何识别这些案例? 那么管理者什么时候会在内部讨论这些问题,何时才会向基层团队提出建议?

大多数项目采用前瞻性审核与反馈和限制处方相结合的方法。不管这些技术之间的平衡程度如何,管理者的建议如何被传达和记录? 书面建议可能会提高建议接受度,但将这些融入整体需要时间。是在任何情况下,还是在特定的临床情况下,这是可行的?

如果一个独立的传染病顾问在医院中实践,该人是否要被告知由管理小组提出的建议,以确保筹及信息一致?

管理工作什么时候开始? 管理协议会因不同时间阶段而发生改变吗? 如果是这样的话,有何应对措施安排? 如果学员承担了这些职责,他们是否接受过适当的培训,以及在他们需要的时候是否能够获得支持?

最后,依据下文繁忙的日常工作流程,如何对周期结果进行审查? 是否为数据摘要、分析和演示分配了时间? 团队更新医嘱套餐的频率为多久一次? 出于将新的抗菌药物加入处方的考虑,何时对此类药物进行审查? 教育工作是否定期进行?

学习效果

成功的抗菌药物管理工作以多种方式衡量其干预措施的影响。当询问管理人员如何知道他们工作是否到位的时候,建议采用一系列成果指标以评估管理方案。

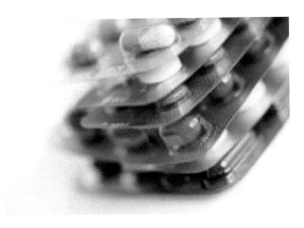

Flikcr 网 theglobalpanorama 在 Creative Commons (BY-SA) 许可下共享的图片"抗菌药物",图片网址:https://flickr.com/photos/121483302@N02/14200527505

常见的指标包括:

抗菌药物消耗量

药房支出很容易被追溯,管理部门也认为这是一个重要的溯源指标。但是支出只是衡量抗菌药物消耗量的指标之一,不能说明全部情况。例如,如果少数患者适当地接受了昂贵药物的长期疗程,那么就不可能安全地削减预算。同时抗菌药物的费用支出应与总药房的预算进行阶段性的比较。追溯实际的抗生素医嘱可能更具有启发性。另外计算治疗天数(DOT)因为操作方便很受推荐:患者只要待在医院一天或一天仅接受单次给药,他们的治疗时间都被算作一天。但这个指标没有区分单次给药量(例如外科的预防用药剂量)。因此,还可以使用另一个指标:限定日剂量(DDD),该剂量是针对成人主要适应证的而使用的每日假定平均维持剂量。DDD 允许跨中心、卫生系统或整个国家进行标准化比较。但是,一些医院药房系统由于无法轻易提供这种信息,从而使 DOT 成为了较理想的选择。

抗菌药物的耐药性

减少或至少延迟抗菌药物耐药性的出现是管理者努力实现的一个关键目标。您的工作是否能持续说明关键病原体耐药率的稳定性(在无法改善的情况下)? 在从事此类工作时,耐心是必不可少的。因为抗菌谱的变化缓慢,也因为入院时采集的标本,这些标本微生物生态学特征可能已受外部选择性压力影响。但这是一个重要的衡量标准。

指南的依从性

如果管理团队已经发布了抗菌药物使用的指导原则,或已为常见感染创建了医嘱套餐,那他们被追踪的频率会有多高呢? 而且,是否有有关指南依从性的可执行的趋势呢? 例如,如果某一特定服务很少遵守指南,是否他们已经被咨询来确定该问题的解决方案? 其中一个相关指标是有效治疗时间:团队需要多久才能获得脓毒患者合适的抗菌谱? 金黄色葡萄球菌菌血症患者是否总能接受例如超声心动图等最优检查呢? 供应商是否愿意在适当时将给药途径从静脉注射给药改为口服给药呢?

艰难梭菌的感染率

艰难梭菌是一种能在抗菌药物治疗期间或之后引起严重感染的细菌。事实上几乎任何抗菌药物都可能诱发艰难梭菌感染,但感染风险会随着治疗时间的延长和抗菌谱的扩大增加。而且,如果不是真正的危险,它会使涉及的每个人遭遇痛苦的结局。因此,无论是否公平,此类细菌感染的发病率常常被解释为管理有效性的替代者。

规避伤害

研究尚未发生的不良结果是一项艰巨的挑战。上段提到的艰难梭菌感染,是造成患者损伤的一个例子。其他一些不良事件可以通过提高警惕来预防,包括由氨基糖苷类药物引起的肾毒性和耳毒性,接受口服治疗患者的中心静脉导管并发症,以及严重的药物相互作用。仅其中一个便能损害患者,使医院处于危险之中。有效的抗菌药物管理者不仅能警示前线投资者有这些可能性,并能提供减少风险的策略。而且,上述事件的有效预防应归功于管理者。

工具包资源

PDF 文件

 各种指标
http://www.tandfonline.com/doi/pdf/10.1080/14787210.2016.1178064?needAccess=true

动机

最终,您的需求评估应能衡量中心对改变的渴望程度。当具备好的领导力、完善的管理结构和良好的沟通,动机是推动变革的关键。衡量动机的最好指标是对有效的抗菌药物管理实施的承诺。缺乏上述基本组成部分的医院可能仍需承诺加强管理,并有证据来支撑此承诺的有效性,无论是有形的还是无形的。

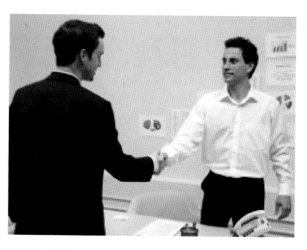

Flicker 网 reynermedia 在 Creative Commons(BY)许可下共享的图片"商人互握",图片网址:https://flickr.com/photos/89228431@N06/11220931254

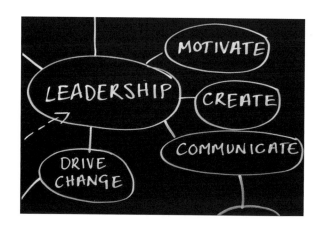

有形的承诺

应商定一份书面文件,如章程或意向声明,这出于两个目的。首先,它阐明了管理工作的重要细节,特别是对管理者的经济和后勤支持。其次,它向组织中的每一位表明领导对管理工作的严肃态度。对于新的团队而言,想要赢得不情愿的前线投资者的中意,公开投票是很重要的。

无形的承诺

同样重要的是要有证据表明你的努力将能够被接纳。这种信息似乎很难获得,但值得为之奋斗。最简单的方法便是与人交谈,和很多人,像医生,药师,护士,微生物学家,IT 专家,主管等,所有受你工作影响的利益相关者你都应该咨询。这是在中心组织的首次管理计划吗? 如果是的话,前线投资者的兴趣和热情是否会高涨? 或者,这是否被视为威胁医生自主权的"自上而下"的举措? 以前有人在那里做过管理工作吗? 如果是的话,哪里出了问题? 医护人员是否已经对管理者有不满意的看法? 不管背景如何,追求无形的因素需要和利益相关者进行友好交谈,这能为成功实施管理工作和持久合作提供平台。

结论

在本章节中,我们了解了评估的重要性——评估中心的抗菌药物管理需求,以及其作出改变的承诺。在开始实施新工作之前完成评估是至关重要的。抗菌药物管理是件严肃的事情并充满挑战性。如果很容易,每个人都能从事这项工作了! 需要投入必需的时间来创建一个具有影响力、可持续且有趣的工作。

成果：评估报告

报告内容包括如下

资源

- 团队成员（是否有内科主任、药师主任、微生物学家、数据分析员、行政支持者？）
- 信息技术（是否配备基础设施能及时获取微生物和药物数据，并在必要时生成总结报告？）
- 前线投资者支持（医嘱套餐是否包含在计算机医嘱输入中，还是在容易触及的手动医嘱输入中？是否为正在进行的投资者教育提供保护时间？）

领导结构和问责制

- 团队队员支持（行政比赛以倡导获取新资源？）
- 报告结构（关于期望和时间线的明确性）

流程

- 日常工作流程（有反馈的回顾性审计？处方限制？）
- 委员会参与（利益相关者团体积极参与，例如感染控制、医嘱套餐开发、药房配药等？）
- 阶段性报告（定期获取汇总数据以评估进展情况？）

学习效果

- 抗菌药物的使用 （测量DOT 或 DDD 指标？）
- 抗菌药物的花费支出（药物的订购、使用或购买？）
- 抗菌药物的耐药性（追溯主要病原体随时间的变化，对具有代表性的抗菌药物种类的敏感性的变化？）
- 依从性（提供经验指南的使用，愿意接受ASP的建议？）
- 安全性 （测量规避的损害？）

承诺

- 确认ASP的重要性（书面章程或程序声明？）
- 经济支持（不论短期结果如何，至少有几年的工资保障？）
- 高涨的积极性（对 ASP充满积极性或有明显的阻力？）

工具包资源

网站链接

🌐 Barlam TF et al. 实施抗菌药物管理计划：美国感染病学会及美国医疗保健流行病学学会发布指南 . Clinical Infectious Diseases，Volume 62，Issue 10，15 May 2016，Pages e51-77.
https://doi.org/10.1093/cid/ciw118

🌐 国家优质合作伙伴手册：急性护理中的抗菌药物管理 . National Quality Forum，National Quality Partners，Antibiotic Stewardship Action Team.（2016）
http://www.qualityforum.org/Publications/2016/05/National_Quality_Partners_Playbook__Antibiotic_Stewardship_in_Acute_Care.aspx

🌐 CDC Antimicrobial Stewardship Implementation Resources.
https://www.cdc.gov/getsmart/healthcare/implementation.html

文章

Cosgrove SE et al. 抗菌药物管理领导者必备知识及技巧指南 . Infection Control and Hospital Epidemiology. 35（12）:1444-1451.（2014）

PDF 文件

📄 在一家小型农村医院实施管理。（2016）
https://www.cdc.gov/getsmart/community/~local/modules/programs-measurement/Stewardship-in-Small-Rural-Hospitals-Workbook-WA-508.pdf

📄 衡量抗菌药物管理计划的影响
http://www.tandfonline.com/doi/pdf/10.1080/14787210.2016.1178064?needAccess=true

学习成果概述

1. 为衡量您所属中心当前管理活动的过程和结果制订策略。

2. 阐明您所属中心当前管理活动的组织结构和问责制。

3. 探索并记录您所属中心的动机，以提高在抗菌管理方面的领导能力和对此事业的奉献度（以人力和经济资本来衡量）。

（王明贵，李培　译，钱申贤，王淑颖　校）

第6章

专家、结构和组织

> *作者*:RAHEELAH AHMAD & ALISON HOLMES

传统、可替代、创新模式,以加强广泛的临床参与管理

本章的目标是:

能够批判性地分析组织和国家两级抗菌药物管理方案的结构和组织,以改进执行工作。虽然本章将引起所有读者的兴趣,但 AMS 药剂师,AMS 组织委员会以及计划成立新 AMS 组织的地方当局管理人员将会对本章节特别感兴趣。

学习效果

完成本章后,应该能够:

- 在所在机构内部就 AMS 计划进行临摹。
- 在国家范围内确定专家,结构和组织的概念(依从本国的行动计划)并就其有助于或阻碍广泛临床参与进行思考。
- 了解其他国家专业团队 AMS 项目推广的不同方式。
- 纵观整个医疗行业并对评估框架进行反思,以评估 AMS 整合情况。

> ## 明确您的机构及医疗保健行业

各国之间及国家内部(例如联邦和州级医疗机构)的医疗保健组织方式不同。但是,医疗保健的组织方式对 AMS 的组织,融资和监管方式及学习效果有影响。在您完成本章时,建议您执行一系列简短活动以使这些概念与您所处背景相关。您可能需要查看其他资源或与组织内其他人交流,以便在您离开后可以填补职位空白。当我们谈论结构(系统中的内容)和流程(我们使用这些输入做什么)这些概念时,有必要了解一些细节:如何正式形成组织以及可用的专业知识。通过 AMS 的组织方式理解和纠正阻碍 AMS 改进的一些障碍可以帮助个人行为改变。这并不意味着个人行为改变不重要或有效,但如果我们暂停并观察结构和组织,则应该提供另一种机制来增强行为,优化临床实践和患者体验。

活动 A: 结合您工作单位的服务类型,包括您的患者来自何处,是否可以直接就诊于您或是必须转诊。您的工作单位性质属于基层,中级,急重症(或其他)？这些因素对您单位内 AMS 的组织有何影响?

活动 B: 现在就您自己的医疗保健组织填写下表。如果您就职多个组织,请选择您最熟悉的组织。

	资金来源	职工来源	AMS 学习效果的问责制
联邦级			
州级			
地方组织			
其他-某些专业团体或组织			

活动 C: 在您看来,对于改善 AMS,活动 A 和 B 是起到促进或阻碍的作用？在妨碍有效 AMS 的问责制方面是否存在任何不匹配?

组织内部的抗菌药物管理

本节介绍 AMS 程序在组织内的位置。AMS 是否与感染预防与控制部门(IPC)整合？AMS 隶属于患者的安全保障还是质量改进部门？了解 AMS 在组织结构和流程图中的位置有助于理解 AMS 的职能(在第 10 章和第 12 章中介绍)。下面提供了两个例子(图 6-1 和图 6-2)。在许多情况下,AMS,IPC 和质量改进部门之间的区别是历史性的。虽然许多期望的情况下,上述三个部门的功能是一致的,但由于它们的组织方式不同,它们有时看起来是分离或不同的。只需检查您的机构中结构和组织,便可以与同事开展有关计划目标的谈话。虽然这些计划可能在战略层面上保持一致,但这种一致性并不总能应用到组织的日常运营中。

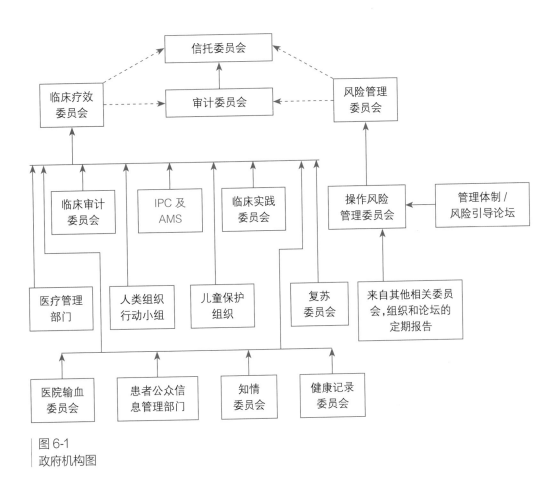

图 6-1
政府机构图

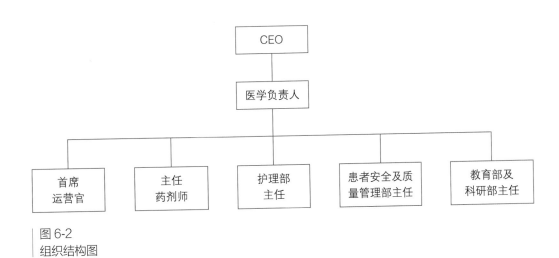

图 6-2
组织结构图

国家行动计划

许多国家正在制订国家行动计划。那些制订战略的国家将考虑执行和实施。下一个活动将要求您将上述评估扩展到您自己的国家行动计划。鼓励读者查看在卫生系统组织,文化,流行病学,政策或可能具有可比性的其他因素等方面具有相关性的国家的计划。

活动 D:以下链接提供了国家行动计划的资料。

http://www.who.int/antimicrobial-resistance/national-action-plans/library/en/

这些计划(您自己的国家和上面建议的其他选择)是否提出了管理的替代和创新模式?他们是否促进广泛的临床参与?他们是否建议如何做到这一点?具体的方式是什么?

在专业团体中检查员工契合度情况

为了确保更广泛的员工契合度这一目标,将公布几乎都来自高收入国家的一些示例。这并不意味着这些模型在低收入和中等收入国家不存在,而是在国内外文献中没有报道。在规划新计划或扩展现有计划时,评估员工契合度尤为重要。下面提供了这种评估的两个例子(表6-1)。评估需考虑两个主要方面。对于给定的计划:谁是目标群体?谁参与了该计划的实施?第25章和第26章还讨论了更广泛的人员参与问题。

表6-1　AMS 计划的目标和实施

目标 抗菌药物工具包 英国 6	初级临床医生	护士	社区药房	长期照护机构	医院职工	公共卫生机构	公众 / 患者	其他
谁是目标受众	√						√	皇家全科医学院
谁参与了该计划的实施	√		√		√*			

＊微生物学家,药师

走向 AMS 的综合模型

回顾本章第一节,您被问及您工作的卫生部门及组织如何充当障碍或促进,现在我们考虑使用更全面的框架进行评估。医疗保健组织是卫生系统的复合部分,在应对宏观经济制约因素,技术成本以及不断增长的公共需求的挑战情况下,需要有效地提供最佳结果。为实现这一目标,尤其是 AMS12,需要实现初级,次级,三级和长期护理机构整合模式。很多 AMS 活动都集中在医院环境中。这是一个有用且实用的起点,但医院的结构是一个"人为"的边界,忽视了医院和社区医疗之间的双向影响。在社区和长期照护机构,抗菌药物使用与医院内外抗菌药物耐药的发展有关。人们获得医疗保健的方式因国家而异,并且已经发生变化。例如,传统的医疗护理措施发生在医院,现如今在一些国家,混合护理和复杂的患者护理途径的可用性,导致现在医疗护理措施可以在日间病房、初级社区护理机构或患者家中进行。

这种变化以患者为中心,允许患者更合理地使用医疗服务。但随之而来的是对 AMS 方法的需求,而这要求对医疗服务机构和其他部门进行整合。在一些国家,无需处方的抗菌药物的供应,以及无国界的在线药店越来越多,这为 AMS4 提出了额外的挑战。从根本上说,AMS 在保持医疗服务提供和患者行为方面取得的进步落后于其他部门。更为重要的是,在资源稀缺的情况下,在规划阶段应考虑这里建议的综合护理模式。因此,无论是计划还是评估您的 AMS 计划,现如今考虑 AMS 与其他部门的整合都非常重要。

那么我们如何评估 AMS 在医疗服务和其他部门的整合?现有医疗保健文献提供了许多理论上的综合护理模型,然而,AMS 在这些更广泛的卫生系统集成模型中作用都不明确。

使用最初为研究传染病(疟疾,结核病和艾滋病)的计划而开发的模型,表 6-2 列出了基于关键卫生系统功能 5 的六个方面的综合框架。该框架可用于评估整合程度,并确定多部门 AMS 的潜在优势和劣势。

表 6-2　基于关键卫生系统功能 5 的六个方面的综合框架

关键卫生系统在各个方面所起作用	整合要素以适用于 AMS
管理与治理	监管制问责制框架
资助	汇集资金 提供付款方式 资金来源 跨组织资金使用
计划	计划
服务交付	提供 AMS 的人力资源 实验室检测的基础设施
监测和评估	数据收集和记录 数据分析 报告系统 绩效管理系统
需求产生	财政奖励 信息,教育和交流

完全整合和部分整合的定义:
如果一个元素完全由一个医疗系统管理和控制,则该元素在卫生系统被归类为完全整合或主要整合(绿色)。如果一个元素部分但不是所有都由一般医疗保健系统和特定的相关机构管理和控制,则元素被归类为部分整合(琥珀色)。如果某因素完全在特定程序机构(不同于一般医疗保健系统)的管理和控制之下,则为未整合

推广活动 E:建议在组织或区域层面的 AMS(或同等)委员会或工作组开展此活动。依据表 6-2 中提供的定义评估组织的整合程度,使用 RAG 评级(红色 - 未整合;琥珀色 - 部分整合;绿色 - 完全整合)。

工具包资源

EXCEL 文件

 您可能希望参考文献中的工作示例或使用此处提供的模板。
http://www.bsac.org.uk/antimicrobialstewardshipebook/Chapter6/Integration Activity E.xlsx

（王明贵,李丹　译,钱申贤,王淑颖　校）

第 7 章

实验室和快速诊断/生物标志物
在抗菌药物管理中的作用

> 作者:NICK BROWN

本章目标:

定义经验性抗菌药物处方并讨论其局限性。

解释使用经验性处方的核心原因。

回顾患者整个治疗过程中应进行诊断检验,并根据检验结果进行干预并改进抗菌治疗的时机。

描述实验室如何在提高抗菌药物管理主动性上所产生的作用。

介绍一些实验室新技术,以及它们改变诊断检验的方式。

解释临床医生在充分合理应用诊断检验中的关键作用。

介绍急性期蛋白作为感染生物标志物的作用,及其在抗菌药物管理中的应用。

学习效果

完成本章后,学员应能够:

- 解释经验性处方是什么,并且理解为什么它是目前临床常规实践的一部分。
- 理解为什么经验性处方是不理想的,以及为什么需要改进现有的感染诊断方法。
- 解释说明实验室如何支持抗菌药物管理活动。
- 解释为什么临床医生需要理解诊断检验的合理运用,以及不合理使用时检查结果是如何产生误导的。
- 了解什么是快速生物标志物测试(如 C- 反应蛋白和降钙素原),以及如何使用它们指导抗菌药物处方决策。

经验性处方简介

在大多数医疗机构,特别是社区,大部分感染性疾病患者是在没有进行诊断检验的情况下进行治疗的。临床医生通过患者的病史和体格检查结果作出临床诊断,并给出经验性治疗方案,方案可能包含一种抗菌药物,其处方基于对感染病原及其有效治疗方案的临床评估。例如,轻度化脓性皮肤感染被认为最有可能为葡萄球菌或链球菌所致,依此,临床医生开出适当的抗菌药物处方,如氟氯西林或类似药物。这种抗菌处方的开具是经验性的,或者说是通过医生的"最佳猜测"进行。

在过去几十年,这种做法一直很有效,尤其是在临床诊断简单可靠且处方抗菌药物敏感性很高的情况下。很显然,这样的经验性处方在缺乏实验室检查或检查成本难以负担的情况下是唯一选择。然而,不能保证疾病对经验性治疗一定有反应。与之相关的主要风险包括(图 7-1):

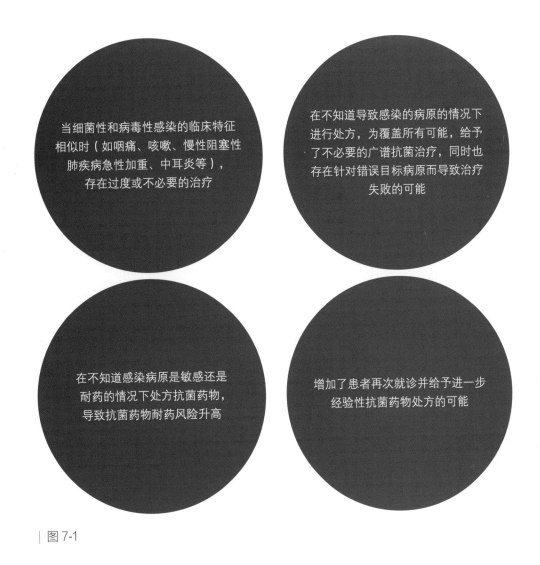

当细菌性和病毒性感染的临床特征相似时（如咽痛、咳嗽、慢性阻塞性肺疾病急性加重、中耳炎等），存在过度或不必要的治疗

在不知道导致感染的病原的情况下进行处方，为覆盖所有可能，给予了不必要的广谱抗菌治疗，同时也存在针对错误目标病原而导致治疗失败的可能

在不知道感染病原是敏感还是耐药的情况下处方抗菌药物，导致抗菌药物耐药风险升高

增加了患者再次就诊并给予进一步经验性抗菌药物处方的可能

| 图 7-1

　　因此，一些持续性或复发性感染患者可能在没有明确诊断的情况下，被反复进行抗菌治疗。

　　对于住院患者，情况略有不同，因为在院内更易进行实验室诊断检验。疑似感染患者在医院内更有可能进行一系列诊断检验，包括一般检查（如血细胞计数、电解质测定）以及用于诊断感染病原的特定检验（例如，对疑似膀胱炎患者进行尿培养，或对疑似脓毒症患者进行血培养）。事实上，有报道显示对于住院患者，大约 70% 的临床诊断基于病原学检验。然而，由于大部分细菌感染检查仍依赖于在培养基上进行较长时间的细菌培养，大多数检验报告周转时间太长而不能立即对临床医生提供实际帮助。血清学检验依赖于对感染特异性抗体的检测，而这些抗体可能在感染发生至少 10~14 天后才会出现。分子检验，例如使用聚合酶链式反应（PCR）的检测，在检测病毒感染上比检测细菌感染更有效，尽管这种情况正在改变。因此即使在医院内，大多数抗菌药物处方依然是经验性的。尽管医院比社区更可能获得最终确诊，但通常这需要花上数天时间，无法影响初始抗菌药物处方。

　　在最近由 O'Neill 勋爵主持的英国抗菌药物耐药（antimicrobial resistance，AMR）综述报告中，经验性抗菌药物处方是其中一个主要组成部分。报告中给出的一项建议是开发诊断检验项目，使其支持的正确治疗在患者路径中前移至更早期阶段，并最终达到使初始处方即有病原学依据的目标。换句话说，是要治疗患者确定有的、而不是可能有的感染。要达到这个目标需要一些颠覆性技术。这个术语用于描述在新的思考方式或新的流程管理基础上开发的新进展。

　　目前已经推出了多种举措来推进诊断检验的

研发。经度奖（the longitude prize）拥有 1 000 万英镑的奖励基金，拟对快速、经济、简便的即时现场检测（point-of-care）诊断检验进行奖励，这些诊断检验将有助于感染快速诊断（并保护抗菌药物，减轻造成耐药性出现及扩散的选择压力（https://longitudeprize.org/）。

如何利用目前可用的诊断检验指导抗菌药物合理使用

例如 O'Neill 报告等举措将对新型诊断检验的研发产生影响，即便是现在，也有许多改进检验的方法学策略已经或正在被引入实验室中。实验室能够在患者感染的识别和管理方面发挥关键作用，因而有助于指导抗菌药物处方，并在患者管理路径中的多个时间节点促进抗菌药物管理。

患者初诊

在患者初诊，诊断检验对于帮助确定或排除是否存在感染有很大价值。而排除感染有时与确定感染有同等或甚至更高的临床意义。具有高阴性预测值的检验可用于确定那些不需接受抗菌治疗或可能更适合延迟应用抗菌药物的患者。例如，对一名存在可疑尿路感染症状，但症状十分轻微的年轻女性，可以进行尿试纸检验。

由于病毒感染的患者治疗中可能不需要使用抗菌药物，区分病毒和细菌感染的能力也很有价值。例如包括对呼吸道病毒，如流感病毒、呼吸道合胞病毒（RSV）和鼻病毒，进行的即时分子检验。

理想状态下，在上述情况下使用的诊断检验应该具有快速的报告周转时间（即时检验项目在这方面最为理想），因为只有能在短时间内得到的结果才能影响即时治疗决策。然而目前来说，许多现有检验项目在测试性能（敏感性、特异性、阴性预测价值及阳性预测价值）和成本方面依然存在问题。这些将在后续部分进一步探讨。

工具包资源

网站链接

 Rapid diagnostics: stopping unnecessary use of antibiotics. The Review on Antimicrobial Resistance. Chaired by Jim O'Neill. October 2015. 见 https://amr-review.org/

整个综述由多份报告构成，其中许多报告可能引起读者的兴趣。在这里我们主要关注与诊断检验应用相关的报告：

PDF 文章

 本报告综述了诊断检验如何通过减少抗菌药物的不必要使用，从而在抗击抗菌药物耐药性方面发挥重要作用。文章强调我们应如何促进创新，并鼓多加应用诊断检验。
见 https://amr-review.org/sites/default/files/Rapid%20Diagnostics%20-%20Stopping%20Unnecessary%20use%20of%20Antibiotics.pdf

 A Pluddemann, I Onakpoya, S Harrison, B Shinkins, B Shinkins, A Tompson, R Davis, CP Price and C Heneghan. Position Paper on Anti-Microbial Resistance Diagnostics - Centre for Evidence-Based Medicine, University of Oxford June 2015.
见 https://www.cebm.net/2015/07/position-paper-on-anti-microbial-resistance-diagnostics/

抗菌治疗 48~72 小时后的审查

如果在患者初次就诊时就进行了诊断检验，根据所进行的测试不同，结果很可能在 48~72 小时后开始陆续给出。尽管这对于改变初始治疗方案太晚了，但它确实提供了对治疗方案进行审查和修改的机会。这也是英国推广的"早期合理的初始治疗，尽快转到精准的目标治疗（Start Smart then Focus）"策略的基础（https://www.gov.uk/government/uploads/system/uploads/attachment_

data/file/417032/Start_Smart_Then_Focus_FINAL. PDF）。对于脓毒症患者快速开始抗菌治疗的认识，源于延迟治疗与脓毒症不良预后相关。不过，治疗方案可以在确定病原微生物及其抗菌药物敏感性后进行调整。在 48~72 小时有多种治疗调整选择（例如，停用抗菌药物，继续使用同种抗菌药物，改变给药剂量或给药途径，或降阶梯为更窄谱的抗菌药物）。

治疗结束

许多患者按规定疗程进行抗菌治疗（例如，5天、7天、10~14天），但大多数情况下，对于治疗周期的选择缺乏参考依据，经常是主观的。炎症或急性期反应等指标，如 C- 反应蛋白和降钙素原，被认为可作为评价患者恢复良好、可停止抗菌治疗的依据。后续将对此作进一步阐述。

实验室在抗菌药物管理中的作用

微生物实验室在许多促进抗菌药物合理使用的行动中发挥重要作用。尽管抗菌药物管理团队的构成在不同国家可能存在差异，但通常医学微生物学家是团队的核心成员，他们与实验日常工作紧密结合，包括：重要结果的报告，建议如何进行最适合的实验检验，推荐抗菌治疗方案，制定指南并参与督导。另外实验室也参与地方及更高级别的耐药监测，这有助于了解当地耐药谱，指导经验性治疗选择，同时为地区、国家与国际监测提供支持。

实验室提供给临床团队的信息可通过多种方式进行优化。第一，以国内和国际实验室检验方法指南为指导，保证结果质量。英国实验采用了标准研究方法（Standard Methods for Investigation）。可以参加实验室认可，例如英国皇家认可委员会（UK Accreditation Service, UKAS）可对实验是否符合 ISO15189 标准进行认证。这些方式可能是强制性的，也可能是医疗改善过程的一部分。同时实验室还参与内部和外部质量保证计划。

考虑到抗菌药物管理工作的特定领域，实验室可以通过经常展开临床沟通，调整工作流程以满足临床服务需求。及时报告是其中之一。理想状况下，临床医生期望在需要作出临床决策时即可得到检验报告。持续的实验服务改进能够产生重要改变。例如：延长实验室的开放时间，每周工作 7 天并及时报告，满足医生查房或患者检查对检验结果的时效性需求。

以上几方面均被认为是提高实验室产出并最大化保证患者受益的最佳实践。另外还有一些特定的技术进步旨在进一步提高服务质量：

直到近几年，微生物实验室才在较大程度上实现了自动化。虽然分析仪已经在一起特定项目上广泛应用多年，如血清学分析或血培养孵育，相比于其他检验专业，常规细菌培养仍然是一个需要大量工作人员、相当手工的过程。然而在过去的十年中，微生物自动化取得了很大的进步，并已经得到了广泛应用。许多进展旨在实现在较低的成本水平上提高实验室标本的检测通量的改进，也对抗菌药物管理产生了积极的影响。自动化不仅可以缩短实验室报告周转时间，还能提高样本间培养条件的一致性，在某些情况下还可以提高培养样本的微生物检出。

在过去几年中，基质辅助激光解吸电离飞行时间质谱（Matrix-Assisted Laser Desorption/Ionization Time of Flight Mass Spectrometry, MALDI-TOF-MS）得到了应用，使实验室较既往能够更加快速、且低成本地将细菌鉴定菌种水平。也使得血培养阳性后几小时内即完成鉴定成为可能，这就意味着可以快速进行目标性抗菌治疗调整。

抗菌药物敏感性试验是实验室检测的关键领域，对临床抗菌药物处方有重大影响。药敏试验的目的是提示临床医生感染是否会对特定抗菌药物治疗产生反应。这通常在报告中以"敏感"或"耐药"的形式报告。随着对抗菌药物耐药性的认识及其检测方法越来越精确，为临床提供的信息也更加可靠。相较于过去所使用的主观界值，敏感和耐药之间的阈值或折点现在可以得到更加科学地计算。该领域内的两家主要学术团体，临床与实验室标准化研究所（Committee for Laboratory Science and Investigation, CLSI）和欧洲抗菌药敏感性试验委员会（European Committee on Antimicrobial Susceptibility Testing, EUCAST），已经做了大量工作，以协调统一折点，并确保实验室较既往获得更多药敏试验相关信息且检测结果更加一致。

自动化药敏试验方法已经在许多实验室使用，例如 VITEK ™或 Phoenix ™及其他设备。他们既能进行菌种鉴定，也能给出细菌对各种抗菌药物的最小抑菌浓度（MIC）。这也有助于报告的标准化。尽管如此,其检测成本也高于其他检测方法。

对抗菌药物敏感性结果的限制性报告是抗菌药物管理措施之一,但各实验室之间的管理各不相同,可能并未得到充分利用。在英国,药敏试验报告普遍仅报告医学微生物学家建议临床医生处方的抗菌药物。而对于不属于当地处方集或不适用于特定感染的药物会在报告中被隐藏。这种限制性的报告行会影响临床医生的处方行为。事实上,甚至抗菌药物敏感性结果的显示顺序也能影响处方,排在首位的药物更有可能被采用。

全基因组测序是一项重要的新增长应用领域。由于新技术的研发,使全基因组测序可以在对临床有用的时间内提供测序结果,并且将测试成本降低到前所未有的水平。测序可用于创建生物体遗传"指纹",以进行流行病学研究。基因序列还可以提供物种鉴定信息,并提示是否存在编码耐药性的基因。近期,EUCAST 对这些信息的用途和局限性展开了讨论。对于某些感染,尤其是结核,测序结果可用于指导治疗,且相较于传统的分枝杆菌培养技术可以更快地提供信息。

❯ 在实验室检验中临床医生的作用

实验室检验的价值依赖多个因素,包括检测的性能特征(敏感性、特异性、阳性预测值和阴性预测值)。一些因素会受到医嘱的影响,例如样本是如何采集并运送到实验室,以及所提供的临床信息。然而,检验结果如何在临床应用中同样非常关键。在错误的环境下,检验结果不仅不可靠,而且常常具有误导性。显然,这些情况可能会对抗菌药物处方产生不良影响。临床医生了解临床检验项目的局限性,并帮助实验室进行正确检测并获得有意义的结果非常重要。

目前发现,许多致病微生物可能是正常共生菌群的一部分,分离出这些菌并不一定提示感染。同样,许多身体部位有正常共生菌群,在没有感染症状或体征的情况下临床样本被送往实验室,结果可能难以解释。因此,临床医生必须了解检验和结果解释的局限性,并能把这些因素放进临床环境进行分析,而不是简单地看表面上的结果。

一个常见的错误是,在患者有相关疾病可能性很低的情况下,进行大范围诊断检验的样本送检。这种现象在社区医院中尤为常见,社区患者具有与检验相关症状的可能性常常较低。这往往意味着阳性检验结果，更可能是假阳性而非真阳性。更进一步，也意味着患者可能会被错误诊断，而接受错误或者不必要的治疗。同样重要的是，他们没有得到针对应有疾病的治疗。

血培养很容易在采样时受到皮肤微生物的污染。过去有高达 10% 的血培养由于这种原因受到污染，尽管使用更好的无菌采样技术可以极大程度将污染率降到 3% 或更低，但血培养污染问题仍然非常重要。血培养发生污染的患者，通常在确认血培养污染之前已经接受了不必要的抗菌治疗。他们可能还接受了其他检查，而这些检查针对的是他们并没有获得的感染。

用于说明实验室检验结果被错误解读的一个重要实例是，过度使用尿液试纸来诊断尿路感染。该方法被广泛认为是一种简单的即时检验，用于检测患者是否存在尿路感染，进而接受抗菌治疗。然而，其检测价值非常依赖于所使用的患者群体。对于老年患者，无症状性菌尿非常常见，阳性尿试纸检验结果并不一定意味着患者需要接受治疗。总体来说，这可能代表了最常见的抗菌药物过度使用情况之一，通过质量改进计划培训用户合理使用并解读尿试纸检验，是许多抗菌药物管理行动的一部分。与此相反，婴幼儿不仅难以获得良好的尿液样本，尿试纸本身在检出这一人群尿路感染的敏感性上也可能存在不足。

急性期蛋白质和其他生物标志物

多年来，人们已经认识到细菌性脓毒血症的发生伴随着炎症反应、急性期反应，导致血液中各种生物标志物的浓度也随之升高。最基本的表现，是血浆黏度因血液中纤维蛋白原水平的升高而增加，这可以简单且经济地通过检测红细胞沉降率（erythrocyte sedimentation rate，ESR）而获知。然而，虽然 ESR 可作为多种炎性病症的有效标志物，但它并不是感染特异性的，且对感染的刺激响应迟缓。

除此之外还有许多其他急性期反应的指标，如各种细胞因子以及包括白蛋白和铁蛋白在内的血浆蛋白。然而，其中大多数尚未在临床上表现出对急性感染管理方面的作用。

C- 反应蛋白（C reaction protein，CRP）是由肝脏响应促炎细胞因子的释放而产生的。其升高和降低均快于 ESR，因此可用于指示体内炎症过程的发作并监测其进展。虽然它不是感染特异性指标，但可用于区分细菌感染和病毒感染，因此仍具有指导启动抗菌治疗的潜在应用价值。

降钙素的前体降钙素原（procalcitonin，PCT），是由各种组织响应炎症而合成产生的，并且对细菌感染表现出更高的特异性。因此引发了人们将它应用于抗菌药物管理的兴趣。PCT 在指导脓毒症诊断和抗菌治疗周期等方面，尤其是在重症监护环境中的应用，已经进行了研究。

生物标志物在抗菌药物管理中的价值受到诸多因素的影响。物流因素，例如将样品运输到检测地点的时间对报告周转周期的影响至关重要。无论进行何种检验，如未能在开具处方前给出可用结果，就不产生临床作用。这也是为什么 POCT 这个概念如此吸引人的原因。然而，POCT 的成本通常比在中心实验室进行大规模测试更为昂贵，此外将用于实验室检验的标准化要求应用到 POCT 上，可能存在培训、质量保证以及检测操作等方面的问题。尽管如此，NICE 社区下呼吸道感染管理指南仍建议在 GP 手术中使用 POCT 进行 CRP 检测。抗菌药物管理中生物标志物应用成功或失败的基础，是有数据能说明患者结局得到改善，从而支持成本的增加合理性。

工具包资源

网站链接

来自联邦感染协会（FIS）年会"2013- 感染行动"播客 -Matthew Dryden 讲解：诊断在抗菌药物管理中的作用，以及降钙素原（PCT）"更智能的测试能改善患者结局吗？"
见 http://bsac.org.uk/events/single-event/fis-2013-action-on-infection/

（徐英春，王瑶　译，倪语星　校）

第 8 章

应用 PK/PD 优化抗菌药物管理

> 作者：ALASDAIR MACGOWAN 和 MELISSA BAXTER

学习效果

通过本章的学习，读者应该能够：
- 熟悉 PK/PD 相关的术语。
- 了解抗菌药物的 PK/PD 分类。
- 了解可能需要改变抗菌药物剂量 / 给药方案的临床情况。
- 了解抗菌药物给药方案调整的合理性。
- 了解抗菌药物的暴露 - 反应关系和 PK/PD 优化对抗菌药物管理的益处。

> 药代动力学和药效学（PK/PD）

药代动力学和药效学的定义

药代动力学（PK）	阐明药物在体内的过程
药效学（PD）	反映药物浓度效应关系，可能是与抗感染相关的效应（如细菌的杀灭或产生耐药）或与宿主有关的效应（如不良事件）
MIC	最低抑菌浓度
MBC	最低杀菌浓度
C_{max}	抗菌药物峰浓度
AUC	药时曲线下面积
浓度依赖性杀菌	在治疗浓度范围内，药物浓度与 MIC 的比值越大，杀菌效应越强
时间依赖性杀菌	杀菌效应取决于游离药物的浓度高于 MIC 的持续时间
分布容积	假设药物浓度均匀，药物在人体内分布的虚拟体积
抑菌	抑制微生物的生长和复制
杀菌	引起细菌死亡
抗生素后效应（PAE）	与抗菌药物接触，药物清除后，细菌生长持续受到抑制的效应

本章目标：

本章目标是介绍抗菌药物药代动力学和药效学的基本理论，指导抗菌药物合理用药。应用 PK/PD 理论优化抗菌药物在个体患者的给药策略，通过优化临床疗效、减少细菌耐药性和减少抗菌药物的不良反应，从而实现抗菌药物的优化管理。

时间依赖性抗菌药物（如 β 内酰胺类）

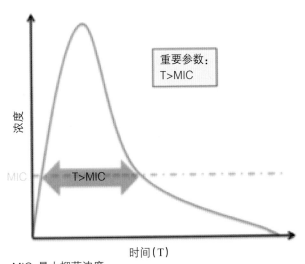

浓度依赖性抗菌药物（如氨基糖苷类）

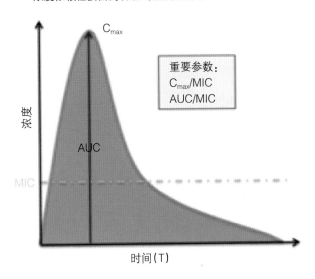

MIC：最小抑菌浓度
C_{max}：峰值浓度
AUC：曲线下面积

预测疗效的 PK/PD 参数

T>MIC	药物浓度超过 MIC 的时间
C_{max}/MIC	药物峰浓度与 MIC 的比值
AUC_{0-24}/MIC	24 小时药时曲线下面积与 MIC 的比值

常用抗菌药物的 PK/PD 参数

不同的抗菌药物，其药代动力学和药效学（PK/PD）特点也不同。与疗效相关的 PK/PD 参数取决于抗菌药物的杀菌活性和疗效的持续时间。对于时间依赖性抗菌药物，在低倍数的 MIC 浓度时就可以达到最大的杀菌速率，继续增加血药浓度，其杀菌效应不再增加。对于浓度依赖性抗菌药物，在治疗浓度范围内。

随着 C_{max}/MIC 的比值增加，其杀菌效应越强。给药剂量的改变主要影响 C_{max}/MIC 和 AUC/MIC，而给药间隔的改变影响 AUC/MIC 和 T>MIC。对于浓度依赖性抗菌药物，随着表观分布容积的增加，标准剂量的给药策略将很难达到较高的 C_{max}。亲水性抗菌药物（如 β- 内酰胺类、糖肽类、氨基糖苷类）由于不易通过细胞膜被动扩散，因此对细胞内微生物无抗菌活性。这类抗菌药物在细胞外分布有限，多数通过肾脏排泄。而亲脂性抗菌药物（如大环内酯类、四环素类、氟喹诺酮类）能自由穿过细胞膜，因此对细胞内微生物有抗菌活性，分布广泛，可在细胞内蓄积，多数可经过肝脏清除。

抗菌药物在设定敏感性折点时，必须综合考虑耐药机制、感染部位和给药方案。此外，血清药物浓度可能无法准确预测临床疗效，感染部位的药物浓度可能更为重要。

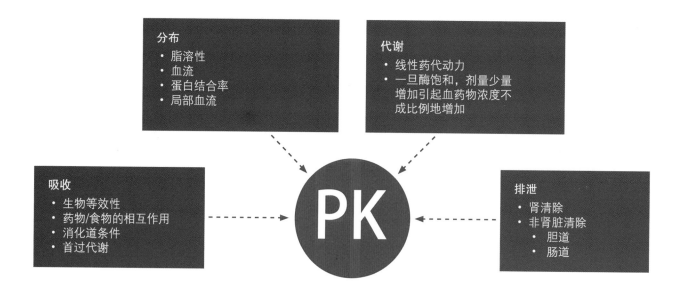

什么状态影响 PK/PD？

	可能影响 PK/PD 的因素	举例
肥胖	组织渗透降低 平均 $T_{1/2}$ 缩短 * Vd 增加 ** 清除增加	喹诺酮类 万古霉素 氨基糖苷类 氨基糖苷类
肾功能不全	清除降低	氨基糖苷类
新生儿	清除降低	氨基糖苷类 糖肽类
儿童	清除增加	氨基糖苷类
重症	分布容积增加 清除增加	氨基糖苷类 β- 内酰胺类 糖肽类 多黏菌素 β- 内酰胺类
妊娠	清除增加 分布容积增加	氨基糖苷类 头孢呋辛 亲水性药物
囊性纤维化	清除增加	氨基糖苷类

*$T_{1/2}$ 半衰期，**Vd 分布容积

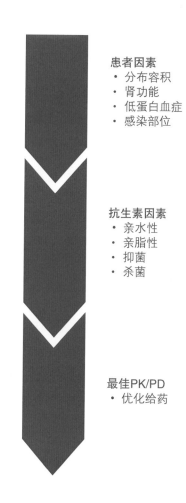

患者因素
- 分布容积
- 肾功能
- 低蛋白血症
- 感染部位

抗生素因素
- 亲水性
- 亲脂性
- 抑菌
- 杀菌

最佳PK/PD
- 优化给药

分类	举例	疗效	分布	排泄	主要 PK 参数	PAE	TDM
β-内酰胺类	阿莫西林	杀菌	蛋白结合率低,水溶性	肾	T>MIC	短或无	非常规
糖肽类	万古霉素	杀菌	水溶性	肾	AUC:MIC	短	推荐所有患者
氨基糖苷类	庆大霉素	杀菌	水溶性	肾	C_{MAX}:MIC 或 AUC:MIC	明显	推荐所有患者
氟喹诺酮类	环丙沙星	杀菌	脂溶性,分布广	肾或肝胆	C_{MAX}:MIC 或 AUC:MIC	明显	不推荐
大环内酯类	阿奇霉素	抑菌	脂溶性,分布广	肝胆	T>MIC 和 AUC:MIC	明显	不推荐
四环素类	多西环素	抑菌	脂溶性,分布广	肝胆	AUC:MIC	明显	不推荐
林可胺类	克林霉素	抑菌	脂溶性,分布广	肝胆	AUC:MIC	对金黄色葡萄球菌有	不推荐
噁唑烷酮类	利奈唑胺	抑菌	脂溶性,分布广	肾	AUC:MIC	短	末期肾衰竭、新生儿、烧伤,MIC>2mg/L 或合用有相互作用的药物的患者
脂肽类	达托霉素	杀菌	蛋白结合率高,水溶性	肾	C_{max}:MIC 或 AUC:MIC	明显	剂量 >6mg/kg 或肾损伤
多黏菌素	多黏菌素 E 甲磺酸钠	杀菌	水溶性和脂溶性特点	肾	AUC:MIC	明显	推荐所有患者

特殊情况下 PK/PD 的临床应用

重症患者

多器官衰竭可导致药物的吸收、分布、代谢和排泄的改变。剂量不足会引起治疗失败同时增加耐药的风险,剂量过大会产生毒性。

蛋白质结合率、第三间隙液体和 PH 的改变可以影响药物的分布。亲水性药物由于 Vd 相对低受到的影响更大。而亲脂性药物在重症患者和非重症患者观察到的药物浓度时间曲线相似。

关于药物与蛋白质结合,仅游离药物具有抗菌活性。重症患者由于血清蛋白浓度低,游离药物浓度较高,导致药物浓度的短暂升高;低蛋白血症常伴随 Vd 的增加,游离药物浓度被稀释。在严重低蛋白血症的情况下使用高蛋白结合率的水溶性药物时可能需要增加负荷剂量和维持剂量。对时间依赖性抗菌药物,肾清除的增加可导致药物浓度低于治疗浓度的风险。对于急性肾损伤的患者,PK 改变的影响取决于抗菌药物经肾排泄的比例。一般来说,对浓度依赖性抗菌药物,在不调整给药剂量的情况下最好通过延长给药间隔从而使 C_{max}/MIC 最大化;对于时间依赖性抗菌药物在维持给药间隔的情况下通过降低剂量从而使 T>MIC 最大化。

呼吸机相关肺炎(VAP)

呼吸机相关肺炎的患者可能存在大负荷量的微生物,因此在治疗开始前就可能存在耐药菌群。在抗菌治疗时随着敏感菌的杀灭,可导致非敏感菌的扩增从而产生耐药。考虑到感染部位的药物作用,治疗细胞外病原菌引起的肺炎时,相比抗菌药物在血浆中的药效学暴露,建议上皮细胞衬液(ELF)中的药效学暴露更为合适。然而目前还没有临床研究验证此理论。

脑脊液（CSF）

药物在脑脊液（CSF）和脑细胞外间隙的穿透能力取决于分子量、脂溶性、血浆蛋白结合率（只有游离药物能自由穿透）。抗菌药物在脑脊液中的药物浓度也与将有毒化合物转运出中枢神经系统的转运系统的亲和力有关。中枢神经系统感染引起血-脑脊液/血-脑屏障通透性的增加，脑脊液流量的减少从而导致炎症期间药物浓度增加。在脑膜炎时决定疗效的最重要决定因素是抗菌药物在脑脊液中的药物浓度与对致病菌的 MBC 的关系。对于在脑脊液穿透力差或全身毒性大的抗菌药物如氨基糖苷类，万古霉素和多黏菌素等，除全身治疗外可考虑鞘内给药。

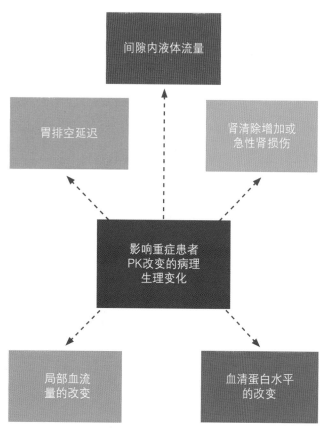

影响重症患者 PK 改变的生理变化

妊娠

妊娠期可能影响 PK 的生理变化包含：

- 妊娠妇女脂肪和全身水分的增加。
- 血清蛋白水平的降低。
- 胃排空延迟。
- 胃 pH 升高。
- 心排出量和肾血流量增加。
- 肝脏代谢酶活性改变。

在妊娠期间许多药物由于肾清除率和血管内容量增加，血药浓度降低（表 8-1）。

表 8-1　妊娠期间常用抗菌药物基于 PK/PD 的推荐给药方案

抗菌药物	标准剂量	妊娠期间剂量调整	*FDA分类	备注
头孢曲松	2g，1 次 /24 小时，静脉滴注（非中枢神经系统感染）	不需要	B	
头孢呋辛	750mg，1 次 /8 小时，静脉滴注	建议增加剂量	B	血药浓度降低，$T_{1/2}$ 缩短
甲硝唑	500mg，1 次 /12 小时，口服	不需要	B	避免用于妊娠早期
青霉素 V	500~1 000mg，1 次 /24 小时，口服	建议缩短给要间隔或增加给药剂量	B	血药浓度降低
庆大霉素	5mg/kg 理想体重	5mg/kg 校正体重	C	
红霉素	250~500mg，1 次 /24 小时	建议不做剂量调整	B	药浓度高变异
万古霉素	根据肾功能给药剂量	TDM	B	

* FDA 分类：A- 对照研究未能证明在妊娠早期存在风险；B-动物生殖研究未能证明风险；C- 动物繁殖研究显示对胎儿有不良影响

新生儿

新生儿的药物清除率与儿童和成人都不同。因新生儿的肾功能发育不成熟,因此需要调整抗菌药物的剂量。氨基糖苷类常用于新生儿,氨基糖苷类在新生儿中的药代动力学参数不同,胎龄是决定药代动力学参数变异性的一个重要因素。对患脓毒症的早产儿,庆大霉素的 $T_{1/2}$ 和分布容积都会增加。当 Vd 很大时,5mg/kg 是合适的剂量。

临床上,肾功能是决定消除的最重要因素。庆大霉素谷浓度 >2mg/L 与毒性相关,而峰浓度 <5mg/L 与疗效降低有关。由凝固酶阴性葡萄球菌或甲氧西林耐药的金黄色葡萄球菌(MRSA)引起的迟发型脓毒症增加了新生儿中万古霉素的使用。与庆大霉素类似,万古霉素在新生儿中的药代动力学参数不同。由于新生儿细胞外液体积较大同时肾清除能力有限,万古霉素的药代动力学随着新生儿胎龄而改变。万古霉素治疗引起的肾毒性的危险因素有:谷浓度大于 10mg/L;氨基糖苷类;治疗超过 21 天等。其他因素还有峰浓度高、总剂量高、用药前存在肾衰竭、联用两性霉素或呋塞米。

工具包资源

新生儿 TDM 和剂量

英国国家健康与临床卓越研究所(National Institute for Health and Care Excellence, NICE) (2012) 新生儿感染(早发):抗生素的预防和治疗。NICE 临床指南 CG149

Ku LC, Smith PB. Dosing in neonates: special considerations in physiology and trial design. Pediatric research. 2014. Doi: 10.1038/pr.2014.143

肥胖

肥胖患者引起的病理生理改变可导致药物 PK/PD 的变化,有必要根据体重对抗菌药物进行剂量调整(表 8-2)。固定剂量给药方案可能导致

表 8-2　体重指标的定义及其应用

体重值	男性计算公式	女性计算公式	备注
总(实际)体重(TBW)	患者的体重(kg)		当肾清除率正常时,用于亲脂性药物的剂量
理想体重(IBW)(瘦体重公式 - 瘦体重的替代指标)	50+(2.3 × 身高 -60)	45+(2.3 × 身高 -60)	这个公式已经出现一些变化
超重体重(EBW)	EBW=TBW-IBW		参见剂量体重校正因子(DWCF)
剂量体重校正因子(DWCF)/校正体重(ABW)	剂量体重 -DWCF(TBW-IBW)+IBW		对脂肪组织中的水溶性成分进行校正 - 对亲水性药物,DWCF 随药物不同而不同

* 身高单位为英寸

剂量不足,而基于总体重的给药方案可能导致剂量过量同时产生毒性。脂肪中的血流量很差,与瘦肉组织血流量的 22% 相比,脂肪组织的血流量只占心排出量的 5%。

随着每千克体重的脂肪百分比的增加,肥胖患者的绝对瘦体重(LBM)如肌肉和结缔组织也增大,瘦体重成分占到过剩体重的 20%~40%。

负荷剂量取决于 Vd,当药物的分布容积局限于瘦肉组织时,应根据理想值体重(IBW)制订负荷剂量;对于大部分分布在瘦体重组织,部分分布在脂肪组织的药物,应根据理想值体重(IBW)和超重体重(EBW)的比例计算;对于平均分布在脂肪组织的药物,应根据总体重(TBW)计算负荷剂量。亲水性抗生素在水中分布良好,但不易分布在脂肪组织。对亲水性药物,由于脂肪组织的含水量接近 30%,因此亲水性抗生素的 Vd 可能仅为其他组织 Vd 的 30%。药物可以分布到脂肪组织的含水部分,因此使用剂量体重校正因子(DWCF)可以确保肥胖患者按照增加体重比例增加药物剂量(表 8-3)。

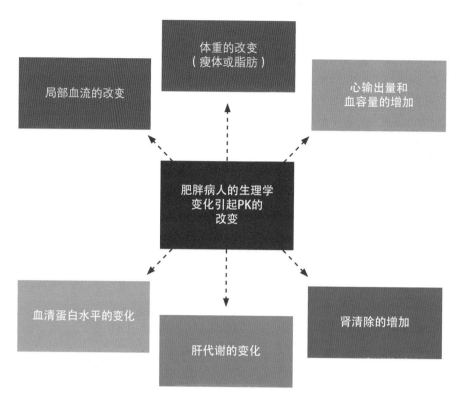

肥胖患者的生理学变化引起 PK 的改变

表 8-3　常见抗生素在肥胖患者剂量推荐

药物	肥胖患者推荐剂量	备注
β- 内酰胺类	建议加大剂量	在肥胖患者中可能需要增加剂量以达到足够疗效
万古霉素	按总体重（TBW）计算	$T_{1/2}$ 缩短，通过增加维持剂量的给药频次避免增加给药剂量引起的峰浓度增高，同时克服肾清除增加
利奈唑胺	不变	肥胖患者中血药浓度降低，但标准剂量能达到临床疗效
庆大霉素	IBW+0.4×（TBW−IBW）	早期有必要 TDM
达托霉素	按总体重（TBW）计算	数据显示疗效与 IBW 计算的剂量相似，但可能存在 MIC 和病原菌特异性。推荐 TDM
环丙沙星	校正体重（ABW）从而达到足够的组织穿透	与非肥胖患者相比，在肥胖患者中达到同样的组织穿透需要更高的血药峰浓度

烧伤

在烧伤患者中抗生素的药代动力学会显著改变。影响 PK 的因素包括烧伤的面积和深度,是否存在脓毒症,水合程度,血清蛋白浓度,年龄,肌酐清除率、血清蛋白和烧伤的时间。在烧伤的急性期(大约持续 48 小时),毛细血管通透性的改变使血管中的蛋白质流失。烧伤引起的低血容量可导致心排出量的减少,组织低灌注和肾血流量的减少和功能减慢。烧伤超过 48 小时,即代谢亢进阶段其特征是心排出量增加,肾脏和肝脏的血流量增加。肌酐清除率可能会显著升高。

肾衰竭

肾功能对亲水性抗菌药物尤为重要,亲水性抗菌药物几乎全部由肾脏排泄。肾功能受损时需要降低剂量。

中重度慢性肾脏病(CKD)的患者,由于与蛋白质结合的药物减少,Vd 增加,增加了药物的组织结合率或液体过载。

如果需要开展肾脏替代疗法,有多种不同的方法包括腹膜透析、间歇性血液透析和连续性肾脏替代疗法(CRRT),这些方法溶质清除的效率各不相同。

进入腹膜腔透析的药物可以在局部和全身进行转运。由于清除率低(~10ml/min),腹膜透析增加药物的清除的程度不足以进行剂量调整,因此建议当 eGFR 或肌酐清除率 <15ml/min 才进行剂量调整。

血液透析对药物治疗的影响取决于药物分子量、蛋白结合率和分布容积。CRRT 是一个通用术语,包括常用于急性或慢性肾衰竭的重症患者脏器支持的各种持续性血液透析或血液滤过方式。重症患者在 CRRT 期间的药物清除率存在较大的变异。

透析后,应考虑补充给药剂量。应在透析后立即测定抗菌药物的谷浓度,如庆大霉素和万古霉素,以确定是否需要调整给药。

PK/PD 在哪些情况下可能不理想? 多黏菌素给药实例

多黏菌素 E 的标准剂量为 900 万单位的负荷剂量,维持剂量为 300 万单位,每日 3 次。下图列出了每种情形对药物浓度时间曲线的影响。

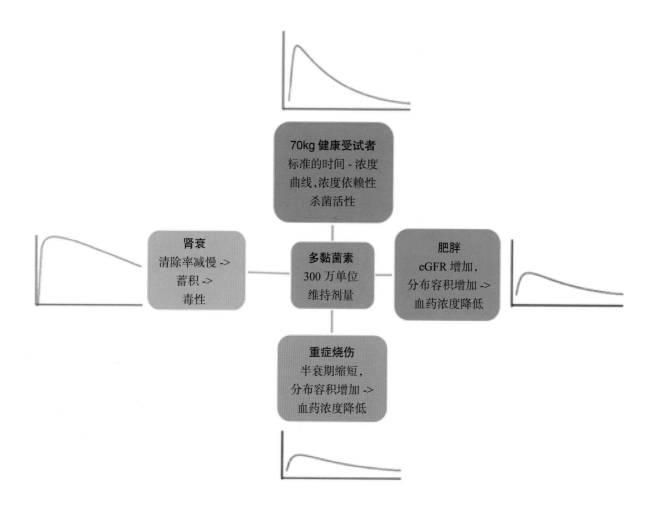

随着多药耐药革兰阴性菌的出现,多黏菌素被重新启用。多黏菌素 E 常用于由铜绿假单胞菌、不动杆菌属和产碳青霉烯酶的肠杆菌引起的医院感染的抢救治疗。由于经常发生毒性反应,包括剂量依赖性肾毒性和神经毒性,多黏菌素在临床上曾经被弃用。临床使用的多黏菌素 E 有两种,一种是用于肠道清洁和局部治疗使用的硫酸多黏菌素 E(也称硫酸黏菌素),另一种是供注射用的多黏菌素 E 甲磺酸钠。

多学科病例研究

一名 58 岁的女性在土耳其度假期间发生交通事故被送往您的医院。这名女性股骨骨折,需要插入股骨钉。临床团队会跟您联系,因为患者的体温在过去几天内持续高于 38℃,同时炎症标志物增高,CRP 130mg/L 和 WBC 15.6 × 10^9。今天该患者病情恶化,出现心动过速,需要输注液体来维持血压,伤口出现红斑并有液体渗出。开始经验用药,美罗培南 1g,q8h。第二天,血培养阳

性,显微镜显示革兰氏阴性杆菌。手术部位的拭子分离到肺炎克雷伯菌。

您会立即采取哪些措施?

1. 通知外科医生有必要进行伤口冲洗以控制脓毒症

2. 确认产碳青霉烯酶肠杆菌(CPE)的筛查结果

3. 按照 CPE 阳性结果采取感染控制预防措施,除非证明非 CPE 阳性

4. 回顾患者的临床进展

5. 以上所有

 查看答案

第二天,血培养报告如下:

在需氧和厌氧条件下孵育 27 小时后分离到:

肺炎克雷伯菌：

阿米卡星	R
氨曲南	R
头孢曲松素	R
头孢他啶	R
环丙沙星	R
阿莫西林 / 克拉维酸钾	R
复方新诺明	R
厄他培南	R
庆大霉素	R
美罗培南	R
哌拉西林 / 他唑巴坦	R

ESBL：阳性

测定美罗培南,厄他培南,氨曲南,替加环素,黏菌素,磷霉素的 MIC。

根据平板法测定是否产碳青霉烯酶。

以下哪些 PK/PD 因素会影响您的经验治疗？

1. 美罗培南和厄他培南的 MIC
2. 肾功能
3. 感染部位
4. 过敏
5. 体重

> 查看答案

　　尽管碳青霉烯酶能水解碳青霉烯类抗菌药物,含碳青霉烯的给药方案仍能提高疗效。由于产碳青霉烯酶的肠杆菌科(CPEs)的 MIC 值高,碳青霉烯需要大剂量使用同时可能联用具有肾毒性的药物如多黏菌素或氨基糖苷类,因此使用中要关注肾功能。感染部位也非常重要,有必要了解特定组织中抗菌药物是否达到有效浓度,在本病例中特指骨组织中的药物浓度。患者体重也是决定能否在靶组织中达到有效浓度的一个重要因素。过敏对所有抗菌药物处方都是一个很重要的因素,但它既不是 PK 也不是 PD 参数。

进一步的敏感性结果：

美罗培南 MIC 8mg/L		R
厄他培南 MIC 32mg/L		R
氨曲南 MIC 16mg/L		R
替加环素 MIC 0.12mg/L		S
磷霉素 MIC 1 024mg/L		R
多黏菌素 MIC 0.25mg/L		S

平板法测定：产碳青霉烯酶。

根据参照实验室结果确认机制。

应考虑哪些治疗方案？

1. 美罗培南单药治疗
2. 美罗培南加多黏菌素
3. 美罗培南加氨曲南
4. 多黏菌素单药治疗
5. 美罗培南加磷霉素加多黏菌素

> 查看答案

　　CPE 感染的最佳治疗方案尚未明确。通常,推荐联合治疗方案,添加碳青霉烯的联合用药方案能提高疗效。多黏菌素单药治疗容易治疗失败。氨曲南对一些碳青霉烯酶有活性(如金属 β- 内酰胺酶)但能被 ESBL 灭活,具体取决于碳青霉烯酶类型。美罗培南和氨曲南可能是一个有用的组合,因为美罗培南可以抑制 ESBL 而氨曲南能抑制碳青霉烯酶。磷霉素对产 KPC 的肠杆菌有抗菌活性,但磷霉素在体内应用常常伴随感染的复发和耐药的发生。

> ## 连续输注 β- 内酰胺类抗菌药物

　　对时间依赖性抗菌药物,为了消除药物浓度低于治疗浓度的风险和可能存在的治疗失败,标准治疗剂量进行间歇给药输注或连续输注一直存在着争议,主要集中在 β- 内酰胺类抗菌药物。建议连续输注的治疗靶点为稳态浓度 Css 达到 MIC 的 4 倍。

对于敏感的且 MIC 低的细菌,连续输注与间歇输注相比几乎没有益处,但对于 MIC 高的细菌,间歇输注可能会治疗失败。

存在肾功能损害时,连续输注的获益相对少,因为 β- 内酰胺类的清除会减少。一些荟萃分析和双盲随机对照试验已经报道了连续输注可能改善临床试验疗效,但这些研究还缺乏标准化,如给药剂量、PK/PD 指数、患者人群等因素有可能使药效学收益不明确。

治疗药物监测(TDM)

TDM 用于优化抗菌药物的使用,其目标是提高药物浓度和临床疗效,减少毒性同时最终降减少细菌耐药。常用于治疗范围窄的药物或 PK 存在显著变异的人群如重症患者。TDM 确保能使治疗方案达到靶浓度,如前所述,特定的患者人群可能存在 PK 改变,因此厂家的推荐剂量在这些人群中可能达不到有效的治疗靶标。对于某些抗菌药物的结果,某些感染的疗效与 AUC:MIC 比值相关,因此与谷浓度相关,使得谷浓度成为一种替代 PK 指标。例如万古霉素治疗 MRSA 感染时,谷浓度为 15mg/L 对应的 AUC:MIC 比值 >400,因此谷浓度是合适的治疗靶标。

联合治疗

优化联合治疗方案对于存在单个或多个耐药机制的难治性病原菌如铜绿假单胞菌、不动杆菌属、多药耐药的肠杆菌科细菌感染的治疗至关重要。

抗菌药物联合用药的目的是:扩大抗菌谱、提高抗菌活性或协同抗菌同时抑制耐药的发生。对于多药耐药的肠杆菌科细菌如产碳青霉烯酶的肺炎克雷伯杆菌(KPC)引起的血流感染,碳青霉烯类药物联合体外有抗菌活性的药物在临床上可以观察到疗效的增加同时降低了菌血症的死亡率。

由于抗铜绿假单胞菌的药物有限,而且铜绿假单胞菌获得耐药的机制多样(如酶降解、通透性降低、主动外排、靶位修饰),因此铜绿假单胞菌引起的严重感染在临床上仍具有挑战性。对碳青霉烯类、氨基糖苷类、氟喹诺酮类耐药的多药耐药菌很常见,且对所有抗铜绿假单胞菌药物耐药的分

离菌也在增加。联合治疗用于铜绿假单胞菌感染时更具争议性,因其无法提高菌血症的生存率或影响 VAP 的疗效。

铜绿假单胞菌的天然耐药机制可能会削弱联合用药用于治疗铜绿假单胞菌感染,因为单一外排突变就可以影响 β- 内酰胺类和氟喹诺酮类的作用。当对 β- 内酰胺类和氨基糖苷类发生突变耐药时,美罗培南和妥布霉素仍最有可能保留抗菌活性。联合治疗是多药耐药菌抗菌治疗的根本,其依据是单一耐药和无活性的抗生素可以通过联合用药获得协同或累加效应。多药耐药或泛耐药性铜绿假单胞菌的治疗取决于其耐药机制,其治疗方案主要包括多黏菌素与抗假单胞菌碳青霉烯类的药物联合用药。

抑制耐药

存在对抗菌药物敏感性降低的细菌亚群是密集菌群的常见特征,尤其是铜绿假单胞菌和金黄色葡萄球菌。抗菌药物治疗诱发耐药亚群产生的可能因素有:菌群内的耐药能力(自发突变频率)、抑制耐药菌生长的宿主防御能力和感染部位抗菌药物浓度。为了抑制耐药亚群的产生,建议药物浓度至少超过 8~10 倍的 MIC。随着抗菌药物浓度的增加,选择性对细菌敏感菌群造成的损伤加大,而非敏感菌群选择性的富集扩增。一旦达到足够大的抗菌药物浓度,就会抑制耐药菌的生长。然而给药剂量对耐药发生的影响,目前的关注很少。单药治疗时,当菌株的 MIC 与临床折点接近时,更容易发生耐药的风险。

毒性

如果肝肾功能恶化,血浆和组织药物浓度会因蓄积而增加,从而导致毒性副作用。可以使用毒性动力学模型来估计可能与浓度相关的毒性。

抗菌药物	剂量依赖性毒性	表现
多黏菌素(多黏菌素 E 甲磺酸钠)	肾毒性 神经毒性	血清尿素和肌酐增加 头晕,乏力,感觉异常,眩晕,视觉障碍,意识模糊,共济失调,神经肌肉阻滞

续表

抗菌药物	剂量依赖性毒性	表现
青霉素	神经毒性	抽搐,癫痫
亚胺培南/西司他汀	神经毒性	癫痫
利奈唑胺	骨髓抑制 乳酸性酸中毒 周围神经病和视神经病	贫血,白细胞减少,各类血细胞减少,血小板减少恶心,呕吐,腹痛,过度通气,低碳酸血症。 视觉敏锐度改变,色觉,视场缺陷,视力模糊
复方新诺明	骨髓抑制	白细胞减少症,中性粒细胞减少,血小板减少症,粒细胞缺乏症
氯霉素	可逆骨髓抑制 (再生障碍性贫血,非剂量依赖)	白细胞减少症,网状红细胞减少,血小板减少症,贫血
氨基糖苷类	肾毒性 耳毒性	血清尿素和肌酐增加听觉受损,前庭紊乱
氟喹诺酮类	神经毒性	癫痫
达托霉素	肌肉毒性	肌酸激酶增高,肌痛,肌无力

新药的 PK/PD

围绕将新的抗菌药物在引入临床使用有很多问题。新的抗菌药物常被用于挽救治疗和多重耐药菌感染,在治疗这些感染时可能存在超说明书用药。如果用于重症感染,PK 可能会改变,而目前只有很少或没有证据来指导合理用药,因此需要依赖 PK/PD 体外数据来指导给药剂量。对肾替代治疗的患者情况更加复杂,药物在体内清除量与药物因素和肾替代治疗方法有关。在这种情况下,TDM 将指导剂量调整,但由于前期需要开发准确的、经过验证的分析方法获得预期的 PK/PD 靶标而受到限制。

> PK/PD 优化抗菌药物的管理

许多病原菌已表现出对一些抗菌药物的高水平耐药,多药耐药成为一个全球性的问题和主要的公共健康问题。

鉴于此,再加上抗菌药物研发速度的下降,因此应用 PK/PD 优化抗菌药物给药方案以确保临床疗效同时抑制耐药越来越受到重视。不合适的抗菌药物浓度能诱发多药耐药的发生。要提高感染的临床疗效需要了解药物、宿主和致病菌之间

工具包资源

PK/PD. Levison ME. Pharmacodynamics of antimicrobial drugs. Infect Dis Clin North Am. 2004 ; 18(3) : 451-65. MacGowan AP. Role of Pharmacokinetics and Pharmacodynamics : Does the Dose Matter? Clin Infect Dis 2001 33(s3) : S238-9.

耐药产生 Drusano GL, Louie A, Macgowan A, Hope W. Suppression of Emergence of Resistance in Pathogenic Bacteria : Keeping Our Powder Dry, Part 1 Antimicrob Agents Chemother 2016 ; 60(3) : 1183-1193

Drusano GL, Hope W, MacGowan A, Louie A. Suppression of Emergence of Resistance in Pathogenic Bacteria : Keeping Our Powder Dry, Part 2. Antimicrob Agents 2015 ; 60(3) : 1194-201.

网站链接

产碳青霉烯酶病原菌
Acute trust toolkit for the early detection, management and control of carbapenemase-producing Enterobacteriaceae Public Health England. 2013.
见 http://www.gov.uk/phe PHE, UK Standards for Microbiology Investigations. Detection of bacteria with carbapenem hydrolysing β-lactamases (carbapenemases).

见 https://www.gov.uk/government/publications/smi-b-60-detection-of-bacteria-with-carbapenem-hydrolysing-lactamases-carbapenemases

的相互关系。抗菌药物管理将 PK/PD 原则应用于临床,优化抗菌药物剂量和给药时间从而对感染病原菌提供最窄谱的覆盖,达到最佳感染控制同时对耐药选择的影响最小。

多学科病例研究答案

你会立即采取哪些措施?

1. 通知外科医生有必要进行伤口冲洗以控制脓毒症

2. 确认产碳青霉烯肠杆菌(CPE)的筛查结果

3. 按照 CPE 阳性采取感染控制预防措施,除非证明非 CPE 阳性

4. 回顾患者的临床进展

5. 以上所有

答案:5。

此时关注的是患者可能感染产碳青霉烯酶的肺炎克雷伯菌。除了浅表伤口感染外,骨科感染治疗一般不会单独使用抗菌药物。抗菌药物使用的同时应该同时应采取手术干预包括冲洗和清创或植入物清除。由于患者已经是住院患者,因此根据英国公共卫生指南应考虑到 CPE 定植的风险。这个患者应该入住单独的房间,根据当地感染控制指南应该采取必要的感染控制预防措施并做 CPE 筛查。重要的是不要以为美罗培南治疗就足够了,要考虑到可能产碳青霉烯酶。

回到问题

以下哪些 PK/PD 因素会影响您的经验治疗?
1. 美罗培南和厄他培南的 MIC
2. 肾功能
3. 感染部位
4. 过敏
5. 体重

答案:1,2,3,5。

应考虑哪些治疗方案?

1. 美罗培南单药治疗

2. 美罗培南加多黏菌素

3. 美罗培南加氨曲南

4. 多黏菌素单药治疗

5. 美罗培南加磷霉素加多黏菌素

答案:2,3,5。

(王睿,梁蓓蓓 译,张菁 校)

第 9 章

管理工具包

> 作者：MARK GILCHRIST 和 ORLA GEOGHEGAN

本章目标：

    能理解作为有效管理计划一部分的不同抗菌药物管理干预措施。

    确定可在您的医疗环境中应用的特定管理干预措施。

    了解让临床医生参与交流管理干预措施的方法。

学习效果

完成本章后，参与者应该能够：

- 知道用于机构内抗菌药物管理进行基线分析的工具。
- 认识到应纳入抗菌药物管理小组的关键人员。
- 了解抗菌药物管理团队中哪些适合组织结构。
- 知道如何识别抗菌药物管理计划中应该聚焦的区域。
- 确定抗菌药物管理计划中采用的核心和其他干预措施。
- 能够确定评估抗菌药物管理计划有效性的措施。
- 认识抗菌药物管理计划中的不同交流途径。

> ## 如何实施成功的抗菌药物管理计划

建议使用基线清单来评估医院当前的抗菌药物管理（antimicrobial stewardship，AMS）。这可以提供有用的在实施抗菌药物管理计划（antimicrobial stewardship programs，ASP）之前差距分析。基线清单可从 CDC（https://www.cdc.gov/antibiotic-use/healthcare/pdfs/checklist.pdf）或 NICE（https://www.nice.org.uk/guidance/ng15/resources）获得。您会发现澳大利亚医疗保健安全和质量委员会的改进测量工具包在 ASP 设计中非常有用；您可以从此访问工具包（https://www.safetyandquality.gov.au/sites/default/files/migrated/Antimicrobial-stewardship-in-Australian-Hospitals-2011.pdf）。

图 9-1 概述了在机构内成功实施 ASP 的建议路径。

图 9-2 概述了成功 ASP 的重要提示。

1 收集机构的基线数据
抗菌药物使用和费用的趋势
本地区抗菌药物敏感性数据

2 调查机构内部的AMS情况
进行调查以确定机构开展AMS的动机
如：抗菌药物耐药性（AMR），
医疗保健相关感染（HCAI），财务情况评估行政部门对ASP的支持程度，
确定对AMS感兴趣的委员会，如药物和治疗委员会；
明确委员会的职责并建立报告结构

3 评估可用资源
AMS中是否有接受过培训或愿意接受培训的人员？
-微生物学，感染病，药学，护理
是否有足够的信息技术资源以便于监控？

4 评估现有的抗微生物指南和政策
是否最新、全面，基于循证且根据当地抗菌谱定制？
是否在开具处方时易于获得？
是否有专人负责指南和政策的内容及实施？

5 评估机构内的沟通
用于与患者、医生、护士及其他工作人员沟通的方法有哪些？
如何利用这些来提供围绕ASP的沟通

图 9-1
在机构内实施成功 ASP 的建议路径

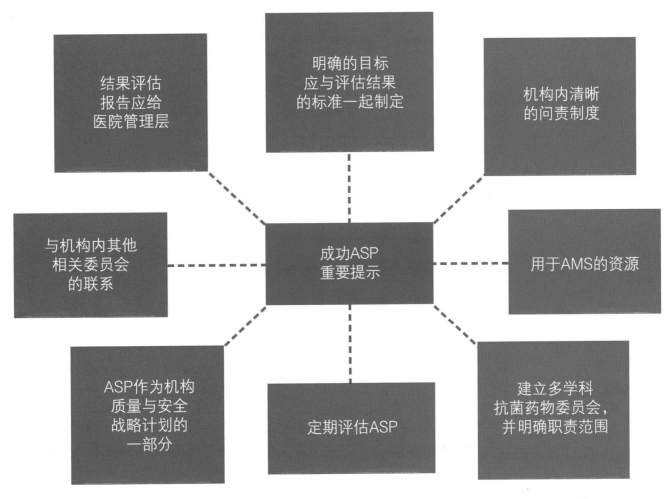

图 9-2
成功 ASP 的重要提示

建议的抗菌药物管理团队成员

一个成功的抗菌药物管理团队包括 AMS 核心成员以及来自机构内的临床专科医生,图 9-3 列出了建议的抗菌药物管理团队成员。

建议的抗菌药物管理团队成员

- 具有实施改进措施经验的高级领导。
- 感染科医生。
- 微生物学家。
- 感染药师。
- 临床专家代表。
- 感染控制人员代表。
- 药物和治疗委员会代表。
- 护士代表。
- 初级保健代表。

图 9-3
建议的抗菌药物管理团队成员

抗菌药物管理团队在机构内的位置

实施成功 ASP 的关键要素之一是确定抗菌药物管理团队在机构内的位置。对机构内的执行部门、管理部门及其他相关的委员会必须有明确的问责制度。

图 9-4 展示了抗菌药物管理团队在皇家学院医疗保健 NHS 托拉斯中的位置，这是一家位于英国伦敦大型多点教学医院。

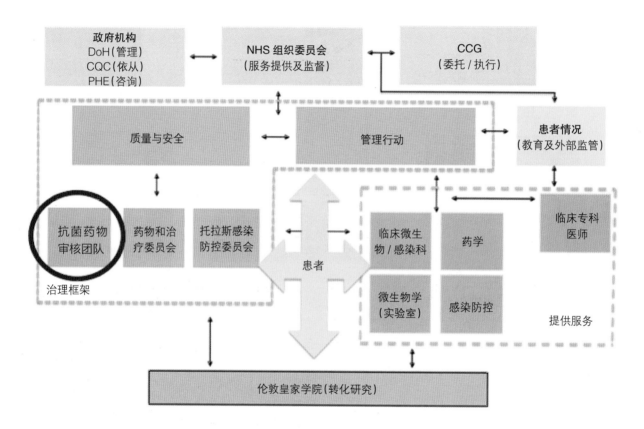

图 9-4
抗菌药物管理团队在皇家学院医疗保健 NHS 托拉斯中的位置

如何确定 ASP 的优先关注领域

ASP 应该覆盖整个机构,可是许多中心的 AMS 可用资源是有限的。所以,应先确定和定位 ASP 的优先领域。图 9-5 提供了建议优先考虑实施 ASP 的领域。

成功的 ASP 会根据优先级的变化而进行持续的评估和调整。现患率调查、细菌耐药性监测、抗菌药物使用监测及同级别机构的基准对比是评估既有 ASP 中优先领域的有用工具。

单击图 9-6 中的图标了解世界各地的团队如何实施 ASP

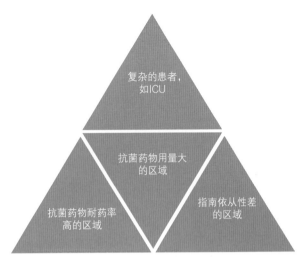

图 9-5
建议实施 ASP 时优先考虑的领域

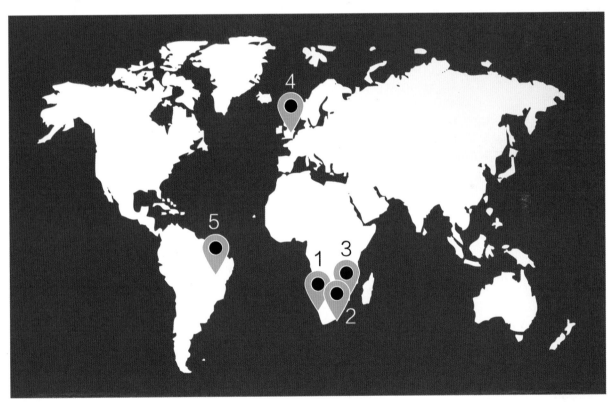

图 9-6
世界各地的管理实施示例

1. 视频 5 世界各地的管理实施示例 1 https://vimeo.com/258785805

2. 视频 6 世界各地的管理实施示例 2 https://vimeo.com/258785797

视频:

1 & 2 Dr Adrian Brink(南非)见 https://vimeo.com/258785805

3 Angeliki Messina(南非)(视频 7)见 https://vimeo.com/258785827

4 Dr James Hatcher(英国)(视频 8)见 https://vimeo.com/258785864

5 Dr Sylvia Hinrichsen(视频 9)(巴西)见 https://vimeo.com/258786322

ASP 工具包

成功的 ASP 应包括临床领导力和共同责任。ASP 没有"通用"的方案,方案会因机构规模和专业设置而异。对 ASP 进行的一项全球调查发现,不同机构使用许多不同的 AMS 干预措施(图 9-7)。

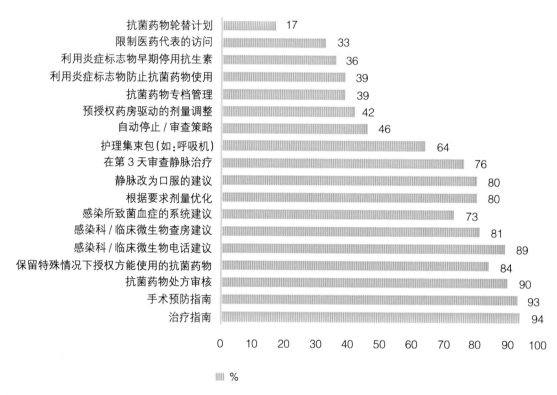

图 9-7

ASP 中 AMS 干预措施类型的全球调查结果

要使 AMS 计划有效,需要进行一系列的干预措施。实施干预措施时应考虑机构的需求和资源。请听 Peter Davey 教授讨论关于改善医院抗菌药物处方的干预措施。(http://www.cidrap.umn.edu/asp/meet-the-experts/asp-podcast-mar-02-2017)

为了给成功的 ASP 建立良好的基础,建议首先实施核心 AMS 干预措施,一旦 ASP 成功建立,可酌情增加其他的干预措施。IDSA 定义的核心和其他的 AMS 干预措施如图 9-8 所示[2]。

核心	其他
通过对特定抗感染药的再授权进行处方分级管理 带干预和反馈的前瞻性审核 多学科AMS团队 指南更新	根据培养结果降阶梯治疗 剂量优化 静脉向口服转换 教育 抗菌药物采购目录 抗菌药物轮换 联合治疗 信息技术提供决策支持和加强监督 抗菌谱–患者和机构层面

图 9-8
核心和其他的 AMS 干预措施

核心干预措施

建议机构选择对限制性抗菌药物实行预授权或处方预审及反馈干预,或者两者的组合。这些有时也被称为前端和后端策略,将在图 9-9 中进一步讨论。

前端(医院)
· 抗菌药物政策"规则手册"。
· 处方集和限制。
· 治疗和预防的指南或临床路径。
· 保护广谱抗菌药物。

后端(基于病房)
· 抗菌药物评估:
常见适应证,
静脉向口服转换(IVOS),
治疗药物浓度监测(TDM),
过敏,
培养及药敏(C&S)报告,
不良反应(ADRs),
非常见适应证:
菌血菌,特殊抗菌药物,
剂量调整。
· 干预及直接反馈给处方者。
· AMS 团队在被告知时进行审核。

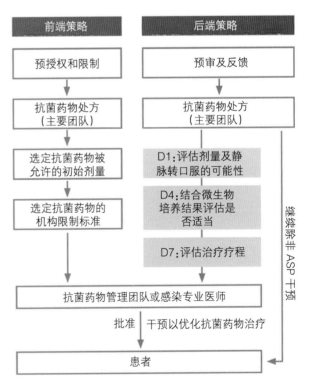

图 9-9
如何将限制性抗菌药物的预授权和处方预审、反馈干预作为作 ASP 的一部分[3]
图表改编自 Chung GW et al. Virulence 2013;4(2):151-157

87

表 9-1 讨论了限制性抗菌药物预授权或处方预审和反馈的优缺点。

表 9-1　比较对限制性抗菌药物实施处方预审与反馈的优缺点[2]

预授权	处方预审和反馈
优点	
防止不必要 / 不适当的使用抗菌药物	提高 ASP 的知名度并帮助形成专业协作
确保最优的经验治疗	保持处方者的处方自主权
促使医生在开始抗菌治疗之前回顾患者临床指标、病史和既往培养结果	可以根据 ASP 可用的资源进行定制频率
可能降低抗菌药物的费用	促使处方者学习
促进对抗菌药物短缺的快速应对	迎合延长抗菌药物治疗的评估
使感染团队能直接控制抗菌药物的使用	一旦有敏感性结果，允许抗菌药物降级
缺点	
经验治疗后的效果不大	依从性有赖自愿
失去处方自主权	工作量大
可能会延迟治疗	成功取决于如何将反馈结果传达给处方者
不同的团队成员可能会给予不同的建议	如果治疗有效抗菌药物很难降级
实时资源紧张	需要 IT 支持来确定目标患者
可能因为不正确或忽视的信息导致抗菌药物选择偏差	目标抗菌药物使用的减少可能不会立竿见影

AMS 团队成员应明确分工和责任，并得到履行职责的充分培训和资源。通常，AMS 团队的核心成员之间的分工会有很多重叠。AMS 团队核心成员的建议分工见图 9-10[1]：

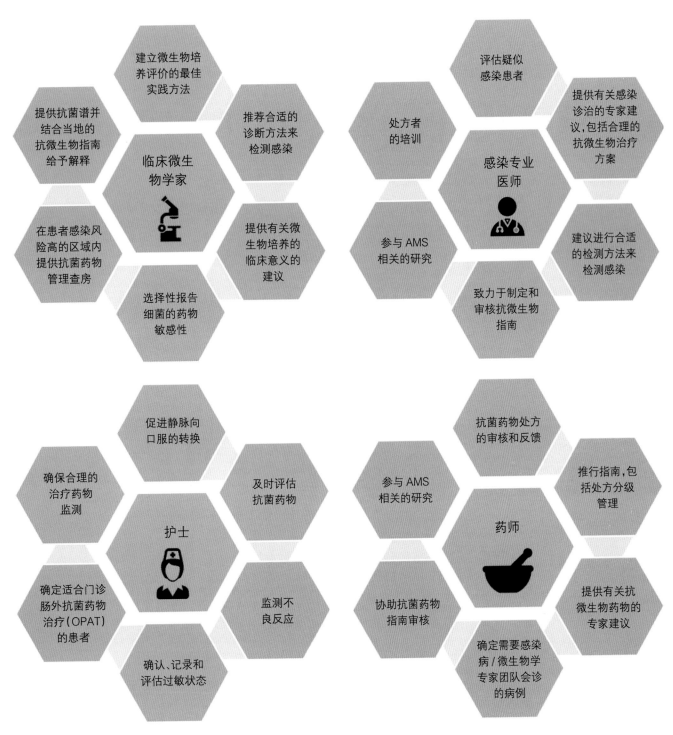

图 9-10
AMS 团队核心成员的建议职责
图片由 Noun Project 的 Vishal Marotkar，IconTrack，Creative Stall and Jeff 提供

指南制定

机构应该有针对当地人群的全面的、基于循证的指南供处方时免费使用,应根据当地的微生物学和药敏选择抗菌药物,并每年用当地的抗菌谱评估指南。

指南应包括抗菌药物种类,途径,剂量和疗程的推荐。英国抗菌药物耐药专家咨询委员会(UK Specialist Advisory Committee on Antimicrobial Resistance)建议的经验治疗指南和预防指南制定最低标准见表 9-2。

表 9-2　英国抗菌药物耐药专家咨询委员会推荐的经验治疗指南和预防指南的最低标准[4]

经验治疗指南	预防指南
<ul><li>来源不明的脓毒血症</li><li>上呼吸道感染</li><li>下呼吸道感染包括:<ul><li>社区获得性肺炎</li><li>医院获得性肺炎</li><li>慢性阻塞性肺病加重</li></ul></li><li>尿路感染</li><li>皮肤软组织感染包括:<ul><li>蜂窝织炎</li><li>慢性溃疡</li><li>坏死性筋膜炎</li><li>创伤或咬伤</li></ul></li><li>胃肠道感染包括:<ul><li>食物中毒</li><li>腹腔感染</li></ul></li><li>眼、耳、鼻及咽喉感染</li><li>中枢神经系统感染包括:<ul><li>细菌性脑膜炎</li><li>病毒性脑炎</li></ul></li><li>生殖道感染</li><li>血流感染</li><li>心内膜炎</li><li>病原菌确定的感染包括:<ul><li>金黄色葡萄球菌</li><li>艰难梭菌</li><li>结核分枝杆菌</li></ul></li></ul>	<ul><li>细菌性心内膜炎预防,包括特定的标准以确定哪些患者应该预防</li><li>内镜手术规程包括特定的标准以确定哪些高危的患者应该预防</li><li>机构普通外科手术的预防建议,包括:<ul><li>初始给药的时机</li><li>尽可能单剂量</li><li>重复给药的标准</li></ul></li><li>脾切除术的免疫和抗菌药物预防</li></ul>

南澳大利亚州卫生局有一个关于抗微生物指南制定的全面章节,该章节由南澳大利亚抗菌药物耐药专家咨询团队(SAAGAR)负责。其中包含了抗微生物处方原则的指南,一系列手术预防指南,氨基糖苷类和万古霉素处方和监测的指南。

 访问指南

见 https://www.sahealth.sa.gov.au/wps/wcm/connect/public+content/sa+health+internet/clinical+resources/clinical+topics/medicines+and+drugs/antimicrobial+guidelines

 访问指南

您将发现约翰霍普金斯医学抗菌药物指南也有帮助。

见 http://www.hopkinsmedicine.org/amp/guidelines/download.html?CFID=15052660&CFTOKEN=43bad1b9c5459a6e-107CE17C-93B1-EE65-ED4E42BDC5C44886

这些指南包含处方分级管理,特定微生物和感染的治疗,过敏和治疗药物浓度监测的建议。指南应该包含基于文献的建议,48~72 小时的评估,静脉到口服的转换。在修订抗微生物指南时,"智慧开始,关注后续(start smart then focus)"的原则是一个有用的参考。

 "智慧开始,关注后续"指南

见 https://assets.publishing.service.gov.uk/government/uploads/system/uploads/attachment_data/file/417032/Start_Smart_Then_Focus_FINAL.PDF

图 9-11 和图 9-12 分别展示了经验治疗和手术预防的"智慧开始,关注后续"处方原则。

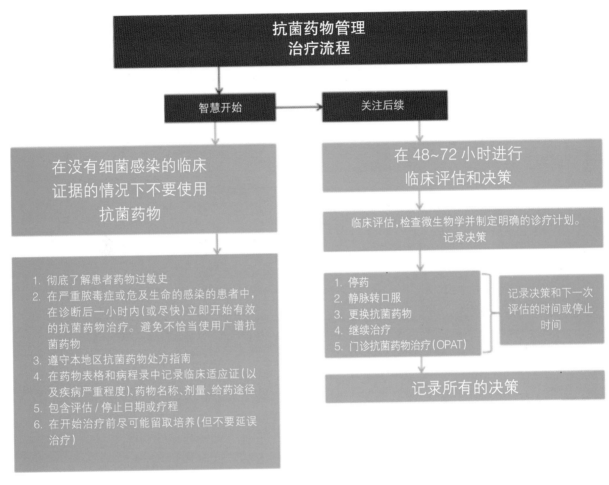

图 9-11
基于"智慧开始，关注后续"的经验性抗感染治疗处方原则

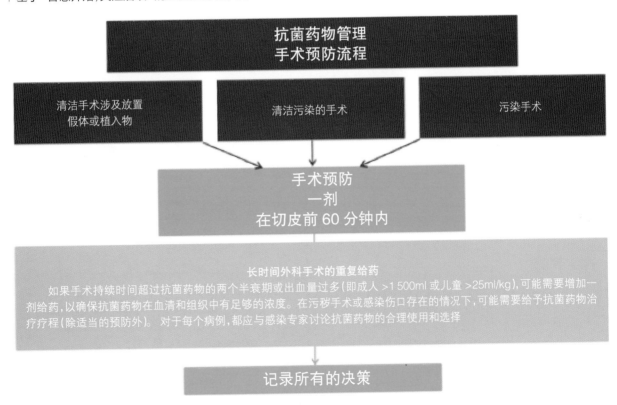

图 9-12
从"智慧开始，关注后续"出发，为手术预防提供处方原则

其他干预措施

基于培养结果的降阶梯治疗

在适当的情况下进行微生物采样的要求应该纳入经验治疗指南。应在 48~72 小时评估抗菌药物处方，根据微生物培养和药敏结果降级为窄谱的抗菌药物或升级抗菌药物。处方结果应记录在医疗文案中。

电子处方系统可用于提醒处方者需要在 48~72 小时评估抗菌药物治疗，并在微生物培养结果和抗菌药物治疗不匹配时给予警报。

剂量优化

优化剂量以确保抗微生物治疗有效，同时降低不良反应发生的可能性。

标准的抗菌药物剂量应纳入经验治疗指南中，并根据肾功能、肝功能、感染严重程度和治疗药物监测进行剂量优化。药师是剂量优化的关键角色，特别是在解释治疗药物监测和复杂的药代动力学时。

静脉向口服的转换

处方者应该可以随时获得从静脉转为口服治疗的标准。应尽可能处方口服药。口服给药的益处如图 9-13 所示。推荐的静脉向口服转换的标准如图 9-14 所示。

口服处方的益处

- 更低的治疗费用。
- 减少护理时间。
- 减少静脉导管感染的风险。
- 减少住院时间。
- 更高的患者满意度。

图 9-13
口服给药的益处[1]

当患者满足以下所有标准时，应考虑静脉向口服转换

- 过去24小时体温下降且<38℃。
- 感染指标和症状得到改善或恢复。
- 口服/鼻胃管摄入可耐受且可吸收。
  无长期静脉治疗的特殊适应证如脑膜炎、发热伴中性粒细胞减少、菌血症、心内膜炎、骨髓炎。
- 有合适的口服药物患者可能会接受口服治疗。
  - 在儿童中，需要考虑口服药物的口感。

图 9-14
将抗菌药物治疗从静脉转口服的建议标准[1]

教育

医疗保健专业人员的教育是有效的抗菌药物管理计划的重要组成部分。与其他药物（如细胞毒性药物）的处方仅限于专科医生不同，抗菌药物在临床医生职业生涯的各个阶段均被广泛使用，在许多情况下没有监管。医疗保健专业人员应每 3 年接受 1 次上岗和强制性教育[5]，抗菌药物管理项目在更广泛的、针对医务人员和公众的教育计划中的作用如下图 9-15 所示[6]。

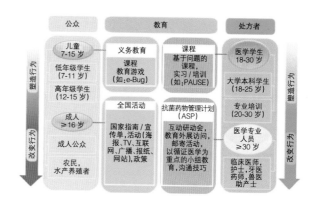

图 9-15
如何通过课程和 ASP 教育处方者，并符合面对更广泛人群的教育目标

继续教育是关键。在英国(UK),建议将抗菌药物处方和管理能力纳入对处方者的评价中。这些能力也可为针对处方者的教育课程提供信息。

获得抗菌药物耐药性和医疗保健相关感染(ARHAI)、抗菌药物处方和管理能力

见 https://assets.publishing.service.gov.uk/government/uploads/system/uploads/attachment_data/file/253094/ARHAIprescrcompetencies_2_.pdf

访问板块

您可以在这里获得邓迪大学和英国抗菌化疗协会的免费在线学习章节:

见 https://www.futurelearn.com/courses/antimicrobial-stewardship

访问学习课程

斯坦福大学继续专业教育中心提供免费的关于门诊患者感染管理的在线学习课程。

见 https://med.stanford.edu/cme/courses/online/improving-antibiotics-pcs.html

抗菌药物采购目录

特殊章节可列入纸质药物图表中,以便在处方和评估抗菌药物时鼓励最佳实践,如图 9-16 所示。

更新药物图表

见 https://www.gov.uk/government/case-studies/improving-prescribing-at-the-royal-free-hospital

点击上方链接了解如何利用更新药物图表改善英国一家大型教学医院的抗菌药物管理工作。

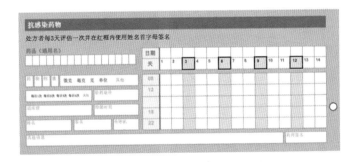

图 9-16
纸质药物图表中的抗感染药物部分示例[7]

抗菌药物轮替

抗菌药物轮替涉及将某些类别的抗菌药物在机构内使用一段确定时间后进行替换,然后在以后重新引入原来的抗菌药物。该干预的目的是限制对轮替药物的抗菌药物选择性耐药。虽然早期的研究青睐这种方法,但随后的数学模型研究表明,抗菌药物轮替不太可能有效控制抗菌药物耐药(AMR)。

抗菌药物联合治疗

抗菌药物联合治疗,例如 β- 内酰胺类联合氨基糖苷类,可能是减少广谱抗菌药物处方的有效方法。在经验治疗指南中提到联合治疗必须基于当地的敏感性数据。最近英国的国家敏感性数据强调这是一个有用的 AMS 干预措施,如图 9-17 所示,点击下面链接阅读完整的 ESPAUR 报告。

ESPAUR 报告

见 https://assets.publishing.service.gov.uk/government/uploads/system/uploads/attachment_data/file/575626/ESPAUR_Report_2016.pdf

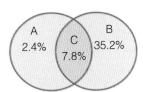

A. 庆大霉素
B. 阿莫西林 - 克拉维酸
C. 庆大霉素 / 阿莫西林 - 克拉维酸

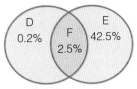

D. 阿米卡星
E. 阿莫西林 - 克拉维酸
F. 阿米卡星 / 阿莫西林 - 克拉维酸

图 9-17
英国血培养大肠埃希菌菌株对阿莫西林克拉维酸和氨基糖苷联合治疗的敏感性[8]

提供决策支持和加强监督的信息技术

如果将 AMS 程序集成到处方工作流程中，则电子决策支持工具可以在协助 AMS 计划方面发挥作用。 然而,此类系统的实施是资源密集型的,需要 AMS 团队的持续支持。 这样的系统可以提供关于患者和机构层面的抗菌药物消耗量的审核和监视的有用数据。

在使用电子处方的医院中,可以将指令整合到系统中以增加处方者对指南的依从性和便利。然后,指令集生成的处方可用于生成 ASP 和审计的报告。

移动应用程序现在很常见,对在医疗点提供抗菌药物指南非常有用,还可以提供教育信息或专科处方信息,如妊娠期和母乳喂养时抗菌药物的安全性。剂量计算器可用于治疗窗窄的抗菌药物。患者需要在床边进行患者教育,所以临床医生需要移动设备。

一些应用程序是 TRUST 专用,而其他应用程序则设计用于更广乏的领域,例如苏格兰 NHS 提供的应用程序,如图 9-18 如示。

监测

应在地区和国家层面设立监测体系,以评估抗菌药物的使用和抗菌药物耐药(AMR)的动态变化;数据可用于反映 ASP 情况。监测能在地区、国家和全球水平改善结果,如图 9-19 所示。

请听 ARJUN SPINIVASAN 博士讨论他的工作,使用监测改善抗菌药物处方的实践。

请听

见 www.cidrap.umn.edu/asp/meet-the-experts/asp-podcast-oct-2016

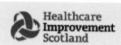

抗菌药物处方移动决策支持应用程序

移动应用程序将于2016年8月1日从iTunes和Google Play应用商店提供

这个应用程序有什么作用?

这个应用程序为苏格兰所有医务人员提供以下信息免费访问服务

☑ 庆大霉素和万古霉素剂量计算器

☑ 管理老年人尿路感染的决策辅助

☑ 抗菌药物处方的初级保健指南

☑ 抗菌药物处方的二级保健指南
——一些委员会会的指导已经添加;其他的委会员的指导也将不断的添加进来。

☑ 抗感染质量指标数据的查询工具

这个程序一个独特的功能是使临床医生可以只下载自己需要使用的特定的板块

这个应用程序为何如此重要?

改善抗菌药物处方是NHS首要任务,有可能减少照护病人的浪费、差异(指不均质)和意外伤害,并通过减少抗菌药物耐药性的传播来改善人群健康。这个移动决策支持应用程序是一个重要的新工具,临床医生可以使用它来帮助在医院、初级保健和社区中的抗菌处方同样安全有效。

我为何对这个应用程序的质量充满信心?

这个应用程序是苏格兰抗菌药物处方组开发的,是苏格兰医疗保健改进和NHS教育的一部分,得到苏格兰政府首席药剂师办公室的支持。该应用程序已通过药品和保健产品监管机构注册为医疗设备,并具有CE标志,表明符合其质量要求。

图 9-18
苏格兰 NHS 抗菌药物应用程序的示例

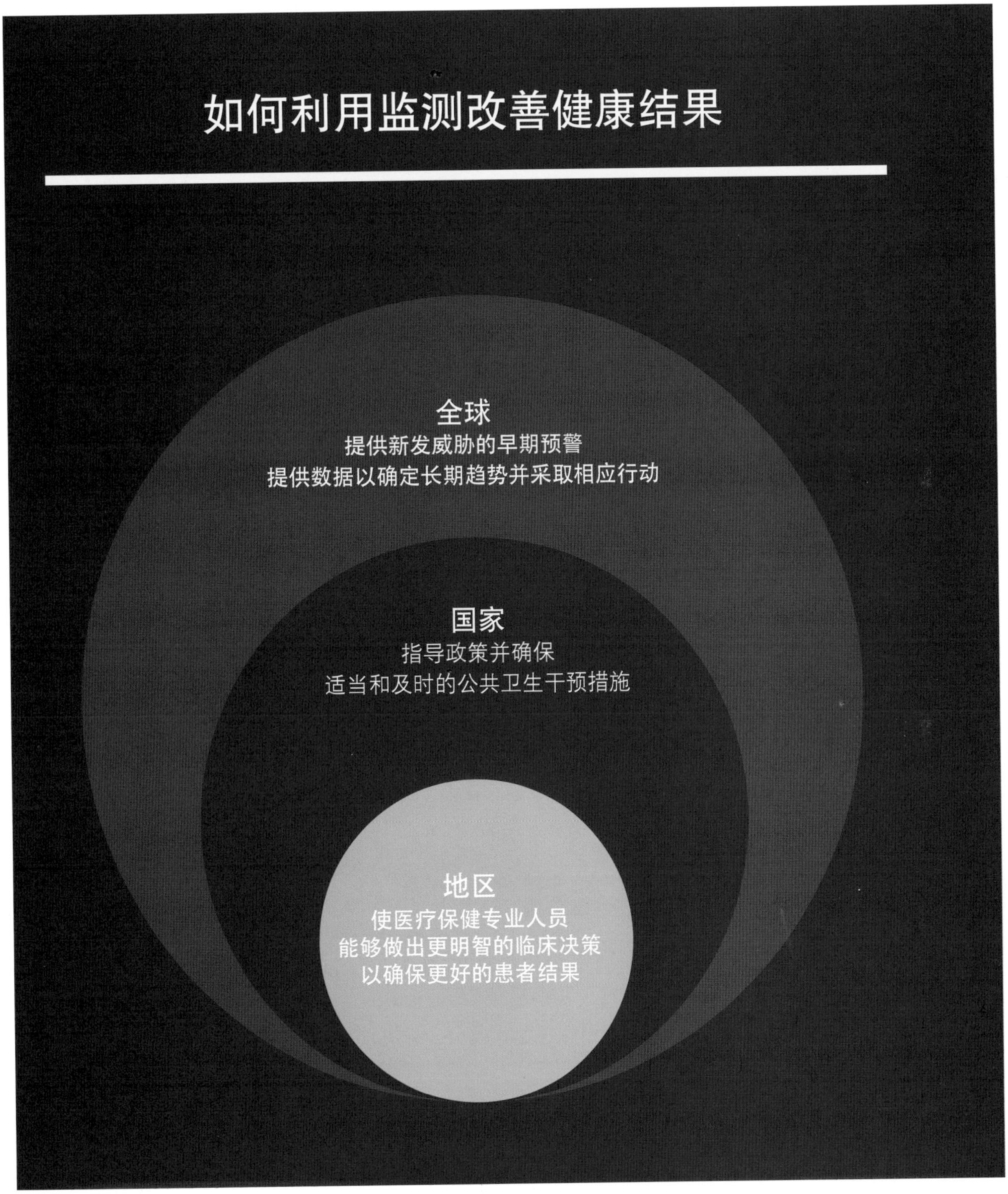

如何利用监测改善健康结果

全球
提供新发威胁的早期预警
提供数据以确定长期趋势并采取相应行动

国家
指导政策并确保
适当和及时的公共卫生干预措施

地区
使医疗保健专业人员
能够做出更明智的临床决策
以确保更好的患者结果

图 9-19
如何利用监测改善健康结果
图片由 Review on Antimicrobial Resistance 提供[9]

疾病预防控制中心（CDC）建议使用治疗天数（DOTs）而不是使用强度（DDDs）来计算抗菌药物的消耗量。然而，许多机构（包括英国国内）没有能力获得 DOTs 和 DDDs 用于监测抗菌药物消耗量。许多国家都在全国报告抗菌药物应用数据和抗菌药物耐药性，并能够生成报告以对照类似机构：

国家抗菌药物应用监测计划（NAUSP）：

每 2 个月报告澳大利亚医院的抗菌药物应用数据和抗菌药物耐药性。澳大利亚医院可在此注册：

注册

见 www.sahealth.sa.gov.au/wps/wcm/connect/public+content/sa+health+internet/clinical+resources/clinical+programs/antimicrobial+stewardship/national+antimicrobial+utilisation+surveillance+program+portal+home

指尖上的英国公共健康（PHE）：

英国初级和二级保健机构的抗菌药物耐药性（AMR）、抗菌药物消耗量、医疗保健相关感染率、感染预防与控制、抗菌药物管理的报告，如图 9-20 所示，点击下方链接查看数据。

访问数据

见 https://fingertips.phe.org.uk/profile/amr-local-indicators/data#page/0/gid/1938132909/pat/46/par/E39000030/ati/19/are/E38000010

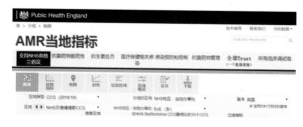

图 9-20
指尖上的 PHE 抗菌药物耐药性地区指标

疾病动态经济与政策中心（CDDEP）：

允许将参与国家的抗菌药物耐药性（AMR）和抗菌药物消耗量进行全球比较，如图 9-21 中的示例所示。允许在各国之间进行比较。访问以下数据。

访问数据

见 https://resistancemap.cddep.org/

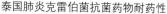
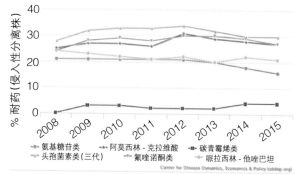

图 9-21
泰国肺炎克雷伯菌对抗菌药物耐药性数据

如何评估抗菌药物管理的有效性？

有很多方法可以评估 ASP 的有效性，包括：
- 审核对指南的依从性。
- 审核文档 - 例如：适应证、停止 / 评估时间、48~72 小时评估。
- 审核脓毒血症第一剂抗菌药物的使用时间。
- 监测抗菌药物消耗量数据，包括类似机构的基准数据。
- 监测抗菌药物费用数据。
- 监测管理的干预和接受比率。
- 评估与抗菌药物相关的不良事件。

明确的结果评估指标应作为机构 ASP 策略的一部分。可用于评估具有特定感染病患者的一部分 ASP 干预指标显示在图 9-22 中。

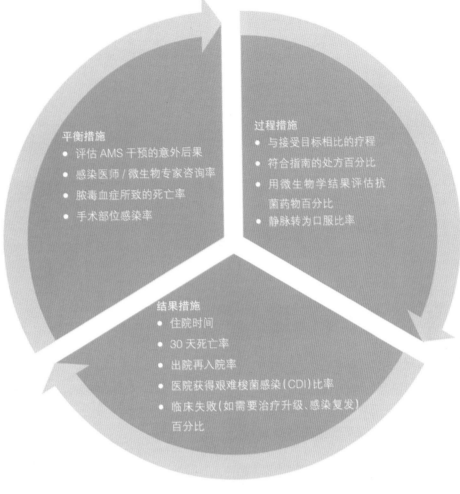

图 9-22
可用于评估 ASP 的一部分干预措施的指标[10][1]

现患率调查

建议每半年或每年进行一次本地区现患率调查（PPS）[5]，作为评估对抗微生物指南依从性的工具。PPS 的结果应与执行团队分享，并分发给负责制订其区域内行动计划的专业人员。在 PPS 中应包括的关键指标如图 9-23 所示。

通过 Future Learn 和 BSAC 的"抗菌药物耐药性挑战：现患率调查"课程，了解有关现患率调查的更多信息。

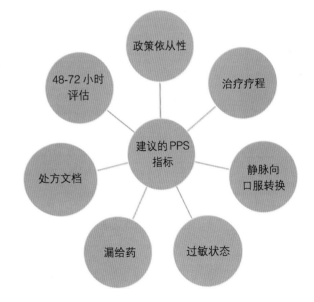

图 9-23
建议的 PPS 关键指标

> **访问课程**

见 https://www.futurelearn.com/courses/point-prevalence-surveys

97

应鼓励机构参与国家和全球 PPS 调查,以提供处方实践和 AMR 变化的数据。有关此类研究的更多信息:

ECDC PPS 学习

见 http://ecdc.europa.eu/en/healthtopics/Healthcare-associated_infections/point-prevalence-survey/Pages/Point-prevalence-survey.aspx

沟通

在 ASP 中,需要向工作人员传递一些关键领域的信息,例如 ASP 的愿景、指南更新、PPS 结果、AMR 比率、感染暴发和抗菌药物短缺。

必须在 ASP 内建立与机构内所有工作人员的沟通途径。在规划沟通时,必须考虑可能的受众;在一种情况下起作用的方式可能在另一种情况下不起作用。建议的沟通途径如图 9-24 所示。

建议的沟通途径

- 临床区域 / 办公区域的海报。
- 医院内网。
- 机构通讯。
- AMS 通讯。
- 院内电子邮件。
- 通过电子处方程序或应用程序通知。
- 相关医院委员会内进行讨论。
- 机构内电脑的屏幕保护程序 / 背景。
- 通过电子邮件发送给部门领导,以便向临床传达。
- 社交媒体。

图 9-24
ASP 的推荐沟通途径

在 NCAS 网站上可以找到一些适合当地的有用信息图表。

查看信息图表

见 https://www.ncas-australia.org/education

图 9-25 是新西兰的一个例子,每月提供有关抗菌药物或抗菌药物分类的教育信息。

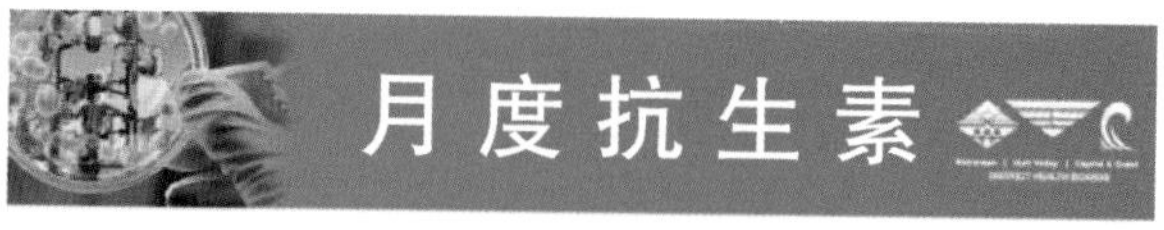

月 度 抗 生 素

哌拉西林 / 他唑巴坦 (特治星®) 你知道吗?
- 哌拉西林 / 他唑巴坦是一种广谱青霉素类抗菌药物。需要理性使用广谱抗生素。
- 发热不是使用特治星® 的指征。
- 它是一种限制级抗菌药物,必须在感染科的建议下使用,或者在 PML 抗菌药物指南中提到重症感染患者中使用。如果初始经验治疗,第 2 天及后续继续使用必须评估和有合理的解释记录在文档中。
- 它的抗菌谱和 Augmentin (阿莫西林 / 克拉维酸) 有很大的不同。它的主要优点是对假单胞菌属有作用。
- 它的抗菌谱没有覆盖 MRSA、ESBLs 和一些细胞内病原体如军团菌属。
- 它对肠球菌属的作用弱于阿莫西林。
- 它的抗菌谱很好地覆盖了厌氧菌,所以不要和甲硝唑联用。
- 对于严重感染的常用剂量是每次 4.5g,每日 4 次。
- 如果 eGFR<40mls/min,需要减量至每日 3 次;eGFR<20mls/min,需要减量至每日 2 次。如果有必要请联系您的病区药师以获取建议。
- 它只能静脉滴注且应该间断输液,每次输液 >20~30 分钟。
- 它可以降低氨甲蝶呤的排泄,增加维库溴铵和类似神经肌肉药物的作用。
- 每 4.5g 剂量的药物中含有 260mg/11.3mmol 的钠 (几乎是头孢他啶和美罗培南的 3 倍)。在液体容量超负荷患者使用时需要注意这一点。

这些信息由 3DHB 抗菌药物管理委员会提供。如果您对抗菌药物使用有任何疑问或疑虑,请联系:CCDHB ID pharmacist (#6114) or HVDHB ID pharmacist (027 405 615)。

图 9-25
月度抗菌药物通讯
(由 Chris Little, Capital and Coast District Health Board and Emma Henderson, Hutt Valley District Health Board, New Zealand 提供)

(杨帆,葛称　译,陈佰义　校)

参考文献

1. Duguid, M; Cruickshank M. Antimicrobial stewardship in Australian hospitals. Sydney; 2011.

2. Dellit T, Owens R, McGowan J, Gerding D, Weinstein R, Burke J et al. Infectious Diseases Society of America and the Society for Healthcare Epidemiology of America Guidelines for Developing an Institutional Program to Enhance Antimicrobial Stewardship. Clin Infect Dis. 2007;44(2):159–77.

3. Chung, GW; Wu, JW; Yeo, CL; Chan, D; Hsu L. Antimicrobial Stewardship. Virulence. 2013;4(2):151–7.

4. Specialist Advisory Committee on Antimicrobial Resistance. Specialist Advisory Committee on Antimicrobial Resistance (SACAR) Antimicrobial Framework. J Antimicrob Chemother. 2007;60(suppl_1):i87–90.

5. Public Health England. Start Smart - Then Focus Antimicrobial Stewardship Toolkit for English Hospitals [Internet]. 2015 [cited 2017 Apr 3]. Available from: https://www.gov.uk/government/uploads/system/uploads/attachment_data/file/417032/Start_Smart_Then_Focus_FINAL.PDF

6. Lee, CR; Lee, JH; Kang, LW; Jeong, BC; Lee S. Educational effectiveness, target, and content for prudent antibiotic use. Biomed Res Int. 2015;Epub 2015.

7. King, D; Jabbar, A; Charani, E; Bicknell, C; Wu, Z; Miller, G; Gilchrist, M; Vlaev, I; Dean Franklin, B; Darzi A. Redesigning the "choice architecture" of hospital prescription charts: a mixed methods study incorporating in situ simulation testing. BMJ Open. 2014;4(e005473).

8. Public Health England. English surveillance programme for antimicrobial utilisation and resistance (ESPAUR) [Internet]. 2016 [cited 2017 Jun 27]. Available from: https://www.gov.uk/government/uploads/system/uploads/attachment_data/file/575626/ESPAUR_Report_2016.pdf

9. O'Neill J. Review on Antimicrobial Resistance [Internet]. 2016 [cited 2017 Jun 20]. Available from: https://amr-review.org/

10. Barlam, TF; Cosgrove, SE; Abbo, LM; MacDougall, C; Schuetz, AS; Septimus, EJ et al. Implementing an Antibiotic Stewardship Program: Guidelines by the Infectious Diseases Society of America and the Society for Healthcare Epidemiology of America. Clin Infect Dis.

11. Howard P., et al. An international cross sectional survey of antimicrobial stewardship programmes in hospitals. J Antimicrob Chemother 2015; 70: 1245–1255

第 10 章

什么是测量,为什么重要?

> 作者:WILLIAM MALCOLM

本章目标:

概述测量在抗菌药物管理计划中的重要性。

描述用于监测抗菌药物使用计划的主要措施类型。

概述与临床医生共享数据的重要性。

这章也将定义:

每日限定剂量(DDD)的概念作为抗菌药物使用量的量度。

使用现患率调查研究(PPS)来提供有关抗菌药物定性使用的信息。

数据可视化的概念,以最大限度地提高数据对抗菌药物使用的影响力。

学习效果

学习本章节内容后,参与者应该能够:

- 概述为什么测量是抗菌药物管理计划的核心要素。
- 定义并解释抗菌药物使用的定量和定性测量之间的差异。
- 解释抗菌药物使用的每日定量剂量的优点、缺点和替代方法的衡量标准。
- 列出时点现患率调查中收集的数据类型。
- 举例说明可以提供和分享抗菌药物使用信息的方法,并加以改善。
- 思考如何将本章的学习应用于自身的实际工作。

测量是我们日常生活的一部分,比如自己的体重是增加还是减少,最近我的孩子是否长高了? 找出答案的唯一方法是寻找衡量指标。在上述的问题中,您可以通过称量体重或测定高度的方式。在任何抗菌药物管理计划中,关键问题之一就是测量抗菌药物的使用情况。我们在本章中使用这个术语。

在字典中测量的定义:

"确定某个事物的范围、尺寸或数量的行为或过程"

Lord Kelvin 是著名的数学家和物理学家,绝对温度标度 - 开尔文标度 - 就是以他的名字命名纪念。在 Alexander Fleming 发现神奇的青霉素之前,开尔文已经去世。那么开尔文与抗菌药物管理有什么关系呢? 答案就是,开尔文知道测量的重要性。Kelvin 说:

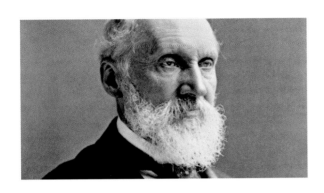

" 测量就是知道。"

Kelvin 的意思是,除非测量了,否则我们怎么可能知道? 在抗菌药物使用方面:除非我们测量抗菌药物,否则我们怎么知道抗菌药物处方呢? 关于测量的重要性,Kelvin 更深入地说:

" 当你可以测量某些东西并用数字表达它时,你会对它有所了解。但是当你无法用数字表达时,你对它的认知就是肤浅贫乏的。"

开尔文关于测量中最重要的一句话是:

" 如果你无法测量它,你就无法改善它"

原则是你需要了解基线——你开始的时间点——以了解你是否正在改进,是改进科学的基本部分,并基于质量改进进行管理,这一原则是抗菌药物管理的基础。

用一点时间来思考你所工作的临床领域使用抗菌药物的方法。你知道哪些?

抗菌药物的使用率增加还是减少?

是否有抗菌药物处方政策?

如果有,你能多严格地遵循这些政策?

其他处方医生能多严格地遵循这些政策?

确定抗菌药物使用是否正在改善的唯一方法就是通过测量。首先测量基线,然后重复测量以检查情况是否改善。正如开尔文所说,"测量就是知道。"

本书的下一章将详细介绍抗菌药物管理的质量改进方法,并进一步强调测量的重要性。在计划测量时,需要考虑收集数据的具体原因,因为这关系到收集的数据类型和质量。

因此,在抗菌药物管理计划中,主要有三种测量类型:

- 抗菌药物的使用量。
- 抗菌药物的使用合理性。
- 抗菌药物管理措施。

本章的其余部分将介绍抗菌药物使用的定量和定性测量。第 11 章将更详细的讨论结构、过程和结果等测量方法的使用。

抗菌药物使用的量

如果所在医院有电子处方,信息系统可以提供抗菌药物使用的相关信息。没有电子处方的医院,大部分医院药房系统可以提供关于病房和门诊等临床区域的抗菌药物使用信息。这些信息可以作为患者使用抗菌药物相关数据的来源。在社区中,抗菌药物使用的数据可通过药品销售数据或国家药品使用监督计划获得。

引入每日限定剂量(DDD)作为测量标准

参与开具处方、供应或管理抗菌药物的临床工作者要熟悉抗菌药物的剂量。然而,在抗菌药物管理计划中,当用数值测量和表达抗菌药物的使用时(记住 Kelvin 的名言!),需要采取标准化的措施。最常见的测量方法是每日限定剂量(DDD),世界卫生组织(WHO)也已将 DDDs 用来衡量抗菌药物的使用量。

> **访问 WHO 网站了解 DDD**
> 见 https://www.whocc.no/ddd/definition_and_general_considera/

DDD 的基本定义是:

以药物主要适应证的成人每日常用剂量作为标准剂量

简单来说,DDD 代表一个成年患者每天接受治疗感染性疾病时抗菌药物的剂量。请记住,DDD 是一种技术测量——用于测量药物使用量,并不是临床剂量。WHO 计算出的 DDD 值通常是基于不同国家使用剂量的折中方案,通常不同于推荐用于临床的剂量。因为个体患者的剂量需基于患者的特征,如年龄、体重和肾功能等影响药代动力学的参数。

DDDs 用于监测病房、医院或医院群的抗菌药物使用随时间的变化趋势(例如,使用量上升或下降),这被称为"抗菌药物使用监测"。DDD 的测量可以依据环境和所含的抗菌药物每月或每季度进行测量。计算一段时间内的总 DDDs,应将一个病房(或整个医院)使用的每种抗菌药物的总克数除以 WHO 指定的该种抗菌药物的 DDD 值。

总之,一线临床医生不太可能使用 DDDs,因为它对个体患者的临床治疗方案用处不大。但是,DDDs 是监测计划中常用的标准化指标。通过可量化的指标,可以跟踪和评估特定的状态,在抗菌药物处方中表示处方数量的变化。抗菌药物的 DDDs 可以反映抗菌药物在一段时间内处方模式的改变,包括地点之间和干预措施下改善情况,从而使用评估和质量改进的方法明确下一步调查的领域。

DDDs 是抗菌药物管理计划中衡量抗菌药物使用的完美指标吗?

DDDs 从未专门开发用于监测抗菌药物管理干预的成效。这不是一个完美的测量指标。下表列举了一些 DDD 作为测量指标的优缺点。

什么可以替代 DDDs?

另一种选择是治疗天数(DOT)。1 个 DOT 代表某一种抗菌药物使用了一天,与给药剂量的数量或强度无关。比如头孢呋辛不论是 1.5g 一天 1 次给药还是 750mg 一天 3 次给药,都是 1.0DOT。使用 DOT 可以克服 DDD 的某些缺点,但 DOT 的计算更为困难,因为它的计算涉及患者的个体信息。

其他表达抗菌药物使用的方式有:

规定的每日剂量——规定每日剂量(PDD)可以通过研究处方、医疗或药房记录和患者访谈来确定。将 PDD 与需要抗菌药物治疗的感染性疾病关联很重要。根据国家治疗指南,各国之间的 PDD 可能存在差异。

处方药品数量——在社区中,可以使用处方药品数量,这个数据可以反映抗菌药物的使用次数。

成本——这个数据很容易获得,管理者也容易理解,但是不同产品之间的价格差异及其随时间的变化限制了它的使用性。

量——如"克"等易于获得的常见的物理单位,可以用于计算 DDD。

优点	缺点
由 WHO 指定和出版，受到国际认可	因 DDD 被定义为成年人的平均剂量，不适用于儿童的测定
一经 WHO 设定的某个 DDD 不常变更——允许对这段时期的处方进行评估	无法考量因肾功能不全、肥胖等因素造成的抗菌药物的过度使用或剂量不足
病房、医院等使用抗菌药物的信息容易生成 DDD 用于表达	无法消除联合治疗的偏差——由于同一种感染可以使用多种 DDD 值，使用三种窄谱抗菌药物产生的 DDD 是使用一种广谱抗菌药物的 3 倍
能够以标准化的方式比较病房或医院、地区或国家的抗菌药物使用情况	可能无法反映用于特殊感染的剂量

分母的重要性

在测量抗菌药物使用时，查看原始 DDD 数据以了解其是否随时间变化是有帮助的。简单来说，就是描绘 DDD 随时间推移的变化，是增加还是减少？抗菌药物使用的定量测量通常以比率表示，DDD 作为分子，同期收治患者人数作为分母。分母需要是同一段时间内医院、地区或国家等地理区域的使用人数才具有意义。

在社区环境中，最简单的分母是人口中的居民数量。最常见的衡量指标是每天每 1 000 居民的 DDD（通常称为 DID）。其他更为复杂的分母可能会考虑到人口的特征，如年龄、性别以及合并症等。

在医院，患者特征的变化可能会影响抗菌药物的使用量。将抗菌药物的使用标准化并将其作为一种比率进行评估，将有助于解释医院数据的波动，例如住院患者的人数和住院时间。医院中最常用的分母之一是患者住院天数或就诊天数，这需要床位使用情况的信息。美国传染病学会和美国医疗保健流行病学协会关于抗菌药物管理的具有里程碑意义的指导意见是将 DDD/1 000 人天作为基于医院的抗菌药物管理计划的指标。

> 查看实施抗菌药物管理的文章
> 见 https://doi.org/10.1086/510393

> 查看关于制定加强抗菌药物管理的机构计划的指南
> 见 https://academic.oup.com/cid/article-lookup/62/10/e51

当比较医院之间的抗菌药物使用时，需注意由于 DDD 受到医院内不同科室和医院间专科组合的影响，因此使用 DDD 反映总抗菌药物的使用受到了限制：比如拥有重症监护病房的医院可能比没有重症监护病房的医院使用更多的抗菌药物。

103

尽管本身存在局限, DDD 已成为常规的、标准化的用于监测抗菌药物使用的测量指标。但是其他类型的测量仍然需要, 因为 DDDs 并不能完整地反映抗菌药物使用的所有细节……

抗菌药物使用的合理性

定量方法的主要缺点是它不确定能否反映抗菌药物处方的合理性。定量方法能反映总的抗菌药物使用量或某种抗菌药物的使用量是增加或减少, 但这能否反映抗菌药物处方合理性的变化?

评价合理性时需要提供是哪些患者接受哪些抗菌药物的治疗, 抗菌药物的适应证、患者的感染部位以及处方的抗菌药物是否符合当地处方指南。我们的原则是通过测量达到改进的目的, 然后使用现患率调查研究(PPS)来评估抗菌药物使用的合理性和质量改进目标的设置。大多数医院都没有将电子处方和常规数据关联起来, 因此 PPS 已成为规划和评估抗菌药物管理中评估干预措施影响的关键方法。对这些信息有兴趣学习更多的人来说, 这是一个很好的课程:

查看 PPS 的课程
见 https://www.futurelearn.com/courses/point-prevalence-surveys

现患率调查的常见定义是在特定时点或时期和范围内该群体的患病频率。它的定义为:特征人群数量除以该时点的总人数。因此, 使用抗菌药物的 PPS 可以测量在某一特定时间点使用抗菌药物的人数。

为什么要使用 PPS?

- 确定和监测住院患者(成人、儿童和新生儿)的抗菌药物处方率。
- 确定医院部门、医院、地区和国家之间的处方率差异。
- 确定不同地区之间的抗菌药物选择、使用剂量和药物适应证的差异。

根据 PPS 的实施方法和数据收集方法, 可能需要依赖大量的信息:

- 使用广谱或窄谱抗菌药物。
- 抗菌药物用药指征 - 社区获得性或医院获得性感染, 医疗或手术预防用药。
- 哪些抗菌药物用于特殊感染?
- 是否依据当地指南开具处方?
- 手术预防用抗菌药物的持续时间多长?
- 是否记录了明确的治疗持续时间或停止日期?
- 是否根据微生物学结果调整治疗方案?

此外, PPS 有助于确定抗菌药物处方质量改进目标, 确定干预措施, 更好地促进管理抗菌药物, 帮助对抗抗菌药物耐药性, 并通过反复调查评估干预措施的有效性。

PPS 实施过程需要收集哪些数据?

病房或分母数据

需要收集实施 PPS 的病房信息, 包括病房类型, 研究期间的患者人数。

患者或分子数据

对于每一个使用特定抗菌药物的患者, 需记录以下类型的数据:

数据类型	记录明细
药品名称	从世界卫生组织药物清单中筛选
给药途径	肠外、口服、直肠、吸入
单位剂量	克或 NU, 精确到小数点后三位
给药频率	每天 1~12 次, 每 18 小时、36 小时、48 小时, 每周 2 次, 每周 3 次, 持续输注
适应证	适应证编码表
适应证组	适应证组
预防用药	手术, 医疗
诊断	诊断编码表
治疗时间	1~28, 29+, 长期, 不明
是否记录审查/停药时间	是/否/不明

续表

数据类型	记录明细
是否记录用药原因	是 / 否 / 不明
是否符合当地指南	是 / 否 / 不明
开始用药的时间	天 / 月 / 年(开具符合抗菌药物适应证的处方日期)

PPS 工具示例

近年来在地方或国家抗菌管理或监测计划中使用 PPS 已变得更加普遍。2006—2009 年期间,欧洲抗菌药物消费监测(European Surveillance of Antimicrobial Consumption,ESAC)计划开发了一个标准化的 PPS 数据库。2011 年,ESAC 与欧洲疾病预防和控制中心(European Centre for Disease Prevention and Control,ECDC)合并。2011 年和 2016 年,ESAC 使用的数据库在针对医疗相关感染和抗菌药物使用方面进行了调整。请访问此处获得 ECDC 在欧洲急诊医院开展的 PPS 的更多信息。http://ecdc.europa.eu/en/healthtopics/Healthcare-associated_infections/point-prevalence-survey/Pages/Point-prevalence-survey.aspx

抗生素耐药性是一个全球性的问题。因此,全球抗菌药物消费和耐药性的 PPS 已开展。Global-PPS 是一个雄心勃勃的项目,在全球范围内收集数据,并结合住院患者的微生物学和耐药性数据。以监测抗菌药物处方的使用率和质量。它已经建立了一个 PPS 全球网络,目标是尽可能多地收集来自世界各大洲的不同国家不同医院的数据。全球 PPS 建立了对抗菌药物使用和耐药性的全球认识,并将有助于规划和支持一系列不同国家和地方的抗菌药物管理。点击此处,https://vimeo.com/258786616 了解全球 PPS 目标和优势(由比利时安特卫普大学全球 PPS 协调员 Ann Versporten 提供)。

您现在正在考虑在自己的环境中收集数据吗?观看示例,https://vimeo.com/258786788 其中概述了首次规划 PPS 时需要考虑的因素。无论您是计划在少数病房进行小规模调查还是在医院范围内进行 PPS 调查,其中大部分内容都是相关的。

PPS 在某些国家是成熟的管理工具,但在另外一些国家,临床医生才刚刚开始探索如何使用 PPS。以下是关于世界各地已经使用 PPS 的临床医生的介绍:

为什么不尝试使用全球 PPS 表格收集单个患者(第 3 页)或病房(第 2 页)的数据?请查看已完成表单的示例以帮助您开始。
见 http://www.global-pps.com/wp-content/uploads/GLOBAL—PPS_Forms_english_2017-1.pdf

如果您之前没有参加过 PPS,那么您可能会发现 PPS 的作用,当您尝试收集一些患者的数据或病房中所有患者的数据以了解如何实施 PPS 时。要收集所有使用抗菌药物的患者数据似乎是一项艰巨的任务,但来自不同国家的几项研究表明,在给定的日期中,平均三分之一的患者会被给予处方抗菌药物。这意味着,对于一个有 30 个床位的病房,将有 10 名患者接受抗菌药物治疗。

Australia= 澳大利亚;
见 http://www.bsac.org.uk/antimicrobialstewardshipebook/Chapter 10/Australia.pdf

India= 印度;
见 http://www.bsac.org.uk/antimicrobialstewardshipebook/Chapter 10/India.pdf

Japan= 日本;
见 http://www.bsac.org.uk/antimicrobialstewardshipebook/Chapter 10/Japan.pdf

Malta= 马耳他;
见 http://www.bsac.org.uk/antimicrobialstewardshipebook/Chapter 10/malta.pdf

Singapore= 新加坡;
见 http://www.bsac.org.uk/antimicrobialstewardshipebook/Chapter 10/Singapore.pdf

South Africa= 南非;
见 http://www.bsac.org.uk/antimicrobialstewardshipebook/Chapter 10/South_Africa.pdf

USA= 美国;
见 http://www.bsac.org.uk/antimicrobialstewardshipebook/Chapter 10/USA.pdf

利用数据提高抗菌药物管理水平

抗菌药物管理中测量的方式和原因很重要, 但更重要的是, 一旦您努力收集和分析数据, 您就可以与一线临床医生分享, 以便他们能够反思并改变他们的处方行为, 以改善患者的治疗效果, 并尽量减少耐药和其他伤害。

在尽可能接近实时的情况下共享数据非常重要。及时反馈数据意味着看到数据的临床医生更有可能通过他们的处方行为结果负责。与临床医生的交流沟通对于改变他们的处方行为至关重要。

定量和定性数据可以以各种方式反馈。具体方法取决于目标受众, 以及数据是否用于改进, 问责或研究。

为了鼓励团队参与, 在多专家会议上共享数据是有益的, 可以在病房会议上非正式地进行, 也可以通过医院或董事会级别的审计会议或在社区环境中与诊所的所有员工共同参与。与其他机构进行比较(例如, 同一医院内的病房或与附近其他医院进行比较)有助于促进改变。同样, 识别异常值也是一种有用的技术。在提供基准时, 基准具有重要意义。一个有用的基准是使用"同类最佳"方法, 该方法承认差异存在, 并将目标设定为25%, 即表现最好的1/4的医生可以达到的水平。

强调成功并找出需要改进的地方, 鼓励讨论如何优化病房流程以改进处方, 这一点总是很重要的。共享数据的常见方法是发布报告, 标杆分析法和趋势图。

下面呈现的是一些抗菌药物使用数据的例子。

来自丹麦的这个例子表明(图 10-1), 在 10 年的时间内, 国家水平不同的抗菌药物组的使用发生了变化。

下图是一个向苏格兰的全科医生诊所发布的报告(图 10-2), 该报告显示了他们的处方数据与基准的比较。基准是 25%, 即抗菌药物处方率达到或超过当地 NHS 委员会和整个苏格兰最低处方率的 1/4。

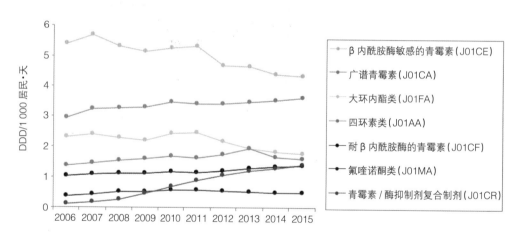

图 10-1
在丹麦初级保健机构主要抗菌药物的消耗量(丹麦 2015)

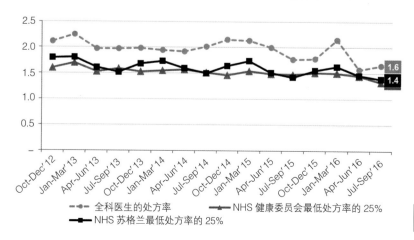

图 10-2
每 1 000 个患者每日抗菌药物处方量

下图摘自苏格兰卫生保护局发布的 2016 年全国医疗相关感染和抗菌药物处方 PPS,并显示了各专业抗菌药物处方的流行率是如何变化的。在重症监护患者中,接受一种或多种抗菌药物治疗的患者的比例最高。——图 10-3

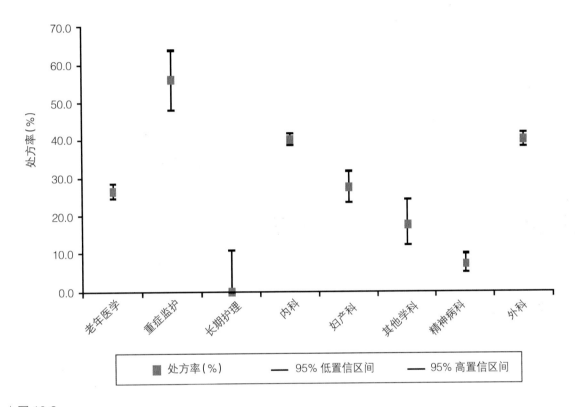

图 10-3
2016 年急诊成年住院患者中抗菌药物的处方率(包括独立医院住院患者)

> 关于数据可视化

抗菌药物管理方案的一个优先事项是通过最大限度地利用现有和新出现的数据来支持学习卫生系统。为了使数据具有最大的影响,它必须易获取,可视化良好并对临床医生及管理者具有意义。这些信息将成为提高质量的催化剂,能够持续监测感染预防和治疗干预措施对抗菌药物使用的影响,以及预期和意外的患者结局。

数据可视化是以图形或图形格式呈现数据。它使决策者能够直观地看到分析结果,从而掌握难懂的概念或识别新的模式。越来越多的人将可视化数据反馈给临床医生,因为他们可能不愿意阅读详细的文本报告。

数据可视化和标杆分析的一个好例子是在英国公共卫生部开发的指尖应用程序中使用的 AMR 指标。该系统在一个公开访问的网站上显示了 AMR 指标的数据,用户可以选择显示时间趋势和与基准比较的格式查看这些数据。

在生成已发布的报告时,数据可视化技术也被更频繁地用于总结关键信息。

　　以下是一个信息图表的例子,显示了欧洲医院使用抗菌药物的情况,该信息图表是由欧洲药监局根据 PPS 数据制作的。

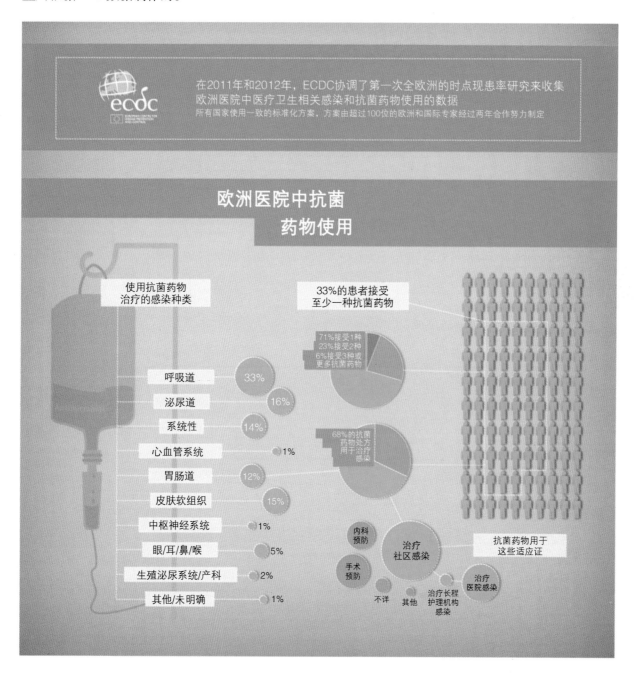

　　总之,测量很重要。想想你需要什么样的数据,向谁以及如何收集这些数据,如何使用这些数据来提高认识,最重要的是如何快速反馈这些数据以推动改进。

To measure is to know= 测量是认识的基础

　　(卢晓阳,陈娜　译,方红梅,朱剑萍　校)

第 11 章

使用本地数据提高抗菌药物处方质量的方法

> 作者：JACQUELINE SNEDDON

本章目标：

　　描述可以改善病房或医院内抗菌药物使用的简单干预措施。

　　概述可支持管理的改进方法。

　　描述可使用的方法类型及其实用性。

　　概述反馈数据以推动实践改进的方法。

本章节将会定义：

　　改进模型和 PDSA 循环。

　　质量改进干预的目标。

　　行动和评估计划背后的概念。

学习效果

学习本章节内容后，参与者应该所具备的能力：

- 列出一些提高抗菌药物合理使用的速效方案。
- 概述如何将质量改进方法应用于抗菌药物的使用。
- 识别适合不同受众共享数据的格式。
- 思考如何将本章所学应用于自己的环境中。

介绍

　　上一章介绍了为什么测量在任何管理计划中都很重要，以及如何使用定量和定性测量来提供有关医院内抗菌药物使用的有用信息。虽然这类信息非常有用，但不能提供有关处方流程的足够详细的信息，以确定在何处可以进行更改以改进临床实践。通过改变临床人员的行为，单个病房级别的小规模数据收集可用于指导实践中的改进。基于临床实践审核的各种干预措施可以在任何环境中轻松实现，而无需复杂的 IT 系统辅助。常见的方法包括前瞻性审核和反馈、各种质量改进方法和限制使用特定抗菌药物的系统。收集、分析和最重要的是分享来自这些干预措施的数据，可以促进处方行为的改善，提高对当地政策的遵从性，最终优化抗菌药物个体化治疗方案。本章将考虑支持各种干预措施的证据，提供关于使用各种方法的实用建议，并提供有关规划干预措施的模型以及评估干预措施结果的信息。

　　将考虑到的一些新概念和术语包括：

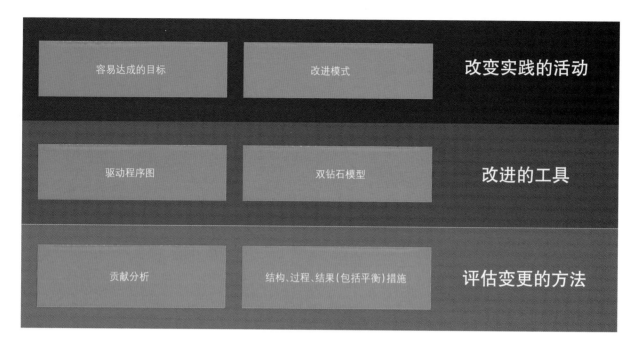

容易达成的目标	改进模式
改变实践的活动	
驱动程序图	双钻石模型
改进的工具	
贡献分析	结构、过程、结果(包括平衡)措施
评估变更的方法	

 从改善抗菌药物处方开始

当资源不足或需要证明一个新的项目或想法对病患护理有积极影响时,以"速胜"为目标通常是有帮助的。这意味着,只要在短时间内付出一点努力,就可以取得真正有用的成果。通过使用这种方法,可以确保对工作计划的投入,也可以用来激发临床医生参与的热情。速战速决的干预措施通常针对被称为"低挂水果"的容易实现的目标,低挂水果是一个比喻,即当农民收获水果或当动物在吃水果时,他们会倾向于先拿低挂水果,因为它是最容易达到的,通常用来比喻承担最简单和最容易的任务。文献中有一些很好的例子说明了如何瞄准低垂的果实,以在管理计划中取得成功。措施包括静脉贯口服、静脉注射抗菌药物的分级、治疗替代和处方限制,可以在早期取得成功并显著节约成本。

查看容易达成的目标的文章
见 https://academic.oup.com/cid/article/55/4/587/318162/Is-the-Low-Hanging-Fruit-Worth-Picking-for

针对病房或问题领域的抗菌药物处方,对其收集的数据进行前瞻性审核和反馈,也有助于快速取得成效。以来自加拿大的一项研究作为例子。

通过审核和反馈减少重症监护病房广谱抗菌药物的使用。http://www.jstor.org/stable/10.1086/664757?Search=yes&resultItemClick=true&searchText=Elligsen&searchUri=%2Faction%2FdoBasicSearch%3Ffilter%3D%26amp%3BQuery%3DElligsen&refreqid=search%3A9fb004f7badf77ff4b256d90c60dff49

从抗菌药物消耗或现患率调查获得的数据可用于确定需要改进的内容。然后可以在一个简单的审核表单中捕获这些信息(参见下面的示例),该表单可用于更详细地研究问题。

患者 ID	
药物名称	
给药途径	
单次剂量	
剂量频次	
症状	
符合(当地)指南	

南非各医院利用审核和反馈措施,在抗菌药物处方的诸多方面取得了进展。这涉及药师采用5种有针对性的措施为干预提供信息,最终改善抗菌药物的消耗和合理性。

 查看文档
见 http://thelancet.com/pdfs/journals/Laninf/P‖S1473-3099(16)30012-3.pdf

质量改进方法

质量改进介绍

在过去的十年中,质量改进方法在医疗保健领域的应用迅速发展。这始于美国,几家医疗服务提供商在美国卫生保健改进研究所(IHI)的支持下,解决了导致高昂诉讼成本的制度缺陷。

 见 http://www.ihi.org/Pages/default.aspx
访问美国卫生保健改进研究所网站

医疗保健机构的质量改进在全世界范围内广泛存在,包括欧洲、北美、加拿大及澳大利亚,并正在成为中低收入国家一项有价值的措施。许多用于质量改进的经验和措施都来自制造业和航空业,在过去的 25 年中,它们从根本上提高了安全性。

在收集临床数据之前,仔细考虑收集数据的具体原因是很重要的,因为这可明确要收集的数据的类型和数量。

收集数据有三个原因:

- 研究产生证据。
- 责任 - 对业绩的判断或审查。
- 质量改进。

下表比较了决定我们需要哪类数据的重要因素:

	改进	问责制	研究
目的	理解变化的过程评估,将新的知识带入日常实践	比较保证	发现新知识
数据	收集足够的数据来学习并完成另一个循环	正在进行的大量数据	收集尽可能多的数据"以防万一"
持续时间	短时间 - 几周,几个月 小规模的"变化测试"加速了改进的速度	中长期趋势和历史数据	需要很长时间才能得到结果
分析	运行图表或统计过程控制图表	积分表指标达成情况	传统的统计检验

质量改善方法涉及不断转变的实践,而要取得成功,质量改善必须具备三个要素:

 ### 改进成功的必要条件

想要改变
让人们相信改变是有益的

影响改变的观点
如何使过程和结果更好

执行想法
工具和技术,以及将想法付诸实践的员工的能力

111

质量改进在抗菌药物管理中的应用

感染管理中质量改进的干预措施通常是针对管理侵入性医疗设备,提高对当地感染控制政策和抗菌药物处方的依从性。在医疗保健中有几种质量改进方法,例如改进模型、LEAN、6Sigma,都使用类似的元素。

见 http://reader.health.org.uk/
QualityImprovementMadeSimple/quality-
improvement-approaches
查阅质量改进方法文献

改进模型基于以下三个基本问题,为加快改进提供了一个简单而强大的工具:

- 我们的目标是什么?一个明确的目标——什么,多少钱,到什么时候?
- 我们如何知道改变是一种进步?测量过程和结果。
- 我们能做些什么改变来改善现状呢?我们想测试什么?我们同时能学到什么?

该模型使用 PDSA(计划,执行,研究,行动)循环来测试可能导致改进的更改。如图所示,将 PDSA 看作一个持续过程是有用的。

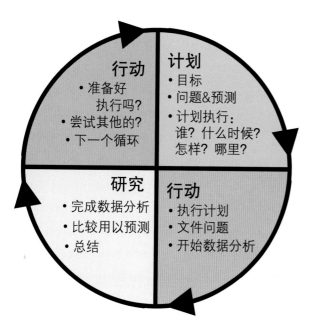

当使用质量改进方法(如改进模型),重要的是识别数据来反映正在发生的事情,这些通常是易于收集的过程措施。如果试图在病房内改善对当地抗菌药物政策的依从性,可以在短时间内每天收集一些可能的过程措施:

- 单位/病房有多少临床工作人员了解当地的抗菌药物政策并能够在护理时接触到它?
- 有多少患者接受了当地政策规定的正确抗菌药物?

但是,衡量患者变化的影响更有价值,但是更难收集。比如,政策规定的抗菌药物是否能有效治愈特定的感染性疾病? -临床治愈率/死亡率/ICU 入住率。

在下面的示例中,改进模型和 PDSA 循环被应用于临床实践中一个常见的场景:最近的一次审核中发现,接受血管手术的患者接受了一系列抗菌药物作为外科手术预防用药,在许多情况下抗菌药物的选择并不符合当地的政策。

目标	在 2 周内,所有行血管手术的患者将按照当地政策接受正确的手术预防抗菌药物
方法	在血管外科病房和所有进行血管外科手术的病房中提供抗菌药物政策 病房工作人员、外科医生、麻醉师和其他手术室工作人员了解抗菌药物政策,并可以使用开具处方 所有用于血管手术的手术室都有足够的抗菌药物使用指南 接受血管手术的患者在手术前开具处方并在正确的时间使用抗菌药物
测试	在病房和所有相关的手术区域展示/定位政策,并每天检查是否仍然可用 与所有员工沟通(如电子邮件,面对面,电话,临床会议),确保他们了解政策,并知道在病房和手术室何处可以找到政策 由手术室工作人员每日/每周检查抗菌药物库存,或由药房工作人员每日/每周补充抗菌药物库存 审核抗菌药物处方和患者用药记录

在上面的例子中,建议的措施都是过程措施,但一个潜在的长期结果指标是接受血管手术的患者的手术部位感染率 -干预前后的回顾数据。

为了确保您的改进能够成功,先由一名工作人员进行每一项更改测试,然后扩展到多个工作人员,确保在所有工作人员组和所有手术室的每一项更改均被测试。这是实现可持续变化的一种经过试验和测试的方法,但重要的是要记住,有些测试将会失败,并且没有期望的结果。但是,这仍然是有用的学习,有助于想出新的测试来提高实践。失败的测试还可能为我们提供有关潜在"平衡措施"的有用信息,以帮助评估实践中意外变化的结果。这将在下一章节中详细介绍。

改进,就像科学一样,是学习什么是有效的,这样就不会有"坏结果"。一些最伟大的科学成就是通过失败取得的!

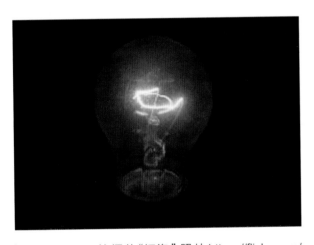

Nikon Film35 拍摄的"灯泡"照片 https://flickr.com/photos/nikonflm35/4209619566 在知识共享下分享(BY-ND)许可证

"我没有失败一千次;我找到了一千种导致灯泡失败的方法。"

-Thomas Eddison

现在我们来观看一个短视频,这将帮助我们每个人理解临床参与和提高质量的重要性。

采访 Brian Robson 博士(苏格兰医疗保健改进部主任,IHI 研究员),讨论为什么测量对于提高医疗保健安全性十分重要以及为什么每个人都需要参与(视频 10)。

观看视频
见 https://vimeo.
com/258790728

突破系列合作

与在同一实践领域内致力于改进的其他临床团队合作,分享经验、想法和已经取得的成功,这可能是有帮助的。这可以作为一项突破性的系列协作正式完成。

查看医疗保健合作文章
见 http://www.health.org.uk/publication/
improvement-collaboratives-health-care

有证据支持这一方法来实现各个领域的变革。

访问 NCBI 网页
见 https://www.ncbi.nlm.nih.gov/pmc/
articles/PMC2440907/

通过这种工作方式确定一个共同改进的领域并通过共同努力来优化结果,就有可能获得更大的收益以及更大的临床参与度。

使用指标

结构指标

衡量管理结构是否合理，例如：
医院是否设立一个抗菌药物团队，
定期举行会议，同时向高级管理层
汇报并制订行动计划

进程指标

制订管理措施体系，例如：
抗菌药物使用监测计划、
审核计划、对医护人员的
宣教

结局指标

评估管理方案的指标，
应包括预期和非预期的
结果，如限制级抗菌药
物的使用减少（预期），
推荐抗菌药物的耐药性
增加（非预期）

质量指标

我们可以持续使用称之为质量指标的工具来监测药物管理和药物使用方面的质量改进。抗菌药物处方指标的明确定义：可监测抗菌药物使用量的指标，为抗菌药物使用的质量水平提供可能的指示。这三类指标使得地理上的以及干预前后

的时间趋势变得可以被测量，包括结构指标，进程指标以及结局指标。

结局指标还应包括一些均衡措施来反映实践中的变化可能对系统其他部分产生的影响。以下是均衡措施的一个很好的例子说明，在这项研究中，目标人群为骨科患者，将庆大霉素作为主要的术前预防手段，这样的改变导致急性肾损伤的增加。

查看文章

 见 http://jasn.asnjournals.org/content/25/11/2625.full.pdf+html

合适的管理指标以及一些出版在 "start smart then focus" 中来自英国医院的例子已经在第 10 章讨论。

查看 start smart then focus 出版物

 见 https://www.gov.uk/government/publications/antimicrobial-stewardship-start-smart-then-focus

另一个监测工具是澳大利亚研发的，称为 5×5 监察，数据来自每周的小样本患者。除了收集处方数据，它还鼓励通过与临床团队进行对话以影响处方行为。

查看抗菌药物审核文章

 见 http://www.cec.health.nsw.gov.au/quality-improvement/improvement-academy/qi-academy-curriculum/tailored-f2f-training/5x5-antimicrobial-audit-training

共享数据以改进实践

对于所有类型的审核和质量改进计划，定期和及时的反馈对于推动实践中的改进是至关重要的。与一线临床医生实时分享处方数据是让他们

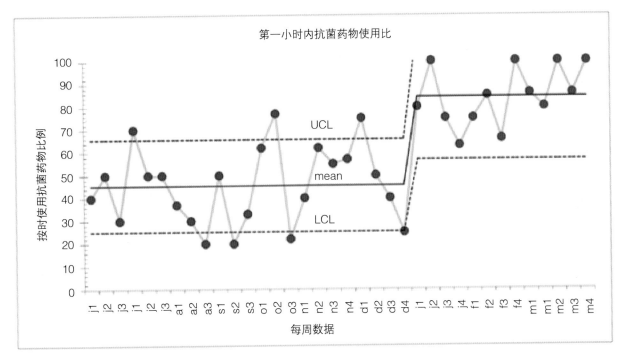

2016 年 8 月 SPSP 急性成人期终报告

反思自己的做法并鼓励他们改变处方行为的最有效方式。与同行进行比较,并识别出异常值的处方,都是改变行为的有效手段。

　　理想情况下,临床团队(医生、药师和护理人员)应该在其病房或部门内收集审核数据。这一点也很重要,因为他们是最了解系统的人,所以是建议如何进行改进的最佳人选。

　　许多方法可被用于反馈数据,这取决于受众以及数据是否被用于审查,如目标值或质量改进。发布报告、执行表和基准表都是反馈输出的例子。

执行表

　　这些简单的表格可以描述目标随时间推移的变化,是一种以可视化途径展示改进数据的好方式,有利于医护人员、患者以及访客理解数据。这些表在许多改进计划中被广泛应用于数据分享,并且经常被展示在病房墙上。

　　下一页将展示关于脓毒症中一个元素的执行表,该图主要关注于苏格兰某地区抗菌药物的及时使用情况:

　　执行表可用于设置上限以及下限(UCL 与LCL),这有利于发现不寻常的情况并提醒工作人员进行调研。它们还可用文本标注来表明改进措施,如培训,新资料或情况不佳的原因,如人员极度短缺。

基准对比

　　将您自己的数据与其他临床团队的数据进行比较是推动改进的好方法,因为如果他们的同行表现得比他们更好,临床医生通常会更有动力作出改进。

　　英国公共卫生部门开发的 Fingertips AMR 门户网站是一个很好的例子,解释了如何使用基准来比较各个医院和社区服务之间的实践。

查看 AMR 当地指标文件

 见 https://fingertips.phe.org.uk/profile/amr-local-indicators

　　Fingertips 演示了如何使用现代 IT 包创建信息图形,以一种吸人眼球的方法展现医疗数据,这对工作人员、患者和公众都很有意义。

实践进展评估工具

有多种具有实际意义的工具可被用来评估抗菌药物管理方案和特殊干预措施。使用这些工具的目的是确保您清楚地了解实践目标并评估实践方案进度。

程序驱动图

在质量改进方案中通常使用程序驱动图来提供总体目标并记录如何通过主要程序驱动、次要程序驱动和操作来实现这一目标。下面是抗菌药物管理驱动图的一个例子：

苏格兰国家管理计划的主要目标摘要如下：

目标	主要驱动目标	主要驱动因素
在所有健康和被护理的患者身上及时并适当地使用抗菌药物 • 改善感染患者的临床结果 • 降低抗菌药物相关的不良事件（ADEs）的发生率 • 降低卫生机构内抗生素耐药病原体的流行率 • 降低医疗机构内的艰难梭菌感染（CDI）的发生率 • 提高抗菌药物的成本效益	及时、适当的启动抗菌治疗	• 识别不需要抗菌药物治疗的患者并告知 • 及时发现需要抗菌药物治疗的患者，脓毒症患者应在一小时内开始治疗 • 在开始使用抗菌药物之前（在适当的情况下）进行培养以确定病原菌 • 对抗菌谱相似的抗菌药物不进行联用，联用应有临床证据或指南支持 • 明确患者抗菌药物过敏史，并据此制订个体治疗方案 • 在选择抗菌药物治疗方案时应考虑抗菌药物的组织浓度和疗效 • 按照当地指南及时开始治疗 • 根据临床证据和国家、地方指南预期患者治疗疗程
	适当地给药与降级	• 明确每名患者目前使用的抗菌药物、治疗适应证、开始治疗的日期、预期疗程或复查日期 • 按正确的剂量和间隔使用抗菌药物 • 根据培养结果和药敏结果，及时停止或降级治疗；考虑生物标志物的作用 • 确保治疗性药物浓度监测和剂量调整的可靠进行 • 根据患者病情进程变化调整抗菌药物 • 应考虑静脉给药在患者整个治疗过程中的必要性；考虑 IVOST • 可靠地监测药物毒性，必要时及时调整药物和 / 或剂量
	管理基础设施、数据监控和员工教育	• 将管理工作设立为组织的优先事项，确保资源可用，责任明确 • 确保当地的抗菌管理结构和感染预防与控制以及患者安全建立合理的联系 • 监测、反馈抗菌药物使用情况、抗菌药物耐药率、不良反应发生率、CDI、成本，是否遵守组织推荐的培养方法和处方开具规范 • 确保国家和地方的抗菌药物管理教育计划满足医护人员的培训需求，并提高患者和公众对使用抗菌药物的认识
	抗菌药物专业知识的可及性	• 提供抗菌药物使用的多方面专业知识 • 确保在所有医疗机构和护理机构中都能获得相关专业知识

基于 CDC/IHI 抗菌管理驱动程序图
https://www.cdc.gov/getsmart/healthcare/pdfs/Antibiotic_Stewardship_Driver_Diagram_10_30_12.pdf

双钻石模型

双钻石模型是另一种基于行为科学的 QI 计划方法。该模型适用于单个病房或科室内的小范围变化，并通过考虑 4 个关键阶段得出结论。这一模式的一个关键特点是需要工作人员的全程参与。

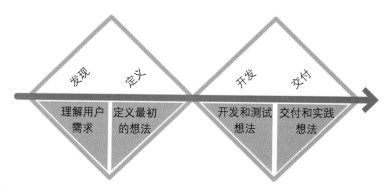

来自设计委员会的这篇文章对这个模型做了更多的解释：

查看设计委员会的文章

见 http://www.designcouncil.org.uk/news-opinion/are-behavioural-science-and-design-building-blocks-innovation

需要着重指出的是，在开始收集数据之前，应计划如何进行 QI，同时需要考虑如何在进程中对实践方案进行评估，这最好在方案开始前已经计划好。有各种各样的模型可以用来做到这一点，这些模型侧重于整体管理计划和 / 或特定的 QI 计划的短期、中期和长期结果。

逻辑模型是一个可以用来监测和评价与工作方案关键活动有关的短期、中期和长期结果的工具，常常被用来评价公共卫生干预措施的结果，并进一步提供有用的信息，包括模板。

查看逻辑模型

见 http://fyi.uwex.edu/programdevelopment/Logic-models/

成果评估框架有时也称为"贡献分析"，是一个与逻辑模型相似的模型，旨在详细描述活动、产出和结果，以及各种措施在不同时间点的影响程度。这种方法认可医疗保健的复杂性，所以不会认为结果仅仅是由于方案措施的干预造成的，但是正是这些干预措施的实施，推动了预期结果的形成。相对应的表格说明了如何将这一框架应用于制定和实施抗菌指南。

如何开始改善抗菌药物处方

希望本章提供了一些关于如何开始一些小规模数据收集的信息和实用建议，以便为当地的改进工作提供一些参考。最后总结了一些在进行改善抗菌药物处方时需要考虑的问题。

直接控制	
投入	产出和活动
资源 - 资金、想法、抗菌药物团队人员时间	各种抗菌药物处方指导文件

直接影响 短期成果	
临床反馈信息(临床触及率与反应)	能力提升
临床医生可获得指导临床医生反馈指南很有用	增加抗菌药物处方知识和技能 抗菌药物处方行为的变化

间接影响 中长期成果	
决策和实践	患者和服务
有临床医生指出在方案措施指导下，有利于改善抗菌药物处方，并建议可在团队中的推广	提高患者用药安全性、用药依从性以达到改善治疗结果

人员——谁参与	同事，将进行改进工作的病区 / 部门的临床团队，管理者(临床主任，风险委员会，安全委员会)。始终牢记改进工作为医疗工作者带去了什么——他们为什么要参与进来？这会让他们的工作更容易吗？站在医疗工作者的角度考虑："这对我有什么好处？"
问题——如何鉴定	与病区工作人员沟通——他们认为存在哪些问题，哪些现有的本地数据源可以帮助评估问题并为改进措施提供一些建议。
目标——如何监测改变	你希望解决的主要目标或问题是什么？从小事做起，在短时间内收集一些数据，回顾并与临床团队讨论，提出修改意见，看看是否如预期的那样有效。
持续改进工具	有许多持续改进的工具可以应用。如本章中提到的一些。通过专业组织和会议，与从事抗菌药管理工作的同事建立联系，了解对其他人有效的方法，这对自身也是一种借鉴。

（卢晓阳，陈娜　译，方红梅，朱剑萍　校）

第12章

抗菌药物管理和行为改变

> *作者*:ESMITA CHARANI *和* PETER DAVEY

本章目标:
　　描述二级医疗中的抗菌药物处方行为的文化和情境决定因素。

学习效果

完成本章学习,应该能够:
- 知道文化和情境如何影响抗菌药物处方行为。
- 为什么需要在二级医疗优化抗菌药物使用的倡议中研究并纳入文化对于抗菌药物处方行为的影响。
- 医疗保健的质量改进的关键组成部分以及其如何与行为改变科学关联。

> 优化抗菌药物处方的必要性

　　尽管随着抗菌药物的持续广泛应用,耐药菌产生和传播惊人增长,各组织已经努力聚焦在达到细菌 - 药物 - 患者组合的正确性来保证其有效性。医院中优化抗菌药物使用的干预措施包含从限制性到说服性,并且包括技术的使用,如电子处方系统、智能手机应用软件和临床决策支持系统。在过去十年中,随着 WHO 和国家政府组织参与到讨论中,在全球范围内加大了应对抗菌药物耐药性上升的努力。

　　抗菌药物治疗仍是一个需要专业知识的医学领域,然而,由于感染性疾病以及医疗保健获得性感染的普遍性,所有医疗保健专业人员都将治疗感染性疾病患者。世界范围内,感染性疾病的诊断和治疗由各专业的医疗保健人员承担,但是估计高达三分之一的医院抗菌药物处方是不合理的。向医疗保健专业人员解释抗菌药物不合理使用引起附加损害的观念仍具有挑战性。

　　显然,抗菌药物合理处方需要医疗保健专业人员改变其临床实践。因此,抗菌药物干预均和行为改变有关。

　　文化在此问题上起到作用,但是至今被大大忽视,也被大部分抗菌药物管理的研究所排除,这些研究关注更容易触及和测量的方面,如制定政策和指南,检测耐药和处方,以初级医生为主的一些教育和培训。因为抗菌药物管理的其中一项核心目标是提高患者安全性,因此关于患者安全文化重要性的报告是非常有针对性的。

　　最近一项 Cochrane 综述发现,如果通过增加处方者遵循政策的能力和机会来对处方者赋能,则干预措施会更有效。这一发现适用于限制性干预措施,也适用于教育或者说服性干预。然而,很少有干预措施采用目标设定加反馈与行动计划相结合的最有效的支持技术。

访问网站
见 http://www.evidentlycochrane.net/stick-carrot-prescribe-antibiotics-appropriately/

行为和文化在抗菌药物处方中的作用

有越来越多的定性证据表明,抗菌药物处方远比简单地遵循指南要复杂(3)。在抗菌药物管理领域,有证据指出文化的影响是抗菌药物处方行为的一个关键决定因素。

文化可以从多方面定义。我们使用 Spradley 关于文化的定义:

文化是人们用于解释、体验和形成行为的后天获得的知识。

它指的是人们如何作为一个团队成员,学习和调节自己的行为。文化不必支撑我们所做的每一件事。但我们用它作为一份认知地图,一种全球定位系统来引导我们的行为。

但是,为什么文化在此领域如此重要？如上提及,如果所有的抗菌药物管理计划将行为改变作为一种结果,并且从 Spradley 对于文化的定义的视角出发,那么所有的抗菌药物管理计划都与医疗保健内部的文化相关。我们忽视文化是很危险的。有这样的说法:"文化将策略当作早餐吃掉"。所以,我们想用文献中的一些证据来看看这种说法是否正确。

在一项为期 2 年的 3 名初级保健全科医生手术的研究中,Gabbay 及其同事使用民族志方法来研究全科医生如何获取循证指南。民族志是一种将人置于其社会和物理环境中的研究,并且包含观察,面对面访谈和记录分析。他们所发现的,也被定义为思维导图,其实是工作中的文化。在 2 年对医生或护士的观察中,他们发现医疗保健专业人员很少参考明确的指南,反而,他们使用集体性强化的内在化默许的思维导图,这种思维导图由个人和同事的经验及意见领导的相互作用结构化而来。他们发现医疗保健专业人员使用社会化构建的知识。在二级医疗中,文化可以成为行为的关键决定因素。Mary Dixon Woods 及其同事在英国进行了一项包括 200 个重症监护室的民族志研究。这些监护室已经实施 Matching Michigan 项目来减少中心导管感染。成功的监护室的共同特征是努力发展对干预措施执行情境的理解。结

工具包资源

视频
Mary Dixon Woods 教授就我们所知道的以及我们为了改进医院质量和安全需要完善的所进行的演讲

观看视频
见 https://vimeo.com/86707468

关于健康的社会决定因素的讲座

观看视频
见 https://youtu.be/XJu0eTMvEh4

下载幻灯片集

E Charani MOOC slides
见 http://www.bsac.org.uk/antimicrobialstewardshipebook/Chapter 12/MOOC-ECharaniv2(3).pptx

网址链接

Importance culture patient safety
见 http://www.health.org.uk/sites/health/files/LiningUpHowDoImprovementProgrammesWork.pdf

果是,废除所有阶层,并且区域领导者参与决策过程。不成功的监护室未将高年资会诊医生的参与作为项目的执行过程中的一部分。此项研究增强了在发展和执行旨在改变医疗保健员工行为的临床干预的过程中解释局域文化和情境的需求。让临床领导者参与并且认识到区域领军者承认等级制度,这在医疗保健中很常见。

查看改进项目文档

见 http://www.health.org.uk/sites/health/files/LiningUpHowDoImprovementProgrammesWork.pdf

为了描述观察到的抗菌药物处方行为中的差异,也进行了不同专业的内科和外科的文化研究。

一项在伦敦一所大型教学医院的 6 个手术团

工具包资源

网页链接

🌐 Charani E, Castro-Sanchez E, Sevdalis N, et al. Understanding the determinants of antibiotic prescribing within hospitals: The role of "prescribing etiquette." Clin Infect Dis. 2013; 57 (2): 188-196

见 http://www.ncbi.nlm.nih.gov/pubmed/23572483

🌐 Graphic
见 https://twitter.com/BRxAD/status/808464084844810240

🌐 Audio file
见 http://www3.imperial.ac.uk/newsandeventspggrp/imperialcollege/newssummary/news_24-5-2013-14-52-33

PDF 文献

📄 A literature review of behavioural analysis of behavior change and antimicrobial prescribing in healthcare settings
见 https://www.gov.uk/government/uploads/system/uploads/attachment_data/file/405031/Behaviour_Change_for_Antibiotic_Prescribing_-_FINAL.pdf

网址链接

🌐 NCDI
见 https://www.ncbi.nlm.nih.gov/pubmed/27938372

🌐 Should surgeons be allowed to prescribe
见 http://haicontroversies.blogspot.co.uk/2017/11/should-surgeons-be-allowed-to-prescribe.html

🌐 NCDI
见 https://www.ncbi.nlm.nih.gov/pubmed/28341492

队的研究中,民族志也被用于描述文化和手术团队动力对抗菌药物处方行为的影响。此项研究中的外科医生倾向于将自己视为"干预者",其主要职责是手术干预。在这种背景下,抗菌药物决策常常交由他人。此研究为国际研究合作提供了一个平台来调查低中收入国家中手术路径的抗菌药物处方。

▶ 等级制度

医疗实践历史上就是存在等级的,其知识,经验和专业知识技能都是受高度重视的。医学中的部落制度已在文献中描述和讨论。在一项定性研究中,来自伦敦一所大型教学国家医疗服务系统基金会所属三家医院包括护士、医生和药剂行业的 39 名医疗保健专业人员接受采访,可以发现个人行为、医疗等级制度与指南政策之间冲突的进一步证据。该研究探讨了他们觉察到的自我报告的抗菌药物处方的决定因素。研究发现存在默许的规则控制处方。等级制度和处方礼节否决了政策和指南:高年资临床医生在处方选择对低年资医生决定有重要的影响。

在另一项英国帝国理工学院的医疗专业中施行的研究中,医生们认为降阶梯和停用抗菌药物是高年资医生的职责,低年资医生同时报告他们的处方决定缺乏反馈。该研究呼吁需要改善对低年资处方者的交流和反馈来帮助他们形成合理抗菌药物处方的行为。

等级制度的影响是否在任何地方都一样?当英国帝国理工学院的定性实验设计(Charani 等 2013 年 CID)在挪威复制时,很有趣的是发现了不同的结果,等级制度并不是一个关键决定因素。这可能是因为挪威作为一个更加平等的社会,已经努力抹平可见的等级(例如,所有医院员工都穿着一样的白色工作服),不经意间克服了一些在全球很多其他医疗组织中仍存在的障碍。

在挪威,实验室的地理可及性是有效抗菌药物处方和管理的一个更加迫切的障碍。

阅读文献

 见 https://academic.oup.com/jac/article/doi/10.1093/jac/dkx163/3867670/Addressing-the-key-communication-barriers-between?guestAccessKey=90147a72-cfc5-409b-aa76-2eb78c233e2a

然而,从国际上来讲,文化和高年资同事的影响对于抗菌药物决策仍有很强的决定作用。在一项针对第五周慕课参与者的调查中,505 位调查对象(来自 53 个国家)压倒性地认为在抗菌药物决策方面高年资同事的意见置于政策和指南之上(2017 ECCMID 摘要)。

访问 ESMID 网址

见 https://www.escmid.org/escmid_publications/escmid_elibrary/?q=charani&id=2173&L=0&x=23&y=24

行为改变作为质量改进

有证据清晰地显示需要从微生物、新药研发和医院政策以外的领域借鉴方法来实施有效的抗菌药物管理计划。

质量改进干预措施有很多种形式。就像前面几章中所看到的,通过测量来认识你所处的位置上正在发生的情况是改变和改善的关键。广义而言,质量改进是每个人联合的和不断的努力去进行改变以取得更好的患者预后,更好的系统效能(医疗保健)和更好的专业发展。

进行改变应该成为在系统所有部分的每个人的工作和每天日常的一个内在部分。

改变系统只是改进方法库的一部分,行为也应该得到改善。关于抗菌药物处方,哪些行为应该改变以及如何改变?

面对耐药上升,尽管存在政策和指南,医院中抗菌药物使用仍旧不理想。社会科学的证据有助于形成更加持续和情境驱动的抗菌药物管理干预措施。为了形成更加情境驱动的干预措施,我们可以从其他领域已经存在的行为改变方法中学习。

一些行为改变方法(BCTs):

COM-B 模型(能力,机会,动机——行为)

此方法的前提是,为了作出行为改变,个人必须:

- 同时在生理和心理上有能力作出必要的行动。
- 拥有生理和社会的机会来改变其行为。
- 有更多的动机来采用新行为,而非旧行为。

在一系列主题中,已证明特定的举措可以导

访问行为改变网址

见 http://www.behaviourchangewheel.com/about-wheel

致成功的行为改变:

目标设定和行动计划。

目标设定包括依据行为目标对"限时改善程度"目标的定义达成共识。行动计划涉及对于行为执行的及时规划。

目标设定和行为计划是广泛使用的行为改变方法,尤其用于激励个体改变那些直接影响他们的行为,如戒烟,也可用于有慢性疾病患者。虽然这对于引起行为改变是有效且必要的,但是很少将其用于抗菌药物管理干预。

审核和反馈

审核和反馈已经被尝试用于抗菌药物管理干预,也就是监测和反馈那些被期望有行为改变的人的行为结果。所有可用于抗菌药物管理的行为改变方法总结见以下参考:

访问 SCIENCE DIRECT 网址

见 http://www.sciencedirect.com/science/article/pii/S0924857914004014?via%3Dihub

访问 NICE 网址

见 https://www.nice.org.uk/guidance/ph49/chapter/7-glossary

已经有越来越多的证据支持正确的方法用于行为改变,如审核和反馈。一项关于审核和反馈及其对于医疗保健专业人员行为的效果的 Cochrane 综述已经发表。综述中,作者明确了成功、有效的审核和反馈的关键步骤:

1. 利用多模式方法来传递反馈(如文字的和图表的)。

2. 不止一次地给予反馈(即每月 1 次,重复反馈)。

3. 由受信任的同事或监督者进行传达。

4. 目标瞄准有显著进步空间的行为(基线执行是低的)。

5. 同时明确推荐改变的实践(也就是目标和行动计划)。

英国抗微生物化疗学会(BSAC)已经着手引导使用 Cochrane 系统综述的干预措施来改善住院患者的抗菌药物处方。学会与英国伦敦大学学院行为改变中心的主任 Susan Michie 教授一起工作,设计数据提取表格从综述包括的 214 篇文章中确定行为改变方法(BCTs)从识别行为改变方法。在这份演示幻灯片中,Peter Davey 教授将引导你了解综述过程并突出关键点。

工具包资源

幻灯集

 Behaviours and BCTs – Peter Davey
见 http://www.bsac.org.uk/antimicrobialstewardshipebook/Chapter 12/Cochrane summary.zip
见 http://www.ncbi.nlm.nih.gov/pubmed/23572483

行为改变理论成功应用于抗菌药物管理研究的案例

尽管越来越多的证据表明文化和团队动力的强大影响,但是令人失望的是很少看到有关试图将更好的社会科学融入抗感染药物管理计划的文章发表,虽然社会科学对于改进抗菌药物管理的执行具有重要作用。我们能够从现存的一些干预实例中学习到社会科学和行为改变科学可被应用产生更有效的结果。有几个使用行为改变和社会科学研究来告知抗菌药物处方干预的例子。总结见 JAC 上近期的两篇受邀综述。

1. Toma M,Davey P,Marwick C,Guthrie B. A framework for ensuring a balanced accounting of the impact of antimicrobial stewardship interventions. J Antimicrob Chemother 2017;72(12):3223-31

2. Driving sustainable change in antimicrobial prescribing practice – How can social and behavioural sciences help? Fabiana Lorencatto, Esmita Charani, Nick Sevdalis, Carolyn Tarrant &

Peter Davey. JAC 2018 in press(hopefully!)

正如本章中的一些证据证明,社会科学研究可以通过帮助医疗保健专业人员发展情境驱动的可持续干预来解决抗菌药物管理计划的关键差距。

参考文献

1. Skodvin B, Aase K, Charani E, Holmes A and Smith I. An antibioticstewardship program initiative: A qualitative study on prescribing practices among hospital doctors. ARIC under review. http://www.ncbi.nlm.nih.gov/pubmed/26075065

2. Davey P, Peden C, Charani E, Marwick C, Michie S. Time for Action: Improving Design and Reporting of Behaviour Change Interventions for AntibioticStewardship in Hospitals; Early Findings from a Systematic Review International Journal of AntibioticAgents. 2015 Mar;45(3):203-212. doi: 10.1016/j.ijantimicag.2014.11.014. http://www.ncbi.nlm.nih.gov/pubmed/25630430

3. Gabbay J, May A. Evidence based guidelines or collectively constructed "mindlines?". Ethnographic study of knowledge management in primary care. BMJ. 2004;329:1013. doi:10.1136/bmj.329.7473.1013.

http://www.ncbi.nlm.nih.gov/pubmed/15514347

4. Dixon-Woods M, Leslie M, Tarrant C, Bion J. Explaining Matching Michigan: an ethnographic study of a patient safety program. Implement Sci. 2013;8(1):70. doi:10.1186/1748-5908-8-70.

http://www.ncbi.nlm.nih.gov/pubmed/23786847

5. Rawson TMM, Charani E, Moore LSPS, et al. Mapping the decision pathways of acute infection management in secondary care among UK medical physicians: A qualitative study. BMC Med. 2016;14(1):208. doi:10.1186/s12916-016-0751-y.

6. Charani E, Tarrant C, Moorthy K, Sevdalis N, Brennan L, Holmes AHH. Understanding antibiotic decision making in surgery – a qualitative analysis. Clin. Microbiol. Infect. 2017;23(10):752-760. doi:http://dx.doi.org/10.1016/j.cmi.2017.03.013.

(俞云松,赵冬冬　译,曾玫　校)

第13章

抗菌药物管理的理论与实践：
对谨慎处方的教育能力

> 作者：DIANE ASHIRU-OREDOPE

本章目标：
　　强调对谨慎开处方的教育能力方面的现状与发展。

学习效果

完成本章后，应该能够：
- 了解教育能力的全球现状。
- 描述抗菌药物管理可用的教育策略。
- 描述培养能力的过程。
- 考虑哪些教育资源在其所在地可能有用。

介绍

　　与限制性措施（例如处方限制）相比，通过教育来增加理论知识和提升处方实践是重要且有说服力的核心 AMS 干预措施。

　　教育策略可以是被动的也可以是主动的。被动和主动教育策略的示例包括：
- 印刷的抗菌药物处方指南，机构网站上的处方指南、海报、讲义、出席会议、极少有互动的员工 / 教学会议（被动策略）。
- 用于建立共识的专题小组讨论会、研讨会、一对一针对性会议。例如：学术推广，或通过临床教育者（例如，感染病医生 / 微生物学家或药师）进行的教育服务（主动策略）。

　　虽然增加知识是提高抗菌药物管理水平的重要一步，但是单靠教育在改变处方实践方面只显示出微弱的效果，而且没有表现出可持续性。与印刷材料和单独的小组互动相比，面对面的教育性拜访对改变处方行为有着更大和更持久的影响。

这项方法被认为是改变处方行为最可能有效的单一方法。然而，它需要密集的资源。

在本章中，我们将着重介绍当前的理论和实践状况，以及培养对谨慎处方的教育能力。

在本章中，所有医疗专业人员和医学生，包括医生、药师、护士、牙医和其他相关医疗专业人员，均纳入考虑。在许多国家，只有医生和牙医可以开抗菌药物，但越来越多的护士和药师可以独立开药，包括抗菌药物。其他相关医疗专业人员，如足疗师和理疗师，也可能在影响需要抗菌药物的感染患者转诊方面发挥关键作用。

通过有效的沟通、教育和培训来提高对抗菌药物耐药的认识和理解的重要性，是 WHO《全球抗菌药物耐药性行动计划》的第一目标。尤其需要将抗菌药物耐药作为专业教育、培训、认证和继续教育与持续的职业发展的核心组成部分（图 13-1）。

> "我们需要立即采取措施，通过面向在人类健康，动物健康和农业实践等领域的不同受众以及消费者的公共传播计划，提高人们对抗菌药物耐药性的意识并促进行为改变。将抗菌药物的使用和耐药纳入学校课程可促进人们从小就有更好地理解和认识。"
>
> "在卫生和兽医领域以及农业实践中，将抗菌药物耐药作为专业教育、培训、认证和继续教育与发展的核心组成部分，有助于确保在专业人士中的正确理解与意识。"WHO 全球行动计划 2015[2]

图 13-1
WHO 全球行动计划——关于教育和培训的第一目标

为什么抗菌药物耐药性教育对医务工作者和公众如此重要？

观看视频
见 https://youtu.be/ufxSPIKcHB4

为响应 AMR 作为教育的一个核心组成部分这一要求，需要发展教育资源，例如具有全球影响力的大规模在线开放课程。

当前形势：提高 AMS 理论和实践的国家战略

各国政府、教育机构和专业机构为执行《全球行动计划》的第一目标采取了若干措施。在第 70 届世界卫生大会上首次对各国的 AMR 国家行动计划准备情况进行公开调查，突出了世界各国迄今取得的进展。

代表世界 95% 的人口的 147 个政府作出了回应（图 13-2 和表 13-1）。

表 13-1　各国在人类卫生部门就抗菌药物耐药培训和专业教育问题已采取的措施

	共计	%
A. 没有对卫生工作者进行培训	12	8.2
B. 一些卫生相关学科的特别培训课程	44	29.9
C. AMR 包含在一些针对卫生工作者的职前培训和 / 或一些专业课程中	48	32.7
D. 从事 AMR 及抗菌药物使用和感染预防的卫生工作人员可在全国范围内获得持续的职业发展（continuing professional development，CPD）	36	24.5
E. AMR 系统地纳入所有相关卫生人员的职前培训课程。全国公立和私立部门的人类卫生相关群体可获得 AMR 的定期 CPD	5	3.4
无回应	2	1.4

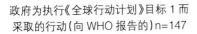

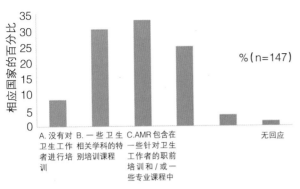

政府为执行《全球行动计划》目标 1 而
采取的行动（向 WHO 报告的）n=147

图 13-2
各国政府为执行《全球行动计划》第一目标而采取的行动

该调查强调了取得的进展：
- 77 个国家制订了多部门计划。
- 57 个正在开发中。
- 37 个报告称没有正式计划。

高收入国家普遍报告说，它们在应对 AMR
挑战时，在各个方面都有更强的能力，但对中低
收入国家、特别是脆弱国家来说，这是一个重大
挑战。

与动物卫生系统相比，人类卫生系统的 AMR
处理进展地更好，培训方面尤为明显，因为只有
12 个国家在人类卫生部门没有培训，而 33 个国
家在兽医部门没有培训（表 13-1）。

选择方案 E 的五个国家是白俄罗斯、挪威、
英国（欧洲区）、海地（美洲区）和黎巴嫩（地中海区）。
大多数没有对卫生工作者进行过 AMR 培训的国
家位于非洲（6 个）、东南亚（2 个）、西太平洋（4 个）
地区（图 13-1）。

工具包资源

网站链接

 1. https://www.ncbi.nlm.nih.gov/
pubmed/6406886

3. http://www.who.int/antimicrobial-
resistance/publications/global-
action-plan/en/

 4. https://extranet.who.int/sree/
Reports?op=vs&path=%2FWHO_
HQ_Reports/G45/PROD/EXT/
amrcsat_Menu

文献链接

2 Dartnell J. Understanding,
Influencing and Evaluating Drug
Use. North Melbourne, Victoria：
Therapeutic Guidelines Ltd, 2001

各国实施《全球行动计划》第一目标的实例

表 13-2 概述了全国抗菌药物耐药行动计划中所述的抗菌药物意识 / 教育和培训策略。

下面我们将举例说明这些方法是如何实现的。

英国

在英国，《卫生和社会护理法：预防和控制感染行为守则》及相关指南（DH 2015）[4] 规定，医疗保健提供者应确保所有处方医生都接受过谨慎使用抗菌药物的介绍和培训，并熟悉抗菌药物耐药和管理能力。

国家指导意见中还建议，除了入职培训的介绍性课程外，还应为医生、药师和护士提供谨慎使用抗菌药物方面的强制性核心培训，每 3 年 1 次，尤其是那些引起艰难梭菌感染（CDI）的抗菌药物（PHE & DH2008 [5]；PHE 2011 [6]）。

最后，在 2013 年，《国家抗菌药物耐药行动计划》明确规定了为改善专业教育培训和公众参与所需采取的行动。

2013 年，英国在全世界首次发表了国家级的抗菌药物处方和管理能力指引。《抗菌药物处方和管理能力》是对英国所有处方医生通用能力准则[7]（2016 年）的补充，该准则要求处方医生了解抗菌药物耐药以及感染预防和抗菌药物管理的作用。

从那时起，在本科课程中对《国家抗菌药物处方和管理能力》的实施进行了评估，并对提升处方医生知识的教育方法进行了评估。

- 提高抗菌药物处方知识的教育方法。

一项确定目前有哪些学习材料和资源可用于支持处方医生进行 AMR 和抗菌药物处方学习和教育的全国性调查强调：

- 在 61% 的回应的机构中，所有处方医生都接受了谨慎使用抗菌药物的介绍和培训。
- 40% 经确认的处方医生熟悉和 / 或具备 PHE/ARHAI 抗菌药物耐药和管理能力。
- 最普遍的形式是培训研讨会。
- 超过 75% 的资源用于培训处方医生（所有职别的初级和中级保健医生，包括牙医）。

此次国家调查强调了地方 / 区域级的教育和培训的一般方法（图 13-3）：

在本地为处方医生、管理人员和抗菌药物发放者开发的电子学习

- 与本地相关的演示、测验和角色模拟、研讨会、传单和内部学习材料、作为非医疗处方（NMP）课程的一部分的课堂讲座，以及抗菌药物使用的持续职业发展（CPD）课程，例如医疗会议 / 大查房

- 公告、简短谈话、智能手机和网站应用程序、反馈会议、指南和药房团队提醒

- 强制性抗菌药物处方培训

- 以抗菌药物审计和艰难梭菌数据分析为基础的教学

- 通过未来学习（Future Learn，如 AMS- 慕课）和电子学习（如通过 RCGP 网站上的 TARGET）的远程学习

- 所有参与药物治疗的人员的培训课程

- 业务通信，交流和每周监察

- 确定问题后，通过审核和根本原因分析（RCA）创建的培训资源

- 由外部专业抗菌药物药师和外部专业大学讲师进行的讲座 / 研讨会

- 在临床进行一对一的教学，包括抗菌药物处方的案例学习，以研讨会形式进行，并进行讨论

- 单个医疗网络（在英国叫信托基金会 trust）组织的活动

- 处方应用程序

- 多专业会议

- 英国抗菌药物使用和耐药性监测计划（ESPAUR）数据展示

图 13-3
地方 / 区域级的教育和培训的一般办法

澳大利亚

2011 年澳大利亚医院的抗菌药物管理

在澳大利亚,建议在本科,研究生和职业发展课程中教处方医生如何根据抗菌药物治疗指南开药。医院着重负责对临床人员进行当地 AMS 计划的教育(图 13-3)。

查看 AMS 文件,
见 https://www.safetyandquality.gov.au/sites/default/files/migrated/Antimicrobial-stewardship-in-Australian-Hospitals-2011.pdf

加纳

作为制订本国 AMR 国家行动计划的一部分,加纳不仅对医疗保健专业人员,也对民间卫生社会组织进行了知识、态度、信念和实践的基线评估[8]。据此,自 2015[9] 年起实施了针对媒体从业人员、药师、护士、传统统治者和民间社会组织 / 非政府组织的培训计划(图 13-4)。

报告、培训手册、教学材料

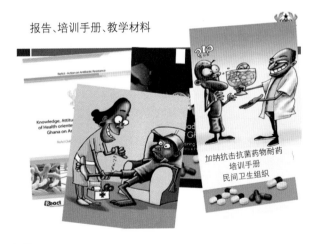

图 13-4
一张来自加纳卫生部药物服务司司长 Martha Gyansa 的介绍

中国

在 2016 年的一项调查之后,中国医学院的教育工作者已经认识到发展 AMR 教育和培训计划的重要性。在一个国家项目中共设计了三个 AMR 教育和培训方案:①北京大学批准并启动一门医学院校本科课程,成为面向全体本科生的选修课;②一项针对药师的抗菌药物管理培训计划已在中国五个省份启动试点;③一项针对临床医学生的计划已于 2017 年在北京大学获批启动。

印度

印度 2017—2021 年 AMR 行动计划的战略优先事项 1 注重通过有效的沟通、教育和培训提高对 AMR 的认识和理解,同时还有 2 个重点领域,第一是通信和信息、教育、通信(information,education,communication,IEC)资源,以提高所有利益相关者的认识,第二个是教育以及培训,以提高各部门专业人员的知识和行为。

查看 AMR 文件
见 https://care.gu.se/digitalAssets/1623/1623654_national-action-plan-on-amr.pdf

南非

在南非,作为实施国家 AMR 行动计划的一部分,通过与南非卫生专业委员会和卫生提供者合作,在抗菌药物处方课程后颁发抗菌药物处方证书。据设想,这将是每 2 年 1 次的,可更新的,基于网络的资质。

除此之外,
- 有两个国家培训中心,可以快速培训整个南非省级医院的处方医生、药师、医院负责人团队,以促进他们医院中 ASP 的启动,进而培训当地从业人员的管理工作。

同时,
- 免费、公开的临床抗菌药物管理学习课程,完成课程的从业者可获得结业证书。

浏览临床抗菌药物管理的文章
见 https://www.openlearning.com/courses/clinical-antibiotic-stewarship-for-south-Africa/

南非临床抗菌药物管理——观看视频
见 https://www.youtube.com/
watch?v=RLEeM46mZbs

面向全球的免费 AMS 培训

可以从 Uppsala 大学（瑞典）[10]（图 13-6）和 Dundee 大学（英国）[11]（图 13-5）获得大规模开放在线内容（MOOC），以在全球范围内免费获得 AMS 培训。

在线课程

抗菌药物管理：管理抗菌药物耐药

通过这个免费的在线课程，了解抗菌药物耐药性以及抗菌药物管理如何减缓或减少耐药性

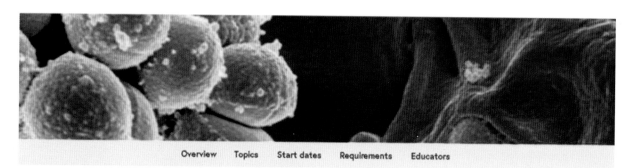

图 13-5
邓迪大学和英国抗感染化疗学会发表的《抗菌药物管理：管理抗菌药物耐药》

在线课程

抗菌药物耐药：无声的海啸

了解抗生素耐药性以及需要采取什么行动来应对这一日益严重的全球健康威胁

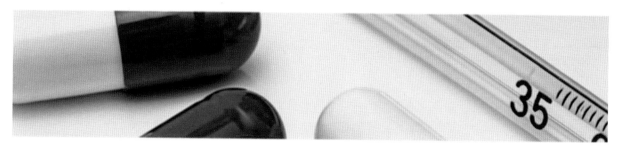

图 13-6
瑞典乌普萨拉大学发表的《抗菌药物耐药：无声的海啸》

表 13-2　国家抗菌药物耐药行动计划中的抗菌药物认识 / 教育和培训策略摘要[12]

国家	与全球行动计划第一目标有关的行动	改善抗菌药物处方 / 管理实践的策略
澳大利亚	• 开展跨部门的公共运动,通过教育和培训提高对抗菌药物耐药的认识	• 全国性 AMS 网络,用于协调旨在产生一致 AMS 方法的国家项目 • 开发资源以支持 AMS 的实施。现有的认证和质量保证计划将进行审查,以确保符合 AMS 惯例
加拿大	• 通过开展 AMR 宣传运动,促进在人和动物医学中适当使用抗菌药物	• 支持研究以及宣传有关管理措施的研究结果
德国	• 提高针对公众的 AMR 教育和意识 • 制订持续职业发展(CPD)培训计划,并确定是否可以在 AMR 中强制实施 CPD	• 为医生 / 患者讨论抗菌药物使用制订沟通策略的检查表 • 为医护人员开发在线论坛 • 一些医院将其纳入质量报告
挪威	• 通过开展大众传媒活动,提高大众对 AMR 的了解程度 • 为医护人员召开感染控制会议,重点讨论抗菌药物指南	• 开发处方登记,在所有用于人的抗菌药物处方上加入诊断代码,以便记录抗菌药物使用情况 • 评审建立全科医生处方反馈系统的可能性,并提供抗菌药物处方的同行评审评估
西班牙	• 制订针对所有医护人员和公众的全国宣传运动和教育培训战略计划 • 将为医护人员设立一个有关 AMR 的持续培训计划	• 将发展和鼓励处方医生的自我评价
南非	• 引入 AMR 公众意识活动,包括疫苗接种意识 • 将实施 AMR 的核心课程	• 提供在各级开发有效 AMS 的领导和指导 • 将 AMS 活动纳入工作描述、绩效评估和 CPD 活动 • 正在实施一系列 AMS 干预措施(例如,AMS 病房查房和药物图表中的抗菌药物专用部分)
英国	• 将预防感染措施纳入所有针对医护人员的教育计划 • 确保遵守当地准则 • 审核当地处方,以确定抗菌药物管理实践的结果 • 加强公众参与,重点是适当使用抗菌药物	• 与皇家学院和专业机构合作,确定如何使用评估和再验证系统来加强 AMS
美国	• 实施公共卫生计划。到 2020 年,在所有急性病医院建立抗菌药物管理计划	• 支持其他国家制订和实施国家计划和战略,以加强 AMS • 制订适当的指标,以测定 AMS 工作的成功性

工具包资源

网站链接：

🌐 5. 见 https://www.gov.uk/
government/publications/the-
health-and-social-care-act-
2008-code-of-practice-on-the-
prevention-and-control-of-
infections-and-related-guidance

🌐 6. 见 https://www.gov.uk/
government/publications/
clostridium-difficile-infection-how-
to-deal-with-the-problem

🌐 7. 见 https://www.gov.uk/
government/publications/
antimicrobial-stewardship-start-
smart-then-focus

🌐 8. 见 https://www.rpharms.
com/resources/frameworks/
prescribers-competency-
framework

🌐 9. 见 http://ghndp.org/reactcso/
index.php/ghana-cso-
reports/144-report-assessment-
of-the-knowledge-attitudes-
beliefs-and-practices-of-civil-
society-organisations-in-health-
on-antibiotic-use-and-resistance

🌐 10. 见 http://ghndp.org/reactcso/
index.php

🌐 11. 见 https://www.futurelearn.com/
courses/antibiotic-resistance

🌐 12. 见 https://www.futurelearn.com/
courses/antimicrobial-stewardship

文献链接

13. 改编自 Sadak M, Cramp E,
AshiruOredope D. Current
Treatment Options in Infectious
Diseases 8 (2) 57-712
https://www.futurelearn.
com/courses/
antimicrobialstewardship

总结

虽然国家 AMR 行动计划包括教育和培训，但目前全球实施情况喜忧参半，需要更多的工作和协调。

什么是抗菌药物处方和管理的能力

能力或能力框架是有助于实现预期结果的一系列行为[13,14]，这些行为支持个人和组织达到组织设定的目标。

为何这个能力如此重要？

开处方者可以利用这个能力在与开抗菌药物处方有关的职业发展的任何时候帮助提升开处方的行为，并且可以用于规划持续职业发展，以保持和提高他们的能力。

除了个人收益，这个能力还可以为监管机构、教育提供者和专业机构提供明确的信息，以告知培训的标准、指导和发展。

为了了解能力水平，个人有必要对其目前的知识和技能水平及其在实践中的应用能力进行诚实的评估。可在评估中寻求其他人（如同事、同辈和 / 或管理人员）的帮助。一旦对知识、技能和能力进行了现实的评估，就可以确定学习需求以及如何满足这些需求。重要的是重新审视能力并确保持续评估，以确定在实现各个能力上取得的进展[15]。发展出能力与相关的国家 / 国际指导和资源保持一致也很重要。

这些能力应该为谁准备？

所有医护人员应具备抗菌药物处方和管理能力，尤其是独立的处方者：

- 初级保健医生 / 家庭医生。
- 内科医生。
- 外科医生。
- 医学实习生。
- 从医学院毕业 1 年而能开具并签署抗菌药物处方的毕业生。
- 可在无监督的情况下针对一定范围临床情况开一定范围抗菌药物的护士或药师。
- 可以开几种不同抗菌药物的牙医。

以及非独立处方者（如果相关）包括：
- 只能在特定情况下（例如尿路感染）开具特定抗菌药物（例如甲氧苄啶）的护士或药师。
- 受鼓励开处方但需要有资质的医生签署处方的最后 1 年医学生。

工具包资源

文献

14. Whiddett s, Hollyford s. The Competencies Handbook London: Institute of personnel and Development, 1999

15. Bartram D. Roberton Callinan M. Introduction. a framework for examining organizational effectiveness. In: Robertson IT, Callinan M, Bartram D, eds. Organisational Effectiveness: The role of Psychology. Chichester: Wiley, 2002；1-12

发展能力

应使用循证方法发展能力。采取循序渐进的方法来发展能力的一个例子是：

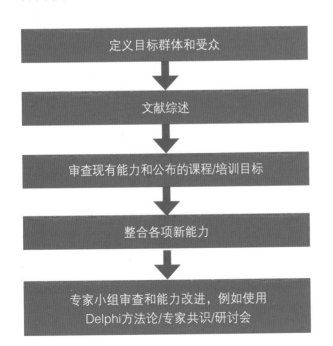

定义目标群体和受众

↓

文献综述

↓

审查现有能力和公布的课程/培训目标

↓

整合各项新能力

↓

专家小组审查和能力改进，例如使用 Delphi 方法论/专家共识/研讨会

当前形势：世界各地发展的能力：英国 - 国家能力

首个国家抗菌药物管理能力的发展

观看视频

见 http://bsac.org.uk/PlayVideoPage. html?url=https://s3-eu-west-1. amazonaws.com/bsac-spring2014/ New%20Videos/Diane_Ashiru_Oredope1

英国的抗菌药物处方和管理能力包括五个方面，每个方面都包含描述处方开具者应能证明其活动和结果的陈述。

- 教育公众和临床医生如何谨慎使用抗菌药物，作为抗菌药物管理计划的一部分，对控制 AMR 至关重要。加强监测和感染预防与控制是另外的关键策略。
- 利用现有证据、法规文件和国家一级和二级护理抗菌药物管理指南，在英国开发了抗菌药物处方和管理能力的五个能力维度（31 项陈述）（表 13-1）。
- 这些能力旨在补充英国针对所有开处方者的通用处方能力框架。
- 能力的五个维度如下表所示，每个类别都有一个能力声明示例。
- 所有能力都可以在英国卫生部的网站上找到。

访问卫生部网站

见 https://www.gov.uk/government/ publications/antimicrobial-prescribing- and-stewardship-competencies

五个维度	陈述的数量	能力陈述的示例
1) 感染预防和控制:所有独立的处方者必须了解预防和控制感染的原则和能力	5 项	了解目前的疫苗如何能有益于处方实践,包括减少开抗菌药物的需求和减少耐药菌株,例如肺炎链球菌
2) 抗菌药物耐药性和抗菌药物:包括抗菌药物的作用机制和活性谱以及耐药机制	6 项	具备正确使用抗菌药物的知识: • 预防以减少感染风险 • 感染的治疗
3) 开具抗菌药物处方:包括开具正确用于预防和治疗抗菌药物的关键要素	8 项	知道何时不需要开具抗菌药物和使用替代方法,例如移除有创器械(静脉置管或导尿管)或者切开或引流脓肿,来证明可以胜任抗菌药物的处方能力
4) 抗菌药物管理:理解并在日常实践中落实抗菌药物管理	8 项	展示临床能力,并了解在开始抗菌治疗 48 小时后从五种抗菌药物处方中正确选择其一决定的重要性(ARHAI 指南 - 尽早合理治疗,尽快精准治疗)
5) 监测和学习:所有独立处方者必须证明在抗菌药物方面处方和管理的专业能力的持续发展	4 项	通过使用当地一致认可的质量测评流程(如遵循指南)、结果和权衡方法(如意外不良事件或并发症),来证明抗菌药物管理中的 CPD

英国抗菌药物药师的专家专业课程

此外,在英国,还为主要负责医院抗菌药物管理的抗菌药物药师开发了专家专业课程。

该课程由英国临床药学协会药房感染网络开发,并得到皇家药学会的认可,作为支持药师满足加入皇家药学会教职的要求的工具。该课程的目的是帮助抗菌药物药师进行抗菌管理。该课程可通过 http://bsac.org.uk/ukcpa-expert-professional-curriculum-for-antimicrobialpharmacists/ 查看。

该课程涵盖五个领域,在每个领域中,具有三级能力,涵盖从新手到专业实践(高级阶段Ⅰ),通过获得复杂问题的经验(高级阶段Ⅱ)到国家级水平(精通)。

1. 理解感染和抗菌药物管理的背景 对地方和国家抗菌药物使用和耐药性数据的认识和解释,与抗菌药物管理有关的国家和国际政策以及全球 AMR 问题。

2. 临床微生物学 理论、实验室检测及其解读,感染的临床原理和 AMR 的原理。

3. 抗菌药物 治疗药物监测、药理学、药代动力学和药效学,以及抗菌药物在特殊人群中的使用。

4. 对临床表现的处理 按身体系统来组织。

5. 抗菌药物管理计划的原则 管理团队的作用以及医院和初级保健管理方案的关键组成部分。

本文档中提供了不同级别的预期知识和行为的示例,还提出了感染与抗菌药物管理的教学大纲。

抗菌药物管理领导者所需的知识和技能指南(美国)[16]

在美国,美国医疗流行病学学会与其他领导者合作,共同推动抗菌药物管理领域的发展,为从事建设、领导和评估抗菌药物管理规划的抗菌药物管理专业人员制订了所需的核心知识和技能的摘要说明。

这些类别包括:
- 抗菌药物管理的一般原则。
- 管理干预的方法。
- 抗菌药物。
- 微生物学和实验室诊断学。
- 测量和分析。
- 信息学 /IT 计划建设和领导。
- 特殊人群和非急症医院环境。
- 感染控制。

医学生的抗菌药物管理课程

供美国医学院使用的课程。它包括:三次有辅导老师笔记和录音的说教式讲座,九道相应的考试题目(可根据要求提供),以及五次有辅导老师指导的小组活动。教学讲座是针对临床前几年的医学生,而小组活动则是针对临床实习的医学生。

欧洲

欧洲共识:ESCMID 在抗菌药物处方和管理方面的通用能力

目前,欧洲临床微生物学和感染病学会正在开发一套全欧洲范围内,基于共识的抗菌处方和管理方面的,适用于欧洲范围内所有独立处方医生的通用能力。

没有对任何非洲国家或澳大利亚、印度、中国或南非的公开资质。

工具包资源

参考文献

17. Cosgrove, S., Hermsen, E., Rybak, M., File, T., Parker, S., & Barlam, T. (2014). Guidance for the Knowledge and Skills Required for Antimicrobial Stewardship Leaders. Infection Control and Hospital Epidemiology, 35(12), 1444-1451. doi:10.1086/678592

网站链接

 18. 见 https://www.cdc.gov/antibiotic-use/community/for-hcp/continuing-education.html

教育资源

降低抗菌药物耐药性 1 级电子学习由英国开发,目的是支持各种环境下的所有卫生和社会护理人员(临床和非临床),以了解抗菌药物耐药所构成的威胁,以及他们可以帮助解决这一重大卫生问题的方法。

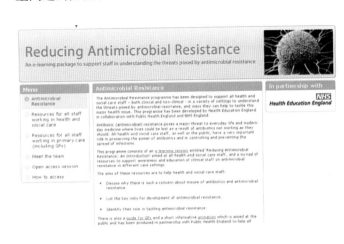

访问网站

 见 http://www.e-lfh.org.uk/programmes/antimicrobial-resistance/

CDC：明智使用抗菌药物

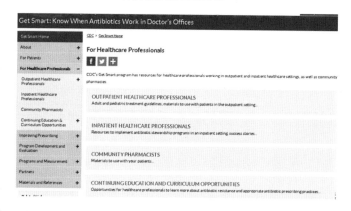

访问网站
见 https://www.cdc.gov/antibiotic-use/community/for-hcp/index.html

用于初级保健的 TARGET 工具包

TARGET（负责任地对待抗菌药物、指导、教育、工具）资源旨在帮助改变卫生工作者、开处方的初级保健人员以及患者的个人态度、社会规范以及最佳抗菌药物处方的认知障碍。它包括一系列资源，每种资源可用于支持卫生工作者、处方者和患者负责任的抗菌药物使用，帮助满足 CPD 和重新验证的要求。培训资源是免费提供的，并且可以由不同卫生专业人员、全科医生、见习全科医生、医学生、全科医生培训师、医生助理、实习护士和非医疗处方医生在线访问。

抗菌药物工具包 "TARGET"

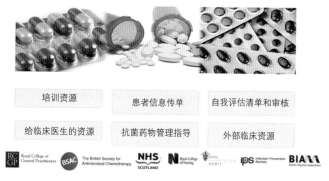

| 培训资源 | 患者信息传单 | 自我评估清单和审核 |
| 给临床医生的资源 | 抗菌药物管理指导 | 外部临床资源 |

访问网站
见 https://www.rcgp.org.uk/clinical-and-research/resources/toolkits/target-antibiotic-toolkit.aspx

一份全科医生抗菌药物耐药指南

一份供全科医生学习的简短教学视频

观看视频
见 https://youtu.be/PkYQJettZVo

护士的抗菌药物管理工作手册：

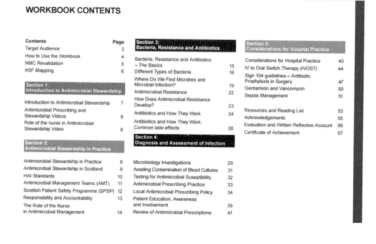

访问网站
https://www.nes.scot.nhs.uk/education-and-training/by-theme-initiative/healthcare-associated-infections/training-resources/antimicrobial-stewardship-workbook.aspx

抗菌药物卫士

一种教育和行为改变干预资源，要求卫生和社会护理专业人员、领导、学生、教育工作者和公众就计划如何为应对抗菌药物耐药作出贡献选择一种可行的、有针对性的承诺。

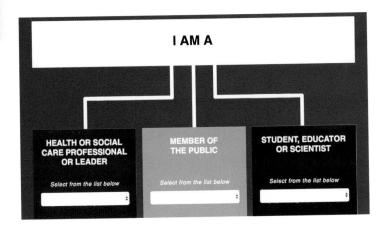

抗菌药物卫士是英国在欧洲抗击抗菌药物耐药觉醒日（EAAD）活动的一部分，并拥护英国 5 年 AMR 战略。

2016 年在同行评议出版物（*BMC Public Health* 和 *Journal of Public Health*）上发表的抗菌药物卫士（AG）运动的过程和结果评估表明，该运动的影响范围广泛，成功地在医疗人员和公众中增加了解决 AMR 的承诺、增强了相关知识普及和行为改变（自我报告）。

访问网站
见 http://www.antibioticguardian.com/

处方模拟程序

是一种在线训练环境，为开处方者提供了在任何时间或地点在线环境中进行模拟练习的机会。向用户介绍需要某种处方形式的处方的临床方案，然后自动对处方进行评分，并提供反馈以指导用户将来如何改进。

访问网站
见 https://www.bps.ac.uk/education-engagement/prescribing-and-patient-safety/prescribing-simulator

处方安全性评估（PSA）

处方安全性评估（PSA）是对在英国医学院校或海外学习过的所有基础医学见习生进行的一项评估。现在，超过 4 万名学生和医生从参加评估和相关培训材料中受益。目前，在大约 3 000 种（13％）的问题中，有 400 个涉及抗菌药物及其用途。

访问网站
见 https://prescribingsafetyassessment.ac.uk/

Elsevier 和 Podmedics 规定的处方安全评估（PSA）考试的处方技巧

观看视频
见 https://youtu.be/8CpgKtphPjE

ScRAP 计划

初级教育工具包，帮助开处方者减少不必要的抗菌药物处方，包括：- 可以在线传输的预录制的演示文稿 - 入门视频 - 患者咨询视频。

访问网站
见 https://vimeo.com/97519741

NICE

开发了针对委托和供应组织、服务经理和当地决策小组的关于抗菌药物管理的免费电子学习会议，以确保有效的抗菌药物管理方案到位，并支持处方医生在必要时改变其抗菌药物的使用。

访问网站
见 https://www.nice.org.uk/about/what-we-do/into-practice/education-learning-and-professional-development/online-learning

AMSportal

是由皇家药学学会和伦敦大学学院合作开发的免费在线论坛,由英格兰北部中央和东部伦敦健康教育基金会资助,旨在普及宣传资源和信息以促进对微生物学和抗菌药物管理的学习。

访问网站

见 http://amsportal.org/

BSAC AMR Portal

抗菌药物资源中心(ARC)是由英国抗感染化疗学会开发的全球信息库,它为所有对有效管理感染病感兴趣的人提供信息。

访问网站

见 http://www.bsac-arc.com/

加拿大

CPhA 提供了有关药师在抗菌药物管理中可以发挥的作用的资源,关于常见感染的管理网络研讨会以及与加拿大管理倡议的链接。

访问网站

见 http://www.pharmacists.ca/advocacy/
antimicrobial-resistance/

抗菌药物管理开放虚拟学习委员会(欧洲临床微生物学和感染病学会)-AS-OVLC 是一个开放的网络资源,旨在为促进医疗保健专业人员的抗菌药物管理提供信息和工具。(Twitter:@ ESGAP_ABS)

访问网站

见 http://esgap.escmid.org/

病原菌需要药物吗?(Do Bugs Need Drugs? DBND)是一个关于洗手和负责任使用抗菌药物的社区教育计划。医疗保健专业人员和公众都可以获得学习材料:解释为什么抗菌药物耐药是一个问题以及防止抗菌药物耐药发展的步骤。

访问网站

见 http://www.dobugsneeddrugs.org/

面向兽医的抗菌药物耐药性学习网站

旨在整合到现有的兽医学校课程中的开源教学模块,课程涉及:药理学、微生物学、公共卫生和特定物种的医学。

访问网站

见 https://amrls.umn.edu/antimicrobial-
resistance-learning-site

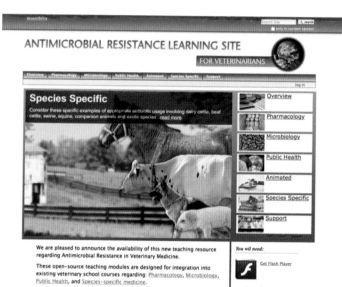

抗菌药物处方游戏

访问网站

见 http://www.imperial.ac.uk/medicine/hpru-amr/applications-and-tools/antibiotic-prescribing-game/

　　帝国理工学院的研究人员和临床医生开发了一款名为"待命：抗菌药物"（"On call：antibiotics"）的电子处方游戏，旨在支持和鼓励在急性护理中谨慎使用抗菌药物。"待命：抗菌药物"允许医生、护士和药师管理一系列前往模拟医院就诊的虚拟患者。与时间和日益增加的工作量赛跑，玩家收到关于患者症状的信息，并且必须诊断和管理这些病例。为了赢得游戏，玩家必须合理使用抗菌药物和开抗菌药物处方。

　　考虑到临床准确性以及对其他专业人员和更广泛的医院环境的影响，这款游戏对玩家表现和决定作出即时反馈。

（胡必杰，高晓东　译，宗志勇　校）

第 14 章

低资源环境下的抗菌药管理教育

> 作者: MARC MENDELSON

本章目标:

　　探讨主要适用于中低收入国家的抗菌药物教育资源。

学习效果

完成本章后, 应该能够:
- 评估现有的可用教育资源以及在缺乏感染科专家的国家扩展他们提供抗菌药物管理教育概念的必要性。

> ## 需认识到的问题

　　对来自拥有抗菌药物耐药 (ABR) 和抗菌药物管理 (ABS) 高资源配置的医学本科生进行的知识、态度和实践的调查一再显示, 这些未来的处方者对于开具处方及优化抗菌药物使用并没有做好充分的准备。在中低收入国家, 一些类似的研究也是同样的结果。在南非, 三所国家顶级医学院校的应届毕业生中, 只有 1/3 的学生有自信开具抗菌药物处方, 并且有 95% 的人认为他们需要更好的 ABR/ABS 教育 (Wasserman 2017 年); 同样的, 在南非, 只有 1/3 的药学院应届毕业生记得接受过正式的抗菌药物管理教学, 然而 90% 的人希望得到这方面的学习; 研究生教育同样需要改进; 在巴西的一项研究中, 几乎所有的受访者均认为抗菌药物耐药是一个重要问题, 而只有 3% 的人认为抗菌药物的实践管理是重要的 (Guerra)。很多时候, 人们常常将抗菌药物耐药问题归咎于他人, 因此忽略了在抗菌药物管理方面得到更好教育的必要性。

> ## 面临的挑战

　　在中低收入国家, 人力资源的短缺、卫生系统的分散以及能够进行抗菌药管理教育的医疗行业感染科专家的缺乏, 对于实行抗菌药管理教育都是重要的挑战。此外, 由于服务提供能力有限, 为毕业后医疗保健专业人员分配管理教育的时间可能会导致系统进一步紧张。

> ## 充分利用既有资源

　　鉴于这些挑战, 中低收入国家要充分利用既有资源, 尤其是通过全球信息和通信技术的发展, 越来越容易获得的在线教育机会 (图 14-1)。

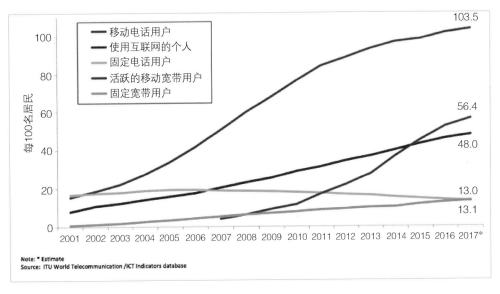

图 14-1
国际电信联盟许可的移动电话和互联网使用的全球趋势图
改编自：ITU Word Telecommunication/ICT Indicators datebase

网络上，每分钟都有大规模的社会媒体和其他内容出现（图 14-2）（译者注：原文中未找到图 14-2），提供了大量的在线学习机会。

还有"一站式"网站提供的文献、社会媒体工具和推特聊天，如明尼苏达大学传染病研究和政策中心（CIDRAP）的网站。

访问网站
见 https://www.visualcapitalist.com/happens internet minute 2017/

访问 CIDRAP 网站
见 http://www.cidrap.umn.edu/asp

这些机会包括：访问由高收入国家设置但适用于全球的综合管理课程，例如 BSCA 的庞大的网络公开课程。

或包含大量强调抗菌药管理重要性的教学视频的反应工具箱：

观看视频 11 BSCA 的庞大的网络公开课程
见 https://vimeo.com/260234375

访问工具箱网站
见 https://www.reactgroup.org/toolbox

或那些专门针对中低收入国家开发的公开课，如南非抗菌药物管理计划（SAASP）开放式学习课程。

观看视频
见 https://youtu.be/-G4cEYQBVu4

世界卫生组织也正在发展一个积极的实践社区，以支持围绕制订国家行动计划的讨论论坛，其中将包括教育资源。表 14-1 概述了在资源匮乏地区开发的免费提供的抗菌药物管理教育计划。

观看幻灯片：
见 https://www.openlearning.com/courses/clinical-antibiotic-stewardship-for-south-Africa/

表 14-1　中低收入国家抗菌药物管理教育项目

项目	领导组织	国家	目标受众	说明
南非临床抗菌药物管理 见 https://www.openlearning.com/courses/clinical-antibiotic-stewardship-for-south-africa	南非抗菌药物管理项目	南非	医学生 内科医生	免费的,介绍如何实现抗菌药物科学管理的网上自学课程,为开具处方和解释临床结果提供指导,讲授 IPC
南非成人抗菌药物管理处方指南 见 https://emguidance.com/	南非抗菌药物管理项目	南非	医学生 内科医生 药师	建议在基本医疗知识(EMG)平台上的免费的抗菌药物处方指南 APP,包括有关管理原则和方法的培训,以及特定感染指南
非洲抗菌药物管理远程学习课程 见 http://www.icanetwork.co.za/education/distance-learning-course-in-antimicrobial-stewardship-for-africa/	非洲感控网	非洲	内科医生 药师 微生物学家 护士	3 个半月的在线远程学习课程,5 个感染性疾病相关模块,聚焦 AMS。讲座、阅读材料,和导师及其他学员互动;非洲参与者免费
在线合理用药模块 见 https://www.uwc.ac.za/Faculties/CHS/soph/News/Pages/NEW-Online-Rational-Medicines-Use-Module.aspx	西开普大学	南非	卫生保健专业人员	单学期在线课程,包括每周任务、论坛和书面作业
抗菌药物的合理使用 见 https://www.reactgroup.org/toolbox/rational-use/examples-from-the-field/antibiotics-smart-use-thailand/	泰国 AMR 控制项目	泰国	卫生保健专业人员 患者 公众	处方者的全国范围的教育活动,分享经验、治疗指南、诊断工具和患者教育工具(光盘、小册子及其他材料)
抗菌药物管理、感染预防和控制 见 https://www.ncbi.nlm.nih.gov/pmc/articles/PMC4001333/	印度医学研究理事会	印度	药师 微生物学家	5 天研讨讲座、现场采访、聚焦 IPC 的实践练习,履行抗菌药物政策指南,实施抗菌药物政策的研究项目
医院实行的卫生部 AMS 程序手册 见 http://icamr.doh.gov.ph/images/PDF/Antimicrobial-Stewardship-Manual-of-Procedures-for-Hospitals-2016-v2.pdf	菲律宾卫生部 世界卫生组织	菲律宾	内科医生	为发展培训项目和材料提供指导和参考
AMS 倡导培训师培训班 见 http://www.doh.gov.ph/node/1221	菲律宾卫生部 世界卫生组织	菲律宾	卫生保健专业人员	当前倡议的互动会议 每个医院与 IPC 相关的挑战,合理使用抗菌药物,监测抗菌药物耐药;还包括 AMS 试点计划实施草案的磋商
政府三级医院实施 AMS 培训班 见 http://icamr.doh.gov.ph/index.php/8-featured-articles/13-antimicrobial-stewardship-ams-training-for-selected-level-iii-hospitals	菲律宾卫生部 世界卫生组织 Corazon Locsin Montelibano 纪念区域医院	菲律宾	内科医生	在菲律宾总医院和 Corazon Locsin Montelibano 纪念区域医院实行 AMS 教育计划试点,在所有卫生部三级医院扩大培训规模

AMS- 抗菌药物管理;ASP- 抗菌药物管理项目;IPC- 感染预防与控制

改编自 Susan Rogers Van Katwyk;Sara L Jones;Steven J Hoffman。为世界范围内从事抗菌药物耐药及管理的医务工作者提供教育学习机会。

低资源环境下培养卫生保健专业人员 – 以医院为基础的方法

人们普遍认为,教育项目应该与强大的管理干预措施相结合以取得效应最大化,而不是分别实施。为中低收入国家的卫生保健专业人员开发继续教育课程,必须要考虑到如何在低资源配置(缺少受过培训的感染科专家)情况下实施管理,并且需要参考意见领袖的传统理念,因其可以影响处方的质量。虽然由感染科专家、微生物学专家、感染药师和感染预防控制专家领导的多学科

工具包资源

PDF 文献

见 http://www.bsac.org.uk/
antimicrobialstewardshipebook/
Chapter%2014/Boyles%20et%20
al.%20A%20Team%20ASP%20
in%20South%20AFrica.pdf

工具包资源

PDF 文献

见 http://www.bsac.org.uk/
antimicrobialstewardshipebook/
Chapter%2014/PowerPoint%202_
Antibiotic%20Prescription%20Chart.
pdf

医院团队可能在高收入国家和少数拥有受过培训的工作人员的中低收入国家的医院中实现,但其需要在缺乏感染科专家的环境中进行调整。

这项工作正在南非进行,两个国家培训中心为全国各地医院的非感染专家小组提供工具和实用培训方案。每个医院的处方者 - 药师 - 护理团队接受实践教育,学习如何在各种场所(病房,重症监护室,大学医院和区级医院)进行管理,在实验室巡回讲授诊断管理,举办小组会议(图 14-3)以涵盖基本药理学及其优化使用。然后,这些非专业团队在他们的医院建立抗菌药物管理计划,并从他们的国家培训中心获得持续的指导。

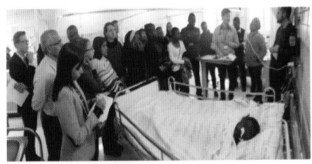
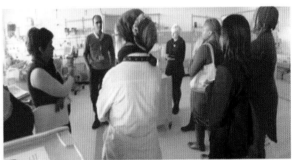
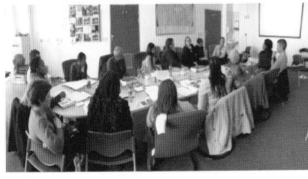
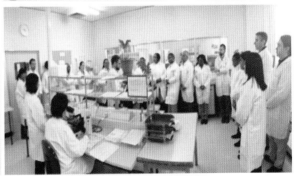

图 14-3
南非国家抗菌药物管理培训课程包括实际管理病房、重症监护室轮转、小组讨论以及实验室教学

南非私立医院集团聘用经过简单管理干预培训的非专业药师,在持续减少抗菌药物的使用方面同样取得成功,开具处方变得轻而易举。

工具包资源

PDF 文献

见 http://www.bsac.org.uk/antimicrobialstewardshipebook/Chapter%2014/Brink%20et%20al.%20Netcare%20Paper.pdf

---

由美国感染药师发起的南非药师指导合作计划,对开发南非药师作为有价值的抗菌药物管理者方面发挥了重要作用,并成为中低收入国家与高收入国家之间合作教育计划伙伴关系的一个典范。

工具包资源

PDF 文献

见 http://www.bsac.org.uk/antimicrobialstewardshipebook/Chapter%2014/Goff%20et%20al.%20United%20we%20stand.pdf

---

在中低收入国家,开发以护士及社区卫生工作者为主导的护理模式将进一步扩大潜在的管理模式和这些骨干人员接受专业的教育和培训的需求。在低资源环境下,护士如何在管理工作中扮演更主要的角色? 将抗反转录病毒的治疗管理从医生转移到初级卫生诊所的护士(Fairall 等)就是一个很好的例子。

工具包资源

PDF 文件

文章:Guerra CM,Pereira CA,Neves Neto AR,Cardo DM,Correa L. Physicians' perceptions,beliefs,attitudes,and knowledge concerning antimicrobial resistance in a Brazilian teaching hospital. Infect Control Hosp Epidemiol 2007;28(12):1411-1414

网站链接:

 Wasserman S,Potgieter S,Shoul E,Constant D,Stewart A,Mendelson M,Boyles TH.South African medical students' perceptions and knowledge about antibiotic resistance and appropriate prescribing;Are we providing adequate training to future prescribers? S Afr Med J. 2017 Apr 25;107(5):405-410.doi:10.7196/SAMJ.2017.v107i5.12370. PMID:28492121
见 http://www.samj.org.za/index.php/samj/article/view/11894/8056

 Burger M,Fourie J,Loots D,Mnisi T,Schellack N,Bezuidenhout S,and Meyer JC. Knowledge and perceptions of antimicrobial stewardship concepts among final year pharmacy students in pharmacy schools across South Africa. Southern African Journal of Infectious Diseases 2016;31(3):84-90

见 https://www.sajei.co.za/index.php/SAJEI/article/download/791/964

 Fairall L,Bachmann MO,Lombard C,et al. Task shifting of antiretroviral treatment from doctors to primary-care nurses in South Africa (STRETCH):a pragmatic,parallel,cluster-randomised trial.Lancet. 2012 Sep 8;380(9845):889-98.
见 https://www.ncbi.nlm.nih.gov/pmc/articles/PMC3442223/

(陈佰义,刘冰冰　译,杨帆　校)

第 15 章

发达国家的抗菌药物管理

> 作者：DEBBIE GOFF, CELINE PULCINI, MUSHIRA ABDULAZIZ ENANI,
KHALID ELJAALY, KIRSTY BUISING 和 ARJUN RAJKHOWA

本章目标：

　　提供两个来自北美大型学术医学中心成功实施管理计划的案例。

　　概述欧洲国家有趣而成功的管理计划。

　　描述海湾合作国家（GCC）抗菌药物管理计划的现状、挑战和机遇。

　　分享在海湾地区实施管理的成功案例。

　　概述澳大利亚的国家监督和管理计划。

学习效果

完成本章后，应该能够：
- 理解药师在医院环境中使用快速诊断测试所起的作用。
- 明确药师在金黄色葡萄球菌菌血症管理中的干预措施。
- 阐述对欧洲国家开展的管理计划的基本认识。
- 在资源设置有限的情况下，通过干预、反馈以及预授权，展示启动预期审计的技能。
- 展示澳大利亚实施监控计划和管理措施的意识。

> ## 北美

例 1：药师在治疗金黄色葡萄球菌菌血症患者中的作用

　　理想情况下，每个管理计划应用纳入专业的感染药师，要求通过被认可的研究生住院医师注册或奖学金获得正式的感染性疾病相关培训。在美国，只有大约 400 名药师受过正规的感染性疾病相关的继续教育。在超过 5 000 家医院里，每家医院都有相关培训的药师是一项挑战。因此，抗菌药物管理计划（ASP）必须充分利用所有药师的潜质。

　　一家拥有 1 400 张病床的教学医院实施的一项 ASP 计划，利用所有药师协助，每周 7 天、每天 24 小时管理金黄色葡萄球菌菌血症患者。根据以前的内部数据，所有金黄色葡萄球菌菌血症患者都没有得到最佳管理，因此 ASP 提出了一项以药师为主导的研究方案。在获得感染科的支持和药物与治疗委员会的批准后，该提案成为医院的政策。

　　当血培养阳性并且快速诊断测试证实为金黄色葡萄球菌菌血症时，会通过电子病历系统提示药师对该患者进行每周 7 天、每天 24 小时的管理。他们需评估治疗是否符合金黄色葡萄球菌菌血症临床路径 4 要素并在必要时进行干预。

　　为了说明药师使用临床路径方法管理金黄色葡萄球菌菌血症（SAB）患者的例子，您可以收听此播客。当您收听播客时请考虑以下内容：

- 组成临床路径的 4 个指标是什么？
- 药师主导的 SAB 临床路径管理对死亡率有何影响？
- 您如何在医院应用此计划以帮助改善 SAB 患者的管理？

观看幻灯片

见 http://www.bsac.org.uk/antimicrobialstewardshipebook/Chapter15/2017 BSAC North America ASP w sound.pptx

例 2：药师在快速诊断测试中的作用

药师在抗菌药物管理计划中可扮演多种角色。其中一个关键角色是帮助实施快速诊断测试（RDT）。当医生不对结果迅速采取行动时，没有抗菌药物管理计划的快速诊断测试就是浪费金钱。药师可以使用 RDT 结果，确保患者根据当地医院指南使用最有效的抗菌药物。例如，如果一个使用万古霉素的患者，经 RDT 识别为对甲氧西林敏感的金黄色葡萄球菌感染，则药师可以建议将万古霉素转换为头孢唑林或萘夫西林。收集此干预措施的 ASP 指标是开始有效治疗的时间。

一些研究表明，参与 ASP 的 RDT 缩短了开始有效抗菌药物治疗的时间。一些研究也显示出死亡率的改善。在医院内成功实施的关键是确保微生物学家和 ASP 药师的合作。该信息图（图15-1）显示了实施 RDT 的 4 个步骤以及药师如何在该过程中发挥重要作用。

工具包资源：

网站链接：

 An Automated, Pharmacist-Driven Initiative Improves Quality of Care for Staphylococcus aureus Bacteremia.

以下研究提供了药师应用 RDT 的例子：

 见 https://www.ncbi.nlm.nih.gov/pubmed/28379326

 见 https://www.ncbi.nlm.nih.gov/pubmed/27025521

 见 https://www.ncbi.nlm.nih.gov/pubmed/25261540

 https://www.ncbi.nlm.nih.gov/pubmed/?term= wenzler+eImpact+of+rapid+identification+of+Acinetobacter+Baumannii+via+matrix-assisted+laser+desorptionhttps://www.ncbi.nlm.nih.gov/pubmed/20879856

1. 微生物学家可以识别和评估新的 RDT。他们需要确保仪器可以纳入实验室当前的工作流程中。

2. ASP 药师可以评估 RDT 对患者护理的潜在影响。例如，如果正在考虑金黄色葡萄球菌菌血症的 RDT，第一步是确定您医院有多少金黄色葡萄球菌菌血症患者。微生物学家可以提供这些数据。接下来，药师应确定"得到有效抗菌药物治疗的时间"。在没有 RDT 的医院，使用标准培养方法患者得到有效治疗的时间可长达 3~4 天。

3. 一旦 ASP 团队决定实施 RDT，药师应与微生物学家合作，为医务人员提供教育。只是发送电子邮件或在医院系统发布公告通常是不够的。

4. ASP 药师可以进行干预并收集数据，例如得到有效抗菌药物治疗的时间，以记录对患者治疗的影响。

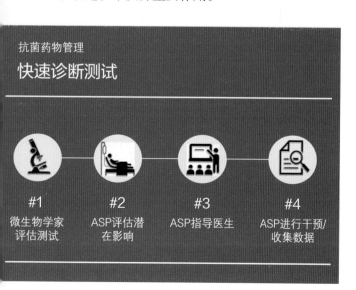

抗菌药物管理
快速诊断测试

#1 微生物学家评估测试　#2 ASP评估潜在影响　#3 ASP指导医生　#4 ASP进行干预/收集数据

图15-1

欧洲

欧洲是抗菌药物管理的重要资源,它在文化和卫生系统方面提供了巨大的多样性。大多数管理工作都是在 20 多年前启动的。了解欧洲的管理计划可以为我们提供灵感。

欧洲层面的管理举措

ESGAP

ESGAP 是 ESCMID(欧洲临床微生物学和传染病学会)抗菌药物管理小组(https://www.escmid.org/index.php?id=140)。ESGAP 活动摘要如下:

 网址链接:
见 http://www.bsac.org.uk/antimicrobialstewardshipebook/Chapter%2015/ESGAP.pdf

ECDC

欧洲疾病预防和控制中心(http://ecdc.europa.eu/en/Pages/home.aspx)坚持不懈地努力与抗菌药物耐药(AMR)进行斗争。这里详细介绍了一系列 ECDC 最突出的管理行动:

 网址链接:
见 http://www.bsac.org.uk/antimicrobialstewardshipebook/Chapter%2015/ECDC.pdf

欧盟委员会

欧盟委员会已经发布了一系列报告和指导文件,并且已经采取了很多措施来遏制抗菌药物耐药,并制订了 2017 年欧洲 AMR 行动计划和 2017 年欧盟关于人类谨慎使用抗菌药物的指南:

 网址链接:
见 http://ec.europa.eu/dgs/health_food-safety/amr/index_en.htm

 观看 AMR 行动计划文件:
见 https://ec.europa.eu/health/amr/sites/amr/files/amr_action_plan_2017_en.pdf

 观看谨慎使用抗菌药物文件:
见 https://ec.europa.eu/health/amr/sites/amr/files/amr_guidelines_prudent_use_en.pdf

其他有用的文件总结了欧洲国家取得的进展:

 观看 AMR 报告文件:
见 http://ec.europa.eu/dgs/health_food-safety/amr/docs/amr_projects_3rd-report-councilrecprudent.pdf

 见 https://www.bundesgesundheitsministerium.de/ministry/international-co-operation/g7-presidency/best-practice-brochure.html

世界卫生组织 - 欧洲

世界卫生组织欧洲区域办事处包括欧盟成员国以及许多其他欧洲国家。它在改善抗菌药物使用方面做了很多工作:有用的资源,推行世界抗菌药物宣传周,国家访问和教育课程,出版物……

更多信息请点击此处:

 网址链接:
见 http://www.euro.who.int/en/health-topics/disease-prevention/antimicrobial-resistance

电子 Bug 程序

电子 Bug 程序开发了关于微生物和抗菌药物的精彩(免费访问)教学资源,最初开发用于教育儿童和青少年,但多年来范围不断扩大:http://www.ebug.eu

 网址链接:
见 https://e-bug.eu/

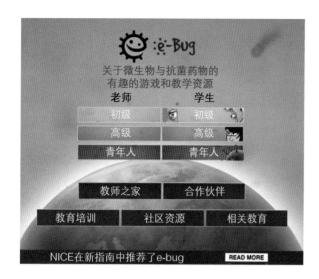

国家层面的成功案例

下面引用一些国家或地区举措作为例子来说明具体的管理干预。这远非详尽无遗。

1. 卫生系统层面的干预措施

一些国家的抗菌药物管理跨部门网络，在瑞典：

网址链接：
见 https://www.folkhalsomyndigheten.se/contentassets/dae82c7afd424a57b57ec81818793346/swedish-work-on-containment-of-antibiotic-resistance.pdf

在法国：

网址链接：
见 http://www.infectiologie.com/fr/bon-usage-des-antibiotiques-ffi.html

抗菌药物管理计划在不同环境（医院，初级保健机构，长期护理机构）以及地方、区域和国家层面实施。这也是正在西班牙安达卢西亚的区域进行的：

网址链接：
见 http://pirasoa.iavante.es/?time=1493589600

在英国的苏格兰：

网址链接：
见 https://www.scottishmedicines.org.uk/SAPG/About_the_Scottish_Antimicrobial_Prescribing_Group___SAPG_

限制措施

抗菌药物处方的限制在医院中很常见，但在初级保健机构中很少见。在斯洛文尼亚，阿莫西林克拉维酸、氟喹诺酮类、口服第 3 代头孢菌素和大环内酯类药物的处方在门诊进行审核，如果处方药不符合国家指导方针，处方者将被罚款。

医院的认证

例如，在法国，实施抗菌药物管理计划（使用综合指标进行评估）在医院中是强制性的，以获得认证。

网址链接：
见 https://www.has-sante.fr/portail/jcms/c_2022309/fr/iqss-2018-ias-tout-pour-le-recueil-des-indicateurs-ias

绩效付费

在一些国家，如法国：

网址链接：
见 http://convention2016.ameli.fr/valoriser-lactivite/nouvelle-rosp/

或英国的医院中：

网址链接：
见 https://www.england.nhs.uk/nhs-standard-contract/cquin/cquin-17-19/

以及初级保健机构：

网址链接：
见 https://www.england.nhs.uk/resources/resources-for-ccgs/ccg-out-tool/ccg-ois/qual-prem/

已经引入了目标应用抗菌药物的按业绩付酬制度，从而减少了抗菌药物的使用。

公开报道

在英格兰,医院和初级保健机构的抗菌药物使用情况和耐药性的数据可在网站上公布:

网址链接:
见 https://fingertips.phe.org.uk/profile/amr-local-indicators

2. 针对医疗专业人员的干预措施

教育

有许多教育资源可供使用。让我们引用英国抗菌治疗协会制作的抗菌药物管理大规模在线公开课程:

网址链接:
见 https://www.futurelearn.com/courses/antimicrobial-stewardship

在德国,经过为期 4 周的培训计划成为认证的"ABS 专家"已经运行了多年,ABS 网络促进了抗菌管理员之间的经验交流。

网址链接:
见 https://www.antibiotic-stewardship.de/

指南

几乎所有国家都有帮助处方者选择最佳抗菌药物治疗方案的指南。在荷兰,SWAB(荷兰抗菌药物政策工作组)为医院的抗菌治疗和预防常见传染病引入了电子国家抗菌药物指南"SWAB-ID"。

网址链接:
见 https://swab.nl/swab/cms3.nsf/uploads/DBDCF976C0F7A4D8C125802B006BCA7D/$FILE/20160909%20Concept%20SWAB%20Guidelines%20for%20Antimicrobial%20Stewardship.pdf

荷兰的每家医院都有机会根据当地情况和资源调整此版本,并通过独立网站进行发布。目前,荷兰约有 60% 的医院使用 SWAB-ID 的本地定制版本。

网址链接:
见 https://swabid.nl

公开承诺

在法国,鼓励开处方者通过在候诊室张贴海报,公开承诺合理使用抗菌药物。

网址链接:
见 http://www.infectiologie.com/fr/atb-juste-ce-qu-il-faut.html

抗菌药物管理团队的实用工具

大多数国家现在正在国家层面分享这些实用工具,例如在法国:

网址链接:
见 https://www.infectiologie.com/fr/toolbox.html

或在荷兰:

网址链接:
见 https://www.ateams.nl/

安特卫普大学(比利时)为现患率调查开发了实用工具(带有免费的电子学习模块)。

网址链接:
见 http://www.global-pps.com/

3. 针对普通大众的干预措施

公众意识和宣传活动

最近的一篇评论已经发表:

网址链接:
见 https://www.who.int/selection_medicines/committees/expert/21/applications/s6_antibiotic_awareness_campaigns.pdf

资料文献
- 法国非处方笺:

网址链接:
见 http://www.ameli.fr/fileadmin/user_upload/documents/972015_ANTIBIOTIQUES_bdef_stc.pdf

或在英国:

网址链接:
见 https://assets.publishing.service.gov.uk/government/uploads/system/uploads/attachment_data/file/216399/dh_120848.pdf

- 许多国家已经开发了许多其他信息文件,例如在英国:

网址链接:
见 https://www.rcgp.org.uk/TARGETantibiotics

其他干预措施

抗菌药物守护者活动于 2014 年在英国推出(http://antibioticguardian.com)。它鼓励每个人成为抗菌药物管理者,并承诺他/她合理使用抗菌药物。

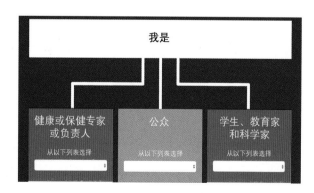

网址链接:
见 https://antibioticguardian.com/

工具包资源:

网站链接:

 见 https://www.ecdc.europa.eu/en/publications-data/directory-guidance-prevention-and-control/prudent-use-antibiotics/antimicrobial

 见 https://www.infectiologie.com/fr/toolbox.html

 见 https://www.ateams.nl/

 见 https://www.reactgroup.org/toolbox/about-the-toolbox/how-to-use-the-toolbox/

 见 http://www.bsac-arc.com/

海湾合作国家

抗菌药物滥用是抗菌药物耐药(AMR)的主要决定因素,约占处方的 50%(CDC 报告,美国 2013 年的抗菌药物耐药危机)。海湾合作国家(GCC)正面临新出现的抗菌药物耐药的挑战。下面列出的例子是为尝试解决这个问题而采取的实际干预措施。

GCC 现患率调查以了解 ASP 实践情况

2015 年对海湾合作委员会国家,即沙特阿拉伯,阿联酋,巴林,阿曼,卡塔尔和科威特进行了网上调查。4 个海湾合作委员会国家共有 44 个答复如下:沙特阿拉伯 38/47(80.9%),阿联酋,阿曼和巴林 6/47(19.1%)。

参与医院中有 29 家(66%)实行 ASP;其中大部分是三级医疗教学医院,床位 200~800 张。在 44 项反馈中,前三项目标是降低耐药,改善临床预后并降低成本(表 15-1)。预授权和抗菌药物限制清单似乎是海湾合作委员会国家实施的核心管理战略(图 15-2)。

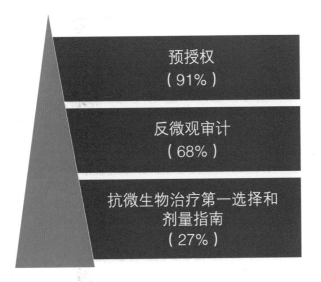

图 15-2
海湾合作国家 ASP 的三大策略(44 回复)

表 15-1　海湾合作国家 ASP 目标

ASP 目标	频率(44 回复)
改善临床预后	75
减少或稳定耐药率	77
降低成本	44.7
减少艰难梭菌感染	13.6
减少住院时间	2.3

73%
减少不合理抗菌药物的使用

66%
减少医疗保健机构相关感染

59%
减少抗菌药物耐药

图 15-3

网址链接:阅读全文
见 https://www.ncbi.nlm.nih.gov/
pmc/articles/PMC5074180/pdf/
10.1177_1757177415611220.pdf

　　海湾合作国家调查的一个值得注意的结果,是报道了 ASP 开始后对患者和医院的有利影响;主要围绕医疗保健相关感染、不合理的抗菌药物处方、住院时间或死亡率指标和抗生素耐药的减少,见图 15-3:

　　在一些医院,有一些明确的实施 ASP 障碍,如表 15-2:

表 15-2　有效抗菌药物管理的障碍(44 回复)

障碍	发生率
医院管理层缺乏意识	9%
缺乏人员或资金	23%
多重因素	52%
来自处方者的障碍	11%
其他	11%

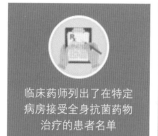
临床药师列出了在特定病房接受全身抗菌药物治疗的患者名单

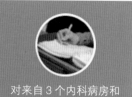
对来自 3 个内科病房和 1 个外科病房的使用全身抗菌药物的患者档案进行了审核

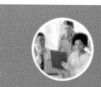
临床药师在第 1、3 和 7 天检查患者的文件,与感染科医生讨论干预措施

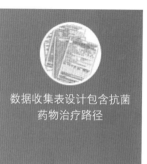
数据收集表设计包含抗菌药物治疗路径

数据收集表
http://www.bsac.org.uk/antimicrobialstewardshipebook/Chapter 15/Data collection sheet.pdf

沙特阿拉伯经验

例 1(上文):在法赫德国王医疗城,对成人内科病房和外科病房进行前瞻性审核的干预和反馈。

共审查了 602 名应用抗菌药物的患者,其中 310 名患者需要进行以下干预:见图 15-4。

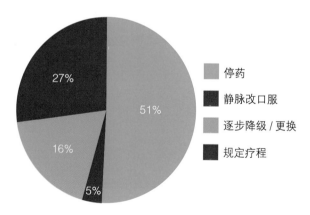

- 停药 51%
- 静脉改口服 5%
- 逐步降级 / 更换 16%
- 规定疗程 27%

| 图 15-4

这些干预措施的结果:
- 行为改变:处方者意识到需要从处方开始规定抗菌药物疗程,从而每年前 3 种处方抗菌药物(哌拉西林 - 他唑巴坦,头孢曲松和碳青霉烯)的费用减少了 360 000 沙特里亚尔。

- 教育机会:当缺乏细菌感染的证据时,避免使用抗菌药物。
- 交流机会:加强主要团队和抗菌管理团队之间的有效对话,这已形成了一种信任文化。

在实施抗菌药物管理计划的前 3 个月内,对 ASP 建议的遵守率从 12% 提高到 43%,持续时间进一步提高到了 46%。

例 2:实施预授权以减少主要抗菌药物

在沙特阿拉伯的一家三级医疗中心,管理革兰氏阴性菌的治疗存在一些挑战。其中包括多黏菌素和替加环素的广泛使用,缺乏 ASP 政策和感染专家。医院邀请了一名受过 ASP 培训的感染药师来帮助创建一个 AS 程序,该程序最初是围绕主要抗菌药物和选择性微生物学报告的限制系统进行的。同时聘请了四名感染助理顾问来协助感染药师工作。点击此处收听所面临的挑战和部署的干预措施。

下载幻灯片:
见 http://www.bsac.org.uk/antimicrobialstewardshipebook/Chapter 15/e-BAS-Eljaaly-ASP.pptx

黏菌素和替加环素从广泛使用转为限制使用。多黏菌素的使用减少了 60%，并且与一年内的不动杆菌耐药性显著降低有关（由 31% 降至 3%）。替加环素的使用减少了 46%，而碳青霉烯的使用和相关的耐药性保持不变，这可能与从多黏菌素转换而来有关。

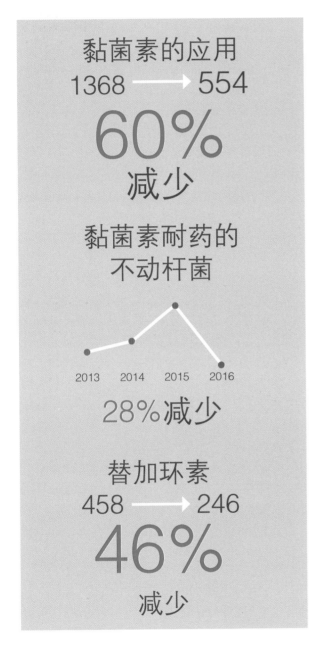

例 3：沙特阿拉伯卫生部的倡议

根据沙特卫生部长阁下的指示，感染预防和控制总局已经制定了一个国家抗菌药物耐药委员会，以实现抵抗微生物耐药的全球行动计划。向国家抗菌药物耐药委员会报告的五个技术委员会已经完成了抵抗抗菌药物耐药的国家路线图的制订。

网址链接：
见 http://www.bsac.org.uk/antimicrobialstewardshipebook/Chapter%2015/National-AMR-Plan-2017.pdf

管理委员会的重要目标之一是在医学、护理和相关科学课程中强制进行抗菌药物管理教育，以提高对抗菌药物处方的知识、技能和认识。该文件进一步被纳入了更广泛的沙特阿拉伯世界卫生组织报告。

工具包资源：

文章：

Alawi MM, Darwesh BM. A stepwise introduction of a successful antimicrobial stewardship program. Experience from a tertiary care university hospital in Western, Saudi Arabia. Saudi Med J. 2016; 37 (12): 1350-1358

Enani M, The Antimicrobial Stewardship Program in Gulf Cooperation Council (GCC) States: Insights from a regional survey Journal of Infection Prevention, Oct 2015: 1-5

Amer MR, Akhras NS, Mahmood WA, Al-Jazairi AS. Antimicrobial stewardship program implementation in a medical intensive care unit at a tertiary care hospital in Saudi Arabia. Ann Saudi Med. 2013; 33 (6): 547-54.

巴林经验

卫生部负责巴林 80% 的卫生服务。2010 年在巴林 Al-Salmanyia 医疗中心引入了抗菌药物管理。

要了解巴林抗菌药物管理计划的挑战和机遇：

观看幻灯片
见 http://www.bsac.org.uk/antimicrobialstewardshipebook/Chapter%2015/e-BAS-Bahrain-Antimicrobial-Stewardship.pdf

背景知识

Hail Al Abdely,感染预防和控制总监,沙特国家 AMR 委员会主席,卫生部;

Areej Malhani,临床药师和管理委员会协调员,KFMC;

Maha Alawi,吉达 KAUH 的传染病和管理领导人;

Jameela Al Salman,巴林的感染顾问和管理领导

澳大利亚

- 澳大利亚一直是抗菌药物管理的先驱,其中一些领域已经取得了成功。
  成功的一个关键领域是制定和实施国家抗菌药物处方指南,称为治疗指南:抗菌药物(自 1978 年以来可用)。它们涵盖了医院和社区的处方,并得到了广泛的尊重和认可。
  https://tgldcdp.tg.org.au/products
- 2015 年,这些指南的重要性进一步增强,因为它们被纳入国家医院认证标准和抗菌药物管理临床护理标准中。
  https://www.safetyandquality.gov.au/our-work/assessment-to-the-nsqhs-standards/
  https://www.safetyandquality.gov.au/our-work/clinical-care-standards/antimicrobial-stewardship-clinical-care-standard/
- 2011 年,澳大利亚医疗安全和质量委员会(ACSQHC)发布了针对澳大利亚医院 AMS 计划的预期建议,并且在 2013 年,AMS 计划质量评估首次纳入医院认证标准。
  https://www.safetyandquality.gov.au/wp-content/uploads/2011/01/Antimicrobial-stewardship-in-Australian-Hospitals-2011.pdf
- 要求医院证明他们已经制定了抗菌药物处方政策(通常包含限制用药处方集),正在进行审计,临床改进活动正在进行。
  大多数大医院现在都建立了 AMS 委员会来监督医院的 AMS 活动。
  - 在澳大利亚三级医院建立的 AMS 计划是多方面的,并采用多管齐下的方法,结合处方集控制等要素,使用决策支持和批准系统、处方后审查、轮流临床咨询、教育和劳动力培训以及审计反馈。
  - 大多数三级医院都为 AMS 提供专门的人

力资源。这些工作人员通常被称为“AMS 团队”,他们主要从事处方审查、教育和审计的日常工作。
- 大医院的 AMS 团队主要由感染科医生和临床药师领导。在小的卫生机构,通常由非感染专业医生、药师及护士主导。建设能力的重要性越来越被人们认知,并成为所有 AMS 医护人员日常工作的一部分。
  https://www.doctorportal.com.au/mjainsight/2017/32/antimicrobial-stewardship-hospital-standards-update-in-2018/?platform= hootsuite
  大量评估研究证明了 AMS 计划对澳大利亚医院的影响。监督执行遵守情况显然是必要的,以确认需要干预和推动改进的领域。

  https://www.doctorportal.com.au/mjainsight/2017/26/evidence-based-solutions-for-antimicrobial-stewardship/?platform=hootsuite
- 在澳大利亚,自 2004 年以来,通过国家抗菌药物使用监测计划(NAUSP)对医院的抗菌药物消费进行了监测。该计划允许跟踪消费随时间的变化以及医院之间的一些特定的比较。但是,需要注意的是自愿参与,并且根据医院病例组合调整数据是不允许的,因此必须谨慎进行分析和比较。在新的认证标准发布后,参与 NAUSP 的人数有所增加。2014 年,129 家医院提供了数据(占医院病床数量超过 50 张床位的 82%)。NAUSP 数据显示,2010 年高峰期医院抗菌药物消费量(-6.2% DDD/1 000 OBD)略有下降。按每 1 000 个床位日定义的每日剂量的消费量似乎高于瑞典,与丹麦相当。
  https://www.safetyandquality.gov.au/wp-content/uploads/2016/03/2014-NAUSP-Report-AU-Australian-Hospitals.pdf
- 此外,还有一项名为国家抗菌药物处方调查(NAPS)的计划。这是一项综合计划,最初于 2011 年开发,2016 年涉及大于 400 家医院(处方大于 25 000 份)。年度审计活动是针对医院住院患者抗菌药物使用的现患率调查。审核评估指导的一致性和处方是否合理。此次审计的推出伴随着大规模的培训,使审计人员能够以一致的方式评估处方的合理性,并且使用合理性作为衡量标准,对于获得临床医生对结果的接受非常重

国家抗菌药物处方调查
（2013年至今）

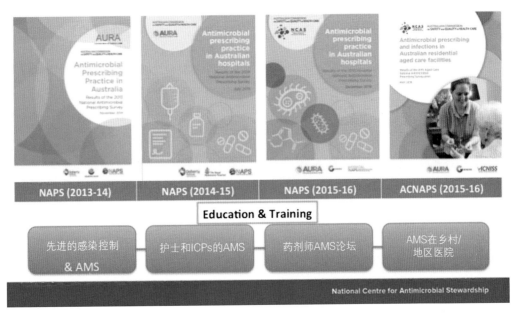

图
国家抗菌药物处方调查（NAPS）报告
（图片来源：澳大利亚卫生保健安全和质量委员会[ACSQHC]）的例子，以及国家抗菌药物管理中心（NCAS）开展的
教育和培训活动。

要（认识到指南并不总是适用于个体患者）。
https://www.naps.org.au/Default.aspx

参与 NAPS 审计已成为医院员工培训和教育的一部分，NAPS 计划的专家定期为医院审计员提供临床信息和评估支持。该计划的重点是处方的合理性，这要求并促进向这些关键人员传播关键信息和评估技能，从而直接促进医院临床行为的改善。NAPS 还使医院能够在数据输入后立即生成针对医院的报告和基准测试（与同组医院比较）报告。这有助于快速利用数据进行质量改进活动。

多年来已经确定了医院中处方有问题的区域，从而能够更集中的关注。NAPS 2015 报告提供了最新发布的结果以及前几年的调查结果概述。重要的是，NAPS 计划方案的独特之处在于，它在全国范围内评估处方与指南的一致性及其合理性。根据年度调查的结果，还开发并部署了针对目标领域的其他模块，如外科手术室和家庭医院（HITH）NAPS。抗菌药物管理的临床护理标准由 ACSQHC 于 2016 年制定，旨在描述患者的个体性。它们强有力地描述了与安全、高质量抗菌药物使用相关的"良好护理"应该是什么样的。

https://www.naps.org.au/Resources/
Antimicrobial-prescribing-practice-in-Australian-
hospitals-Results-of-the-2015-National-Antimicrobial-
Prescribing-Survey.pdf

https://www.safetyandquality.gov.au/wp-
content/uploads/2017/01/Antimicrobial-prescribing-
practice-in-Australian-hospitals-Results-of-the-2015-
National-Antimicrobial-Prescribing-Survey.pdf

https://www.safetyandquality.gov.au/wp-
content/uploads/2014/11/Antimicrobial-Stewardship-
Clinical-Care-Standard-web.pdf

AMS 在社区中的活动可以说落后于医院。与其他 OECD 组织国家相比，澳大利亚是社区抗菌药物的高消费者。社区抗菌药物使用的数据主要来自药物福利计划（PBS）。这是联邦政府通过该计划补贴社区的药物费用。它规定了特定药物和适应证的费用报销，因此可作为限制用药处方集（例如，限制氟喹诺酮类药使用）。

https://www.safetyandquality.gov.au/publications/
second-australian-report-on-antimicrobial-use-and-
resistance-in-human-health/

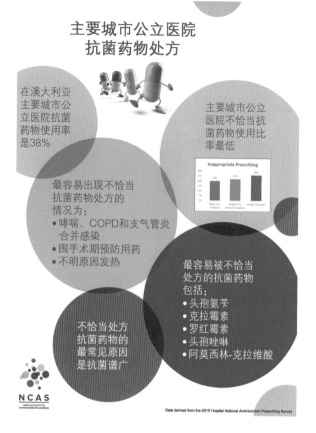

主要城市公立医院抗菌药物处方

在澳大利亚主要城市公立医院抗菌药物使用率是38%

主要城市公立医院不恰当抗菌药物使用比率最低

最容易出现不恰当抗菌药物处方的情况为：
- 哮喘、COPD和支气管炎合并感染
- 围手术期预防用药
- 不明原因发热

最容易被不恰当处方的抗菌药物包括：
- 头孢氨苄
- 克拉霉素
- 罗红霉素
- 头孢唑啉
- 阿莫西林-克拉维酸

不恰当处方抗菌药物的最常见原因是抗菌谱广

NCAS
National Centre for Antimicrobial Stewardship

Data derived from the 2015 Hospital National Antimicrobial Prescribing Survey

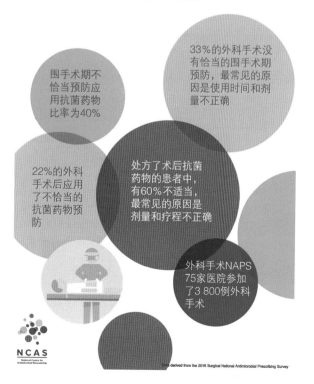

外科手术应用抗菌药物

33%的外科手术没有恰当的围手术期预防，最常见的原因是使用时间和剂量不正确

围手术期不恰当预防应用抗菌药物比率为40%

22%的外科手术后应用了不恰当的抗菌药物预防

处方了术后抗菌药物的患者中，有60%不适当，最常见的原因是剂量和疗程不正确

外科手术NAPS 75家医院参加了3 800例外科手术

NCAS
National Centre for Antimicrobial Stewardship

Data derived from the 2016 Surgical National Antimicrobial Prescribing Survey

NPS MedicineWise 计划由联邦政府资助，以支持全科医生的教育，并提供不受制药公司影响的循证信息。一些研究表明，需在社区中进一步发展 AMS 活动，以解决社区抗菌药物高消费和使用的不恰当。

由于无法将使用适应证与个人处方联系起来，对社区抗菌药物使用的审计有所限制。早期数据来自名为 MedicineInsight 的程序，其中数据以电子方式从医疗记录中提取。

来自初级保健机构的数据表明，抗菌药物的使用，尤其是呼吸道感染时，不符合推荐方案。目前正在开展针对社区抗菌药物处方合理性以及处方药知识和认知的研究。

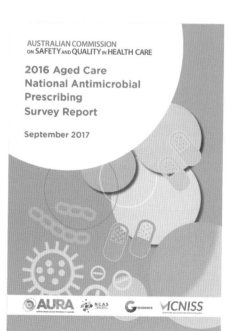

AUSTRALIAN COMMISSION ON SAFETY AND QUALITY IN HEALTH CARE

2016 Aged Care National Antimicrobial Prescribing Survey Report

September 2017

AURA NCAS G GUIDANCE VICNISS

图 老年护理国家抗菌药物处方调查（2016 年）

antibiotics-acute-respiratory-infections-general-practice-comparison-prescribing

　　一个可以提取到详细信息的区域是养老院。2015 年，在 186 个养老院（RACF）中进行了老年

护理 NAPS（acNAPS），并确定了不适当处方的几个关键领域。

https://www.safetyandquality.gov.au/wp-content/uploads/2016/06/Antimicrobial-prescribing-

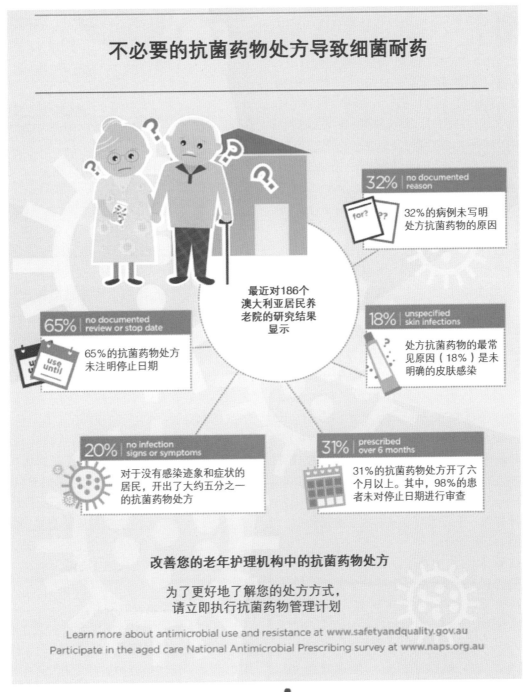

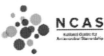

图
海报突出显示来自老年护理国家抗菌药物处方调查（2015 年）的数据
图片来源：ACSQHC

and-infections-in-Australian-residential-aged-care-facilities.pdf

- 注意到居民中使用了高水平的抗菌药物，其中很大一部分(22%)的抗菌药物用于预防。
- 发现处方通常持续超过 6 个月。
- 泌尿系统感染，皮肤和软组织感染在处方适应证中占绝大多数。

2013 年，ACSQHC 启动了一项名为 AURA 的计划，该计划的重点是整合抗菌药物使用和耐药性的跨部门监测数据。2016 年和 2017 年 AURA 报告利用现有计划(NAUSP 和 NAPS)以及增强的实验室监测数据，以生成当前状态简介。

https://www.safetyandquality.gov.au/antimicrobial-use-and-resistance-in-australia/

https://www.safetyandquality.gov.au/antimicrobial-use-and-resistance-in-australia/2017-report/

人们已经认识到，监督必须伴随着解决所发现问题的行动。澳大利亚第一个解决抗菌药物耐药性的国家战略于 2015 年发布，重要的是采取了 "One Health" 行动，将动物和人类健康结合起来。随后是一份实施计划，详细介绍了未来几年的活动。

http://www.health.gov.au/internet/main/publishing.nsf/Content/ 1803C433C71415CACA257C8400121B1F/$File/amr-strategy-2015-2019.pdf

http://www.health.gov.au/internet/main/publishing.nsf/Content/ 1803C433C71415CACA257C8400121B1F/$File/AMR-Implementation-Plan.pdf

该计划的一些要素建立在已成功推动改进的现有举措的基础之上。

- 在医院中，使用基于计算机化工作流程的工具来支持 AMS 程序是一个案例。澳大利亚医院一直是这些工具的早期采用者，独立评估良好的使用和与改善处方之间的关联。

https://www.ncbi.nlm.nih.gov/pubmed/28333302

- 包含处方预审批和多学科 AMS 团队处方后审查的工作流程现在在三级医院中很常见。

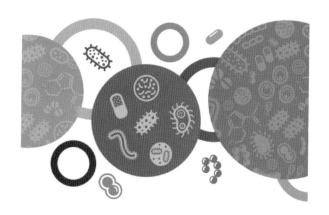

AURA 2017
澳大利亚关于人类健康中抗菌药物使用和耐药性的第二份报告

图
澳大利亚抗菌药物使用和耐药性报告(2017 年)
图片来源：ACSQHC。

- 通过教育和培训，国家抗菌药物管理中心等团体开展了劳动能力建设。同一小组负责实施国家适应计划，并开展可持续干预研究，以改善处方行为。

https://www.ncas-australia.org/

在澳大利亚地区，新西兰是另一个解决 AMR 的举措取得了一些进展的国家。

- 一些研究评估了社区的抗菌药物消费，发现超广谱青霉素(特别是儿童和 Pacific 社区)和局部抗菌药物使用率似乎很高。

https://www.ncbi.nlm.nih.gov/pubmed/27601293

- 一些新西兰医院参与澳大利亚国家行动计划，生成针对医院的报告，而不是为澳大利亚的国家监测计划作贡献。
- 目前尚无 AMS 特定的认证标准，但临床小组一直在该领域制订计划。

虽然太平洋国家目前没有监测系统来监测抗菌药物的使用和抗菌药物耐药性，但在世界卫生组织西太平洋区域办事处的支持下，已开始制订国家行动计划。斐济于 2015 年启动了国家行动计划，并且在缺乏积极监测的情况下，着重传播关于合理使用抗菌药物的信息。

(陈佰义，刘冰冰 译，杨帆 校)

第 16 章

资源有限环境中的管理——
全球成功事例的实例

> 作者:南非:ADRIAN BRINK,亚洲:CHAND WATTAL和 REENA RAVEENDRAN,
> 南美:ANAHI DRESER

本章目标:

评估处方审核和重点小组讨论在抗菌药物管理中的作用。

明确三级医院中抗菌药物使用与细菌耐药趋势的关系。

了解没有传染病专业知识的非专业药师如何致力于院内或院际网络内的抗菌药物管理。

了解如何实施药师驱动的前瞻性审核和反馈模式,以启动和维持一个甚至多个非学术城乡医疗机构中的 AMS 项目:

- 通过制订基本的抗菌药物应用流程以减少过度处方("低垂果实")。
- 缩短抗菌药物处方和输注的间隔时间("滞空时间")。
- 提高对围术期抗菌药物预防性应用指南的依从性,以减少手术部位感染发生。

了解在社区层面如何通过减少自我诊疗和抗菌药物使用等干预来达到AMS 目标,提高患者用药安全。

了解在资源有限的医疗机构中如何制订抗菌药物销售监管过程,这些机构中同时存在抗菌药物获取困难与过度使用的问题。

学习效果

完成本章后,参与者应该能够:

- 反映非专业药师是如何协调跨学科参与的。
- 概述如何应用逐步转变管理和质量改进方式的正式模型实现变革。
- 概述在各种地域和社会经济不同的医疗机构中,如何应用这样的模型,如何设计、实施和维持以药师驱动的前瞻性审核及反馈干预。
- 概述除了传染病和微生物学知识以外的重要技能,这些技能对于启动和维持可持续的 AMS 计划至关重要,因此参与者应该能够:
  - 定义协作模型的重要决定因素,以实现突破性进展。
  - 定义模型中应用行为改变技术(BCT)的有效性,例如自我监控、反馈与目标设定和行动计划相结合。
- 概述监控和评估调节抗菌药物销售所产生的影响的方法。
- 反思在引入抗菌药物销售监管过程中政治领域管理的重要性。
- 了解如何为他们的医院和社区制订抗菌谱。
- 了解如何通过处方审核收集抗菌药物使用数据。
- 了解如何与不同专业的临床同事开展重点小组讨论。

介绍

虽然在任何医疗机构中开展和实施成功的 AMS 计划都是一项挑战，但是资源有限的小型和乡村医院面临着更独特的挑战，这可能妨碍实施理想及可持续的 AMS 计划（图 16-1）。因此，需要选择具有可获得的组织架构和资源的管理模型。此外，这些问题亦在社区层面对 AMS 的开展提出了挑战。为进一步说明，本章对开展不同 AMS 策略但取得成功的五个国家的经验进行阐述。

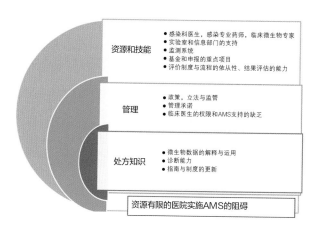

图 16-1
AMS 实施的阻碍

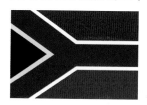

南非

全球成功案例：减少过度抗菌药物处方的 AMS 模型

该模式的目的是促进现有资源的协作利用和"低垂果实"的概念，在 47 个城乡私立医院（Netcare Ltd）的多元化群体中实施 AMS 计划，并实现整体抗菌药物使用量的可持续降低。应用药师的原因在以下视频 12 中解释：

专项抗菌药物检查（所有应用抗菌药物的患者）期间，药师审核可作为"低垂果实"的措施（表 16-1）

关于 AMS，最初关注"低垂"果实的主要指标是抗菌药物总使用量的减少。即用有限资源实现最有可能实现的目标。另外，这些简单的干预措施较之复杂策略是 AMS 尚未开展时更为理想化的初始启动选择。原因在视频 13 中进一步阐述：

实施本 AMS 计划以及应用药师的原因

视频12　采访 DR DENA VAN DEN BERGH，质量改进总监，NETCARE LTY（LTD）1

观看视频

见 https://vimeo.com/258795344

药师审核选择"低垂果实"的原因

视频13　采访 DR DENA VAN DEN BERGH，质量改进总监，NETCARE LTY（LTD）2

观看视频

见 https://vimeo.com/258793950

Brink et al. Lancet Infect Dis 2016；16：1017-25

表 16-1 确定审查的处理措施。转载许可 Lancet ID

	处理措施 A	定义
1	经验性使用抗菌药物前未进行病原学送检培养	患者开始经验性使用抗菌药物,但使用前 48 小时内或开始治疗前未进行任何培养
2	超过 7 天的抗菌药物治疗	治疗疗程持续 8~14 天(含)的治疗 即,抗菌药物治疗的疗程超过当地指南规定某特定病原体或病症的有效治疗持续时间被视为延长疗程
3	超过 14 天的抗菌药物治疗	治疗疗程超过 14 天的治疗 即,抗菌药物治疗的疗程超过当地指南规定该特定病原体或病症的有效治疗持续时间被视为延长疗程
4	同一时间超过 4 种抗菌药物使用	同一日历日,无意地同时给患者全身使用 4 种或以上抗菌药物至少连续 2 日
5	同时"双联"或多联抗菌药物覆盖	同一日历日,有意给予患者至少连续两日针对革兰阴性菌、阳性菌和厌氧菌抗菌谱重叠或重复的两种或以上抗菌药物处方
5.1	过度覆盖革兰阴性菌	定义为同时处方以下组内或组间的两个或多个任何抗菌药物品种: 头孢菌素(头孢呋辛,头孢曲松,头孢他啶,头孢噻肟,头孢吡肟) 氟喹诺酮类(环丙沙星,左氧氟沙星) 青霉素类 /β- 内酰胺酶抑制剂复合制剂(阿莫西林 / 克拉维酸,哌拉西林 / 他唑巴坦) 氨基糖苷类(阿米卡星,庆大霉素,妥布霉素) 碳青霉烯类(美罗培南,厄他培南,多利培南或亚胺培南)和替加环素
5.2	过度覆盖革兰阳性菌	定义为同时处方以下组内或组间的两个或多个任何抗菌药物品种: β- 内酰胺类(阿莫西林,阿莫西林 - 克拉维酸,头孢唑林,氯唑西林),替加环素,克林霉素,利奈唑胺和糖肽类(万古霉素,替考拉宁)
5.3	过度覆盖厌氧菌	定义为同时处方以下组内或组间的两个或多个任何抗菌药物品种: 甲硝唑,青霉素类 /β- 内酰胺酶抑制剂复合制剂(阿莫西林 / 克拉维酸,或哌拉西林 / 他唑巴坦),碳青霉烯类(美罗培南,厄他培南,多利培南或亚胺培南),莫西沙星,克林霉素,头孢西丁或替加环素

A 所有处理措施在进行任何更改之前,药师应当咨询医生(面对面,口头或手机短信)。

AMS "协作突破系列"模型实施和监控过程

此 AMS 模型,作为适合院际网络的"医疗机构提升(IHI)模型"(PDSA 循环)和"协作突破系列",以逐步开展的方式实施(图 16-2)。

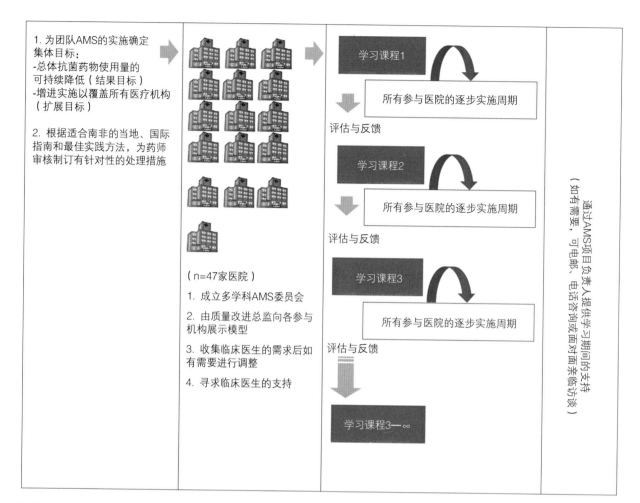

图 16-2
院际网络 AMS 实施模型

"突破系列协作"需要遵守基本原则（视频 14）。

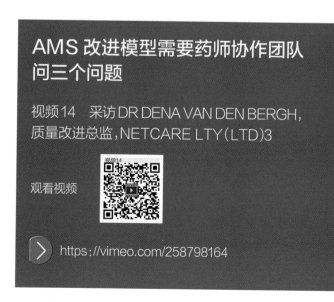

AMS 改进模型需要药师协作团队问三个问题

视频 14　采访 DR DENA VAN DEN BERGH，质量改进总监，NETCARE LTY（LTD）3

观看视频

https://vimeo.com/258798164

协作学习课程与标准化评价的重要性

在与药师以及药学部负责人、临床医生和感控人员面对面的区域学习课程中,我们提供五项干预措施的初步培训(学习课程 1)。根据突破系列模型,每位药师都需要根据标准化模板在他们的医院进行一次数据收集审核(.xls)。学习课程 1 之后,全国药师每 6~8 周举行 1 次电话会议,该会议由质量改进总监和 AMS 项目负责人主持(学习课程 2—∞)。学习课程之间的支持由项目负责人提供。

联合学习周期(课程)的目标
- 院际之间的协作学习。
- 明确 AMS 实施的要求。
- 集思广益,克服障碍实施 AMS。
- 分享成功经验。
- 评估数据的准确性和一致性。
- 对进展、改进等反馈的比较。

学习周期的目的和标准化评价的重要性

视频 15　采访 ANGELIKI MESSINA 女士, AMS 项目负责人,NETCARE LTY(LTD)

观看视频

见 https://vimeo.com/258793165

在所有参与的机构中,药师 AMS 病房查房期间每周用标准化评估工具(图 16-3)收集数据,查房最初在重症监护室和高级照护病房进行,然后在病房审核。对于已明确延长疗程的疾病例如感染性心内膜炎和其他深部感染(如骨髓炎)不再审核。使用评估工具收集的审核数据每月通过电子邮件发送至 AMS 项目负责人。

继自我监控之后,反馈对于促进医院行动计划调整的重要性

项目负责人通过质量改进运行图表(图 16-4)与每月电子邮件和学习周期期间的医院反馈,来评估五项干预措施的改进情况。该模型的摘要如图 16-5 所示。

项目负责人向医院反馈的目的:
- 每月向药师及其负责人进行反馈,特别是关于:
  - 依从性措施(或其他方面)的改进。
  - 以 DDDs / 100 床日数(或其他)为单位抗菌药物使用数据的改进。
  - 个性化指标。
- 药师反过来向医生、医院管理层和 AMS 委员会提供口头和 / 或书面反馈(每月 1~3 次),包括每家医院的 IPPs。
- 根据设定的目标和医院的自我监控,行动计划围绕以下内容进行调整:
  - 对药师用于日常审核的时长进行整合。
  - 已实施了多少目标干预措施?
  - 作出了哪些改进?
  - 对单家医院抗菌药物使用的影响是什么?

	分母	分子	
周	抗菌药物专项管理期间，审核的患者总数	在医生许可下实施特定"触手可及果实"干预的患者总数	依从率（%）
第 1 周	17	13	76.5
第 2 周	27	19	70.4
第 3 周	19	15	78.9
第 4 周	29	19	65.5
第 5 周	36	19	52.8
第 6 周	26	21	80.8
第 7 周	20	15	75.0
第 8 周	15	10	66.7
第 9 周	10	10	100.0
第 10 周	16	14	87.5
第 11 周	20	19	95.0
第 12 周	13	10	76.9
第 13 周	10	7	70.0
第 14 周	11	9	81.8
第 15 周	23	19	82.6
第 16 周	10	6	60.0
第 17 周	19	14	73.7
第 18 周	21	19	90.5
第 19 周	32	24	75.0
第 20 周	13	9	69.2
第 21 周	13	8	61.5
第 22 周	21	18	85.7
第 23 周	21	20	95.2
第 24 周	22	21	95.5
第 25 周	17	14	82.4
第 26 周	22	16	72.7
第 27 周	25	17	68.0
第 28 周	18	17	94.4

图 16-3
标准化评估工具示例

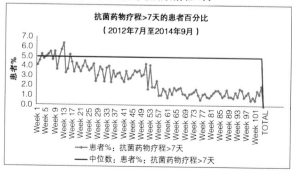

图 16-4
一项经审核的措施（抗菌药物处方 >7 天）运行图示例

下载数据
http://www.bsac.org.uk/
antimicrobialstewardshipebook/Chapter
16/South Africa/Data collection template.
docx

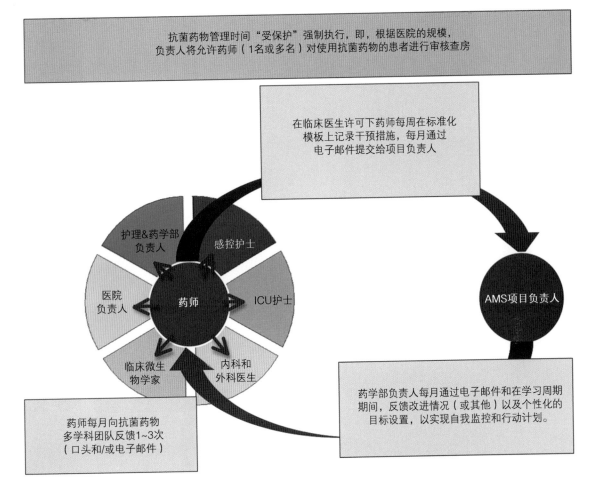

图 16-5

药师驱动的审核与反馈模型图示扼要

上述 AMS 模型的影响

共举行五十三个学习周期。在 104 周的标准化评估和反馈中，总共对 116 662 名使用抗菌药物的患者进行审核，对五个指定的"低垂果实"范例进行了 7 934 次干预，表明几乎每 15 个处方中就有一个需要药师介入。药师干预的 7 934 例措施中 39%（3 316）为疗程过长。该模型对抗菌药物使用有着显著影响，将抗菌药物平均 DDD/100 床日降低了 18.35，干预前后分别为 101.40（95% CI：91.19~111.61）和 83.04（95%CI：76.33~89.76），减少量占总体使用量的 18.1%（$P <$ 0.001）（图 16-6）。

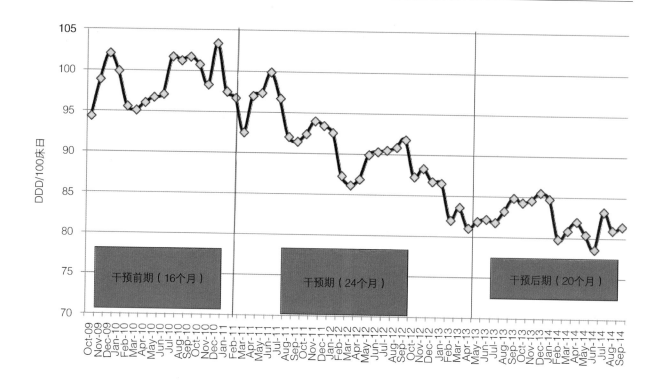

图 16-6
院际网络抗菌药物管理模型(n=47 家医院)三阶段的抗菌药物平均使用量
(2009 年 10 月至 2014 年 9 月)

为了说明这种药师驱动模型如何可以用作针对其他干预措施的管理策略,您可观看以下幻灯片:

幻灯片演讲简要概述了使用相同的审核和反馈的 AMS 模型来改善抗菌药物"滞空时间"并提高对围术期抗菌药物预防指南的依从性。

浏览幻灯

 见 http://www.bsac.org.uk/antimicrobialst ewardshipebook/Chapter 16/South Africa/ adrian-Outlining use of the same AMS model to target other stewardship interventions).pdf

工具包资源

文献
抗菌药物"滞空时间"
Messina et al. Infect Dis Ther (2015) 4 (Suppl 1):S5-S
围术期抗菌药物预防应用
Brink et al. J Antimicrob Chemother 2017;72: 1227-1234

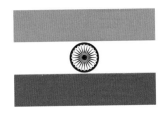

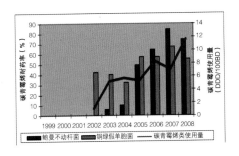

碳青霉烯类使用量与铜绿假单胞菌和鲍曼不动杆菌耐药关系（SGRH）

Goel N, Wattal C et al. J Antimicrob Chemother 2011;66(7):1625-1630

印度

　　感染负担过重导致亚洲中低收入国家过度和不当使用抗菌药物。他们的大多数医疗机构中缺乏积极有效的 AMSP 项目。考虑到这一点，工具包的制作势在必行，用以作为网络资源随时使用。

细菌耐药变迁

　　在人群层面抗菌药物使用和细菌耐药之间的关系已明确。对甘加拉姆爵士医院（SGRH）一项为期 10 年（1999—2008 年）的抗菌药物使用与非发酵菌耐药性趋势分析结果显示，碳青霉烯类使用量增加与鲍曼不动杆菌耐药率的增长相关；另一项对于多重耐药肠杆菌科血流感染的 10 年研究亦揭示了碳青霉烯类和哌拉西林 / 他唑巴坦使用量与肺炎克雷伯菌耐药之间的关系。

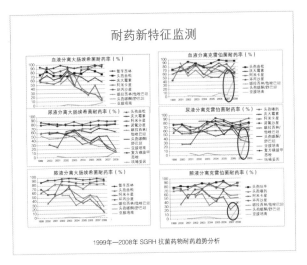

耐药新特征监测

1999 年—2008 年 SGRH 抗菌药物耐药趋势分析

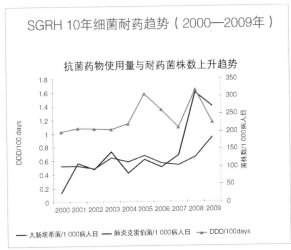

SGRH 10 年细菌耐药趋势（2000—2009 年）

165

故事 1：制订和使用抗菌谱：微生物 *vs.* 药物

医疗机构层面了解微生物的流行病学和耐药趋势对于经验性治疗抗菌药物的选择、随时间推移耐药趋势（机构内和机构间）的监测、感染控制的开展以及遏制细菌耐药的策略至关重要。

> 抗菌谱有助于最佳抗菌药物政策的制定和达到理想的预期治疗

制作抗菌谱

步骤 1

1. 编制本院资料
2. 根据感染部位

   1. 科室分布（ICU、病房、门诊，等）
   2. 细菌分布%
   3. 细菌药敏%

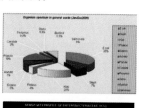

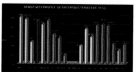

步骤 2

将数据放入给定模板：

1. 感染部位，感染类型。
2. 致病菌。
3. 最近 12 个月数据。
4. 筛选出导致 80%~90% 感染的病原菌
5. 将抗菌药物的药敏从最高到最低筛选

   1. 血流感染
   2. 尿路感染
   3. 呼吸道感染
   4. 手术部位感染

- 使用用户友好的工具包，根据感染部位输入数据
- 门诊、病房、ICU 菌株使用不同的工具包
- 工具包包含 5 种最常见病原菌，以及按敏性递减排序的抗菌药物
- 工具包还将包含有效期

医院监测数据 1 月 16 日 -12 月 16 日			数据有效：2016 年 12 月	
S.No	最常见病原菌	检出%	S.No	最敏感抗菌药物病原菌依次降序
1			1	
2			2	
3			3	
4			4	
5			5	

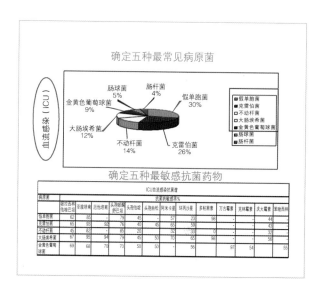

目前在社区中同样存在抗菌药的耐药问题。由于社区中抗菌药耐药的数据非常少，尤其在发展中国家，我们试图建立一种新的方法来监测资源匮乏地区社区的抗菌药耐药性情况。这个项目在 2004—2008 年期间与世卫组织合作进行，同时也监测抗菌药物的使用情况。

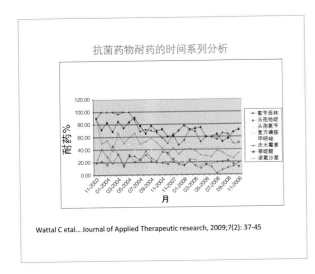

Wattal C etal... Journal of Applied Therapeutic research, 2009;7(2): 37-45

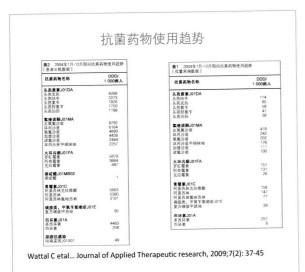

Wattal C etal... Journal of Applied Therapeutic research, 2009;7(2): 37-45

我们注意到实现了以下成就：

1. 收集的信息有助于启动当地相关的干预措施。

2. 建立了一种研究资源贫乏地区社区抗菌药物使用和耐药的方法。

3. 在社区层面收集数据时，不同类型医疗机构的参与，提高人们对抗菌药物耐药性日益增长这一问题及其与抗菌药物使用相关性的认识。

故事 2：处方审核作为一种概念和解释

我们在新德里一家拥有 675 张床位的三级医院于 2010 年 8 月至 2011 年 6 月期间进行了一项研究，向临床医生反馈他们的抗菌药物处方数据，然后评估反馈是否会导致其抗菌药物处方习惯的变化。抗菌药物处方率按医院开处方者的 DDD/100 床日数（DDD/100BD）计算。

将医院的抗菌药物高处方科室分为 2 个组：

1. 在干预组，向所有医生提供有关耐药率和抗菌药物处方模式的信息。与专业内同行单位（未公开单位名称）和医院其他科室的比较信息也同其进行分享。

2. 在控制组中，仅每月提供耐药率的信息。

DDD计算

· 计算方法是用所使用的抗菌药物的总克数除以给予成人患者的该药物每日平均剂量的克数。

$$总DDD：\frac{抗菌药物消耗量(g)}{每日剂量（ABC\ cal）^{[1]}}$$

· 总ABS（以克为单位）：
药房记录（购买）
HIS记录（消耗）

1. 欧洲临床微生物与感染性疾病学会（ESCMID）

· 床日数计算

床日/年＝总床位数×床位使用率×365

· 抗菌药物消耗率计算

$$（DDD/100BD）：\frac{DDD×100}{床日数}$$

167

练习

计算一家600张床位医院的亚胺培南DDD/100BD，医院床位使用率为85%，药房报告亚胺培南1年消耗1 000安瓿（500mg）。

亚胺培南（J01DHJ1）

亚胺培南的日剂量=2g

DDD：抗菌药物的总克数/日剂量

DDD=1 000×0.5g/2=250

总床日数=总床位数×床位使用率×天数
　　　　600×0.85×365=186 150

DDD/100BD=DDD×100/BD
　　　　250×100/186 150=0.13DDD/100BD

通过比较基线（干预前）与干预后的抗菌药物处方率来评估两组中的显著行为变化。

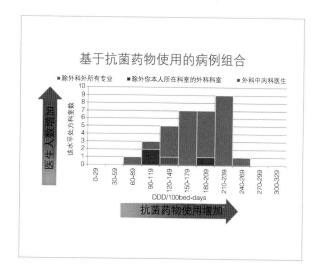

基于抗菌药物使用的病例组合

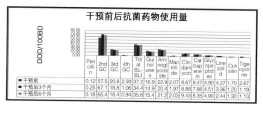

干预前后抗菌药物使用定性评估
（DDD/100BD）

干预前后抗菌药物使用量														
DDD/100BD	Penicillin	2nd GC	3rd GC	4th GC	Total BL-BLI	Quinolones	Aminoglycoside	Macrolide	Clindamycin	Carbapenems	Glycopeptides	Linezolid	Colisitin	Tigecycline
干预前	0.12	57.5	20.8	2.39	37.2	16.9	22.9	2.07	8.67	8.47	4.90	4.27	1.70	2.67
干预后3个月	0.25	67.1	18.8	1.06	34.4	14.9	20.4	1.97	8.88	7.66	4.51	3.36	1.20	1.19
干预后6个月	0.18	65.4	18.4	0.94	35.8	15.4	21.2	2.03	9.43	8.35	4.90	2.44	1.30	1.13

在我们的研究中,接受有关抗菌药物处方率信息的医生组与同事相比,处方模式没有变化,即使在高处方者中也是如此。在发达国家已经证明,对抗菌药物使用进行前瞻性审核并与处方者进行直接互动和反馈,可以减少抗菌药物的不当使用。但这些研究在资源匮乏地区很少,这项研究是首次在印度进行的旨在通过对医院中医生反馈其处方习惯,评估干预项目的有效性。本研究结果显示,至少在我们医院只是被动干预并未在医生中引起理想的行为改变,与处方者直接互动可能会更有效减少抗菌药物使用。

工具包资源

网站链接

 http://www.cochrane.org/CD000259/EPOC_audit-and-feedback-effects-on-professional-practice-and-patient-outcomes

故事3:重点小组讨论

基于之前研究所获得的信息,我们继续进行下一内容,重点小组讨论(FGDs)。除了继续以每月处方审核和抗菌药物处方反馈为形式的说服性干预,教育资源传播和提醒,我们还FGDs。本研究旨在评估FGD作为抗菌药物处方反馈的辅助干预手段,对FGD之前和之后医院的抗菌药物处方率的影响。研究包括医院45个外科科室的医生,研究时间为2013年6月至2015年8月。每个月FGD由一个专业发起,以完整解决的方案涵盖本研究中所有专业。在FGD中,大家共同讨论评估抗菌药物使用的方法、意义、特定科室高抗菌药物处方的可能原因和对抗菌药物制度的遵守情况。

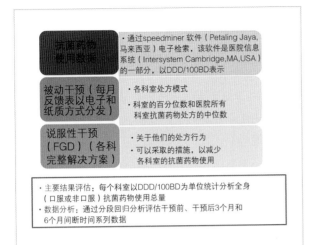

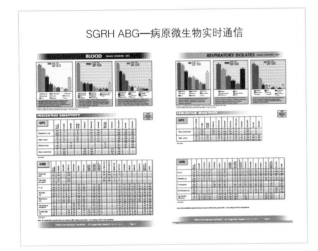

SGRH ABG—病原微生物实时通信

最后，大家共同制定共识推荐以降低抗菌药物处方率。为评估 FGD 的影响和可持续性，将 FGD 干预前抗菌药物使用数据与预期或各个科室干预后 3 个月和 6 个月的数据进行比较。

在干预后的 3 个月和 6 个月，抗菌药物总体处方分别从 190.68DDD/100BDs 降至 185.88DDD/100BDs（–2.5%）及 187.14DDD/100BDs（–1.88%）。使用增加的有：青霉素、第 2 代头孢菌素与克林霉素，随之减少使用的有：第 3、4 代头孢菌素，β内酰胺抑制剂，喹诺酮类，大环内酯类，氨基糖苷类，碳青霉烯类，糖肽类，利奈唑胺，黏菌素和替加环素。

本研究强调了两个重要方面：首先，干预后抗菌药物使用微量减少（–1.88%）；第二，影响的可持续性差：表现在初始（干预 3 个月后）有 42.8% 的科室抗菌药物处方减少、干预 6 个月后减少至

31.42%。尽管以往有西方成功的干预策略研究，证明处方者行为可以被改变，但大部分都集中在特定药物的使用减少而非抗菌药物总体处方的减少。该研究对干预的可持续性方面提出挑战，无论外科的专业性如何，干预的效果不会持续 3 个月以上。

工具包资源

网站链接

 http://www.health.org.uk/publication/path-sustainability

其他贡献

我们组织了 ASP，并致力于教育过程，期待处方习惯会发生明显变化。但我们在该领域的经验表明，某些其他因素如感染控制活动，在放大和传播细菌耐药方面发挥重要作用，从而影响处方习惯。越来越多的侵入性操作、干预措施以及现有的不良卫生标准在中低收入国家的细菌耐药方面有着重要作用。在多重耐药菌流行率很高的环境中，最佳的方法包含手卫生以及对机构环境的仔细评估，并应用更积极的措施例如患者隔离、员工照护和主动监测培养。

总之，抗菌药物的耐药性问题已到危险级别，为了抗击细菌耐药必须改变抗菌药物的处方习惯。新抗菌药物的出现可能无法提供真正的解决方案，因为他们在发展中国家可能昂贵并且难以负担。更为重要的是，新药最终也将失去它们的效用。除非我们改变抗菌药物的使用方法，否则我们将持续这一循环。基于循证医学的实践是必不可少的，包括诊断水平的提高和细菌耐药监测数据的获取。教育公众正确使用抗菌药物将大大有助于遏制细菌耐药的现状。除外以上措施，为进一步减少医院内的细菌耐药和相继的抗菌药物使用，要有良好的结合最佳感控措施实践的 ASP。对于发展中国家而言，实现这一变革是一个挑战。

南美

实例 1：问题：拉丁美洲国家抗菌药物不合理使用和细菌耐药情况

20 世纪 90 年代后期，拉丁美洲首席传染病专家警告说："巨人正在苏醒"，敦促大众提高认识并采取行动应对该地区日益增加的细菌耐药性问题。泛美卫生组织和泛美传染病协会（泛美传染病协会）于 1998 年组织的泛美耐药会议呼吁采取行动、确定优先问题并采取必要的干预措施。自此系列研究开展，旨在：①评估抗菌药物使用水平，将销售数据的定义转换为每日每千名居民的每日剂量（DDD/TID）；②通过家庭、药房和医疗保健机构调查抗菌药物处方、配药和使用方式。

这些研究明确该地区抗菌药物不合理使用存在双重问题：①卫生保健专业人员开具不合理的抗菌药物处方，尤其是广谱抗菌药物；②用抗菌药物自我治疗。就第二个问题，泛美卫生组织倡议拉丁美洲国家修订了药学立法，规定抗菌药物为所有国家立法的仅供处方药。但是，在某些背景下法律不能得到强制执行，如：医疗保险未能充分覆盖、未能获得公共服务和药品；政府机构内部对抗菌药物滥用问题和监管薄弱环节的缺乏认识，导致对药房的检查和制裁很少；社区内，对抗菌药物强烈的依赖使用文化。这些因素导致抗菌药物的高需求量，以及私人药房抗菌药物的充足供应。

这种情况在墨西哥尤其突出，高达 40% 的抗菌药物是在私人药房无医生处方的情况下获得的，以及由训练不足的职员出售——而非药师配发。该国曾是地区中抗菌药物使用率最高的国家，尽管已呈下降趋势。但是，喹诺酮类和新大环内酯类（如阿奇霉素）的使用率急剧上升，与该地区其他国家一样（图 16-7）。

实例 2：在智利、巴西和墨西哥引入抗菌药物销售规则的过程和影响

由于担心拉丁美洲的细菌耐药、高抗菌药物使用量和抗菌药物自我治疗等问题，一些国家已采取监管措施限制抗菌药物销售，无论是在国家还是国家以下层面。智利，墨西哥和巴西的经验为引入这一规定所带来的挑战和机遇以及了解其影响提供了很好的例子。

智利

智利在 1999 年仅通过医疗处方购买来规范抗菌药物销售。有关抗菌药物使用和抗菌药物耐药性的现有指标促进了政府对此事的关注。传染病专家担任政策制定者，呼吁卫生官员注意这些问题以及泛美卫生组织的建议。以往在调节苯二氮䓬类药物销售方面的积极经验进一步促进了抗菌药物销售监管的可行性。该法规的引入伴随着广泛的媒体报道、公共信息披露和社区药房的参与。

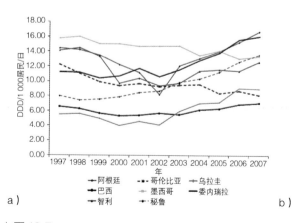

a)

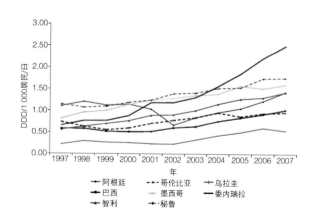

b)

图 16-7

八个拉丁美洲国家的 a)总体抗菌药物使用趋势，以及 b)喹诺酮类药物使用趋势，1997—2007

来源：Wirtz VJ，Dreser A and Gonzales R (2010). 八个拉丁美洲国家抗菌药物使用趋势，1997—2007. Rev Panam Salud Pública 27：219-225

最初抗菌药物的消耗量总体减少 30%，主要涉及以前未经处方销售的抗菌药物（青霉素和复方磺胺甲噁唑）。然而该法规最初取得的巨大成功是短暂的：由于活动未能持续，3 年后抗菌药物消耗水平再次上升；不过，消耗量仍低于干预前水平（图 16-8）。

幻灯片演示：
监管措施对智利抗菌药物销售的影响

浏览幻灯
见 http://slideplayer.com/slide/9386243/

结果（2）：智利对于青霉素和复方磺胺甲噁唑限制销售最大的影响

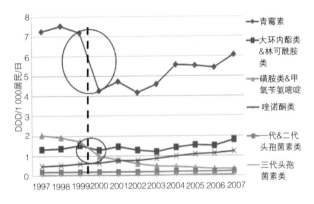

图 16-8
智利抗菌药物销售监管的影响
来源：Herrera-Patiño J，Santa-Ana-Tellez Y，Dreser A，Gonzalez R，Wirtz VJ. Consumption of antibiotics before and after sales regulations in Chile，Colombia and Venezuela. In：http://slideplayer.com/slide/8478401/

幻灯片演示：
智利、哥伦比亚和委内瑞拉抗菌药物销售规定前后的消耗情况

浏览幻灯
见 http://slideplayer.com/slide/8478401/

巴西

自 2009 年以来，巴西国家健康监督局（ANVISA）一直在讨论改善抗菌药物销售控制的必要性。2010 年由于多重耐药产 KPC 细菌的传播及其导致的死亡——以及随之而来的广泛媒体关注——加快了监管进程。该法规自 2010 年 11 月开始实施，规定抗菌药物仅与处方一起出售，处方将保留在药房。该决议得到了医疗团体的支持，但遭到药学和商业协会的反对。通过争论监管所带来的社会影响（例如公共医疗服务基础设施不足，农村地区医疗保健机会缺乏，以及引发平行的抗菌药物黑市的风险），这些协会试图撤销该决议。然而，该决议得以实施。使用 DDD/TID 单元进行的中断时间序列分析得出结论，在监管两年后，私营部门的抗菌药物消费量下降了近 24%（图 16-9）。为了克服药房合规性问题，2013 年 4 月巴西引入了更严格的监管，将抗菌药物纳入 ANVISA 国家系统进行管理。

墨西哥

在墨西哥的卫生政策议程中，涉及抗菌药物使用的问题仍然很少，获得药品是最优先考虑的问题。然而，在 2009 年，在甲型 H1N1 流感大流行期间，抗菌药物的自我治疗与该国医疗护理的延迟和高流感死亡率有关。这引发了前所未有的公开辩论。传染病专家，公共卫生和兽医专家认为这是向政府提出优先改善抗菌药物使用和减缓细菌耐药行动的机会之窗。卫生部颁布了一项自 2010 年 8 月起生效的法令，该法令规定抗菌药物仅在有医疗处方时销售；此外，它还要求药房保留和注册处方，并对违规行为处以高额罚款。药房协会反对监管，认为会给药店带来经济损失和运营方面的困难，以及会对缺乏医疗保健的贫困人口产生负面健康及经济影响。更大的药房连锁店则采用不同的策略，选择在药店附近开设医疗诊所。在 2010 年至 2013 年期间，这些药房诊所提供廉价甚至免费咨询（和抗菌药物处方），其数量在该国增加了两倍——缓解了监管的影响。

幻灯片演示:

墨西哥抗菌药物销售的监管:过程和影响

幻灯片浏览

见 http://www.bsac.org.uk/antimicrobialstewardshipebook/Chapter 16/South America/Regulation of antibiotic sales in Mexico,process and impact.pdf

采用 DDD/TID 评估监管影响的中断时间序列分析得出结论,抗菌药物使用总体减少12%(约1DDD/TID),主要是因为青霉素;未观察到转向使用其他类别的抗菌药物如喹诺酮类药物。阿莫西林和氨苄西林使用(该国最畅销药物)的季节性变化明显减少(分别为34%,93%),以及某些症状药物(作为替代产品)的使用增加也被记录在案。另一项研究得出的结论是,在监管之后,一个令人担心的副作用是与细菌感染相关的入院人数没有增加。这一证据表明,监管干预在该国减少不必要自我治疗的抗菌药物使用方面取得了成功。医疗处方的监控和改进,尤其在新兴的药房诊所,仍然是一项重要的挑战。

工具包资源

文献

Bavestrello,L. and Cabello,Á.(2011). Community antibiotic consumption in Chile, 2000-2008. Rev Chil Infect,28(2),107-112.

Dreser,A.,Vázquez-Vélez,E.,Treviño, S. and Wirtz,V.J.(2012). Regulation of antibiotic sales in Mexico: an analysis of printed media coverage and stakeholder participation. BMC Public Health,12,1051.

Santa-Ana-Tellez,Y.,Mantel-Teeuwisse, A. K.,Leufkens,H. G. M.,& Wirtz,V. J. (2015). Seasonal Variation in Penicillin Use in Mexico and Brazil: Analysis of the Impact of Over-the-Counter Restrictions. Antimicrobial Agents and Chemotherapy, 59(1),105-110.

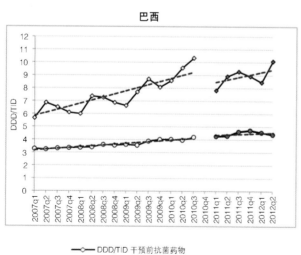

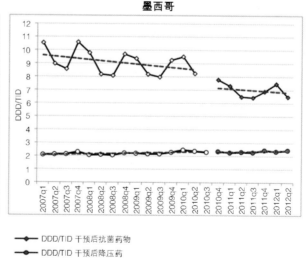

图 16-9

巴西和墨西哥的抗菌药物使用趋势(2007—2012 年),以及 2010 年抗菌药物监管对其销售的影响

来源:Santa-Ana-Tellez Y,Mantel-Teeuwisse AK,Dreser A,Leufkens HGM,Wirtz VJ(2013)Impact of Over-the-Counter Restrictions on Antibiotic Consumption in Brazil and Mexico" PLOS ONE,2013;8;10; e75550-e75550

结论

　　总之,这些拉丁美洲国家的案例表明,在资源有限的环境中,抗菌药物销售的调节可能是一个非常敏感的政治问题,因为这涉及获得医疗保健的机会不足,而且经济利益将受到影响。但是,媒体的关注,加上相关研究人员、公共卫生和传染病专家的共同努力可以实现政治意愿。使用标准的评价方法,也许我们能证明监管干预措施能够成功的遏制自我治疗并减少社区中的抗菌药物使用。未来几年该地区面临的其余挑战是提高医院抗菌药物处方的质量,包括医院和门诊。目前,拉丁美洲的医院正在开发一些有趣的 AMS 计划——尤其是在哥伦比亚。必须充分记录与其实施相关的过程和产生的影响,以便为该地区获得宝贵的经验教训。

(钱申贤,王淑颖　译,王明贵　校)

参考书目:

Howard P, Pulcini C, Levy Hara G, et al. An international cross-sectional survey of antimicrobial stewardship programmes in hospitals. J Antimicrob Chemother 2015; 70: 1245–255.

Huttner B, Harbarth S, Nathwani D, and on behalf of the ESCMID Study Group for Antibiotic Policies (ESGAP). Success stories of implementation of antimicrobial stewardship: a narrative review. Clin Microbiol Infect 2014; 20: 954–62

The Breakthrough Series: IHI's Collaborative Model for Achieving Breakthrough Improvement. IHI Innovation Series white paper. Boston: Institute for Healthcare Improvement; 2003. (Available on www.IHI.org).

Cosgrove SE, Hermsen ED, Rybak MJ, et al. Guidance for the knowledge and skills required for antimicrobial stewardship leaders. Infection Control and Hospital Epidemiology 2014; 35: 1444-51

Charani E, Holmes AH. Antimicrobial stewardship programmes: the need for wider engagement. BMJ Qual Saf 2013; 22: 885–87

Hamilton KW, Fishman NO. Antimicrobial stewardship interventions. thinking inside and outside the box. Infect Dis Clin North Am 2014; 28: 301–13

Langley GL, Moen R, Nolan KM, Nolan TW, Norman CL, Provost LP. The Improvement Guide: A Practical Approach to Enhancing Organizational Performance (2nd edition). San Francisco: Jossey-Bass Publishers; 2009. P89-108

Perla R, Provost L, Murray S. The run chart: a simple analytical tool for learning from variation in healthcare processes. BMJ Qual Saf 2011; 20: 46-51.

Goel N, Wattal C, OberoiJK, Raveendran R, Datta S, Prasad KJ. Trend analysis of antimicrobial consumption and development of resistance in non-fermenters in a tertiary care hospital in Delhi, India. J AntimicrobChemother 2011;66(7):1625-1630.

Datta S, Wattal C, Goel N, Oberoi JK, Raveendran R, Prasad KJ. A ten years trend analysis of multi-drug resistant blood stream infections caused by E.coli and K.pneumoniae in a tertiary case hospital. Ind J Med Res. 2012;135:907-12.

Wattal C, Sharma A, Raveendran R, Bhandari SK, Khanna S. In Community-Based Surveillance of Antimicrobial Use and Resistance in Resource Constrained Settings. Report on five pilot projects. Editors: Holloway KA, Mathai E, Sorensen T, Gray A. World Health Organization. 2009; WHO/EMP/MAR/2009.

Wattal C, Raveendran R, Kotwani, A, Sharma A, Bhandari SK, Sorensen TL, Holloway K. Establishing a new methodology for monitoring of antimicrobial resistance and use in the community in a resource poor setting. Journal of Applied Therapeutic research, 2009;7(2): 37-45

C Wattal, N. Goel, S. Khanna, SP Byotra, R Laxminarayan, A Easton. Impact of informational feedback to clinicians on antibiotic-prescribing rates in a tertiary care hospital in Delhi. Indian Journal of Medical Microbiology. 2015;33(2):255-259.

Levy G, Savio E, Castro J, Calmaggi A, Arzac M, Clara L. Study of antibiotic use in Argentina and Uruguay. In: Salvatierra-González R, Benguigui Y, eds. Antimicrobial resistance in the Americas: magnitude and containment of the problem. Washington, DC: PAHO; 2000. Pp. 235–9.

Wirtz, V.J., Dreser, A. and Gonzales, R. (2010). Trends in antibiotic utilization in eight Latin American countries, 1997–2007. Panamerican Health Organization J, 27(3), 219–225

Bavestrello, L. and Cabello, Á. (2011). Community antibiotic consumption in Chile, 2000-2008. Rev Chil Infect, 28(2), 107-112.

Dreser, A., Vázquez-Vélez, E., Treviño, S. and Wirtz, V.J. (2012). Regulation of antibiotic sales in Mexico: an analysis of printed media coverage and stakeholder participation. BMC Public Health, 12, 1051.

Wirtz, V.J., Herrera-Patino, J.J., Santa-Ana-Tellez, Y., Dreser, A., Elseviers, M. and Vander Stichele, R.H. (2013). Analysing policy interventions to prohibit over-the-counter antibiotic sales in four Latin American countries. Tropical Medicine and International Health, 18(6), 665–673.

Santa-Ana-Tellez, Y., Mantel-Teeuwisse, A.K., Dreser, A., Leufkens, H.G.M. and Wirtz, V.J. (2013). Impact of Over-the-Counter Restrictions on Antibiotic Consumption in Brazil and Mexico. PLoS ONE, 8(10), e75550.

Zaidi, M.B., Dreser, A. and Figueroa, I.M. (2014). A collaborative initiative for the containment of antimicrobial resistance in Mexico. Zoonoses and Public Health, 61(2), 1-6.

Santa-Ana-Tellez, Y., Mantel-Teeuwisse, A. K., Leufkens, H. G. M., & Wirtz, V. J. (2015). Seasonal Variation in Penicillin Use in Mexico and Brazil: Analysis of the Impact of Over-the-Counter Restrictions. Antimicrobial Agents and Chemotherapy, 59(1), 105–110.

Rubli, A. (2015). Supply Regulations in the Market for Medicines: Evidence from an Antibiotics Law in Mexico. Working paper. Available at: http://lacer.lacea.org/bitstream/handle/123456789/53118/lacea2015_market_medicines_mexico.pdf?sequence=1

第17章

长期护理机构的管理

> *作者:*AOIFE FLEMING

本章目标:

概述影响长期护理机构(long term care facilities,LTCFs)抗菌药物处方的因素。

论述长期护理机构(LTCFs)中感染的发生率、抗菌药物处方和细菌耐药情况。

阐述在长期护理机构中(LTCFs)进行抗菌药物管理的影响。

本章将同时概述:

在 LTCFs 中遏制抗菌药物耐药(antimicrobial resistance,AMR)的策略。

实施本地区水平的抗菌药物管理(antimicrobialstewardship,AMS)计划。

学习效果

完成本章学习后,参与者应能掌握:
- 分析影响 LTCF 中 AMR 和 AMS 的特定因素。
- 知晓掌握影响 LTCF 中抗菌药物处方的因素。
- 确定和传播 LTCF 中 AMS 策略的核心目标。
- 反思自身实践以及如何在 LTCF 中引入 AMS。

> ## 长期护理机构设置因素

在 LTCFs 实施抗菌药物管理至关重要。研究表明,在所研究的年度中,高达 70% 的 LTCF 入住者都应用了抗菌药物,这些处方中有很大的比例是不适宜的。时点患病率研究表明,3%~15%的 LTCF 入住者在特定时间都应用了抗菌药物。以下为美国疾病防控中心(CDC)公布的美国抗菌药物使用情况。

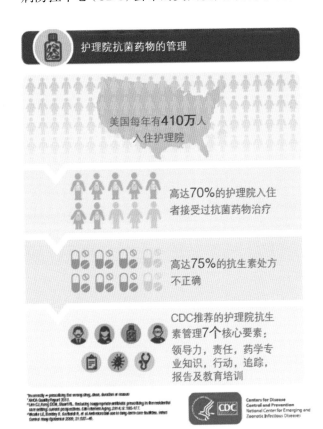

护理院抗菌药物的管理

美国每年有**410万人**入住护理院

高达**70%**的护理院入住者接受过抗菌药物治疗

高达**75%**的抗生素处方不正确

CDC推荐的护理院抗生素管理**7个核心要素**：领导力，责任，药学专业知识，行动，追踪，报告及教育培训

LTCFs 中医疗相关感染(Healthcare Associated infections,HCAIS)的危险因素:

- 基础疾病、与年龄相关的免疫功能减退。
- 共用设施(公共区域、盥洗设施、卧室)和有限的感染隔离设施。
- 侵入性医疗装置,如尿路导管和血管导管、胃造瘘管。
- 伤口管理。

一项关于调查 LTCFs 中抗菌药物使用影响因素的荟萃分析揭示了一种概念模式,如图 17-1 所示。

查看文档

https://link.springer.com/content/pdf/10.1007%2Fs40266-015-0252-2.pdf

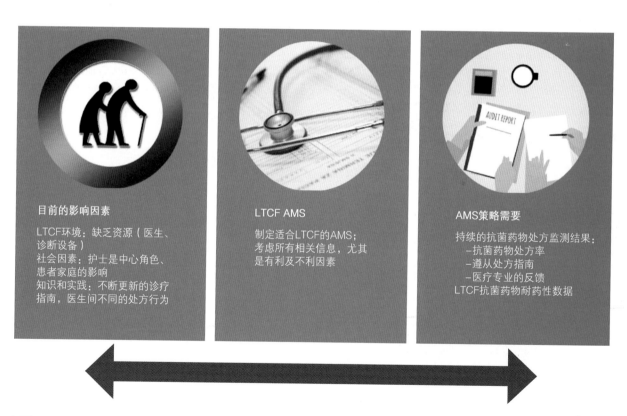

目前的影响因素

LTCF环境:缺乏资源(医生、诊断设备)
社会因素:护士是中心角色、患者家庭的影响
知识和实践:不断更新的诊疗指南,医生间不同的处方行为

LTCF AMS

制定适合LTCF的AMS;考虑所有相关信息,尤其是有利及不利因素

AMS策略需要

持续的抗菌药物处方监测结果:
- 抗菌药物处方率
- 遵从处方指南
- 医疗专业的反馈
LTCF抗菌药物耐药性数据

图17-1

确认和管理医疗相关感染（Healthcare Associated infections，HCAIs）的挑战包括以下因素：

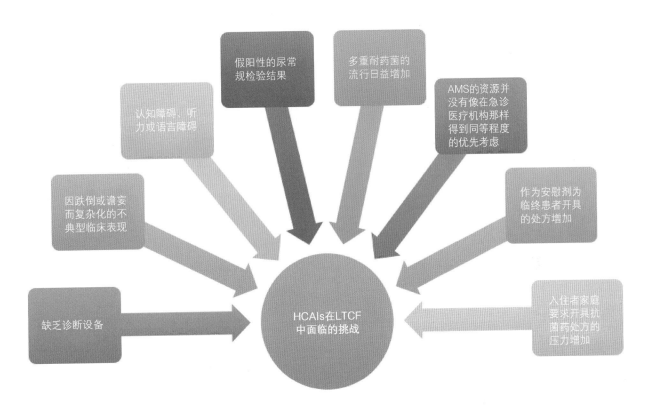

参考文献：

1. Cmich C et al. Optimizing antibiotic stewardship in nursing homes : a narrative review and recommendations for improvement. Drugs Aging 2015;32:699-716.

2. Dyar O.J et al. Strategies and challenges of antimicrobial stewardship in long-term care facilities.Clinical Microbiology and Infection 2015;21:10-19.

▷ 抗菌药物处方实践

长期护理机构（LTCFs）中，抗菌药物最常用于尿路感染（urinary tract infection，UTIs）、呼吸道感染（respiratory tract infection，RTIs）和皮肤软组织感染。

大样本流行病学研究表明，不同 LTCFs 开具的抗菌药物处方存在显著差异。

在不同的 LTCFs 之间及本机构内部，抗菌药物的处方也是多种多样的，主要由以下因素造成：

- 不同医疗机构提供的医疗服务，例如某医疗团队，某全科医生，来自不同诊疗机构的全科医生，来自附属医院／二级护理机构的全科医生，随叫随到的值班医生等。
- 并非所有的 LTCFs 每天都有感染性疾病顾问或专家／感染药师查房。
- 医生基于护理人员的评估和信息开具处方，经常在没有进行床旁诊视的情况下，电话下达抗菌药物处方医嘱。

对 LTCFs 中抗菌药物处方影响因素进行的定性研究发现,驱动开具抗菌药物处方的因素如下图所示。

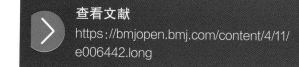

查看文献
https://bmjopen.bmj.com/content/4/11/e006442.long

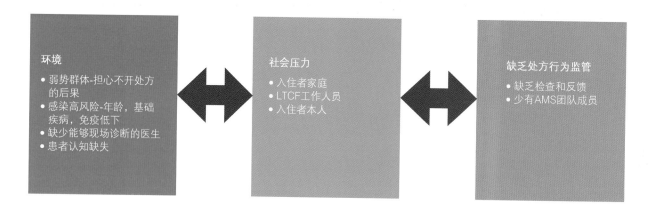

抗菌药物耐药性的影响

缺乏可用于指导在 LTCF 中慎重使用抗菌药物处方的本地区抗菌药物耐药性数据,其次 LTCFs 多重耐药菌(multidrug resistant organism, MDRO)感染的发生率数据缺失。

一项评估医疗补助和医疗保险服务中心提供养老服务的小数据库(MDS)研究发现,全美长期护理院入住者 MDRO 感染率为 4.2%(范围为 1.9%~11.4%,各州不等)。

通常 LTCF 的入住者存在细菌定植,这使得微生物样本检测结果的解读非常复杂,根据检验报告单,细菌定植常常被判断为感染。这可能导致不必要的抗菌药物使用。

多重耐药菌特别是耐甲氧西林金黄色葡萄球菌(MRSA)定植常见,研究发现其在 LTCFs 的检出率高达 50%,高于一般住院患者 5%~10%。

万古霉素耐药肠球菌(VRE)的定植率在 4%~16% 之间,并且呈上升趋势,同样的,超广谱 β- 内酰胺酶(ESBL)和碳青霉烯耐药肠杆菌(CRE)的定植率也呈上升趋势。这些都是需要关注的环节,因为定植可能很难根除,并且常常导致感染。

以下为定植发生的高危因素:
- 最近使用过抗菌药物(最近 4 个月内)。
- 长期卧床者。
- 留置导尿管或血管置管者。
- 溃疡或伤口。
- 大小便失禁。

难辨梭状芽孢杆菌(又称艰难梭菌)在 LTCFs 中定植的危险因素包括:
- 既往有艰难梭菌感染者。
- 近 3 个月使用过抗菌药物者。
- 有近期住院史者。

LTCFs 被称为多重耐药菌和艰难梭菌的"温床"。有文献报道在 LTCFs、区域性 LTCFs 和急诊医院中,均暴发过多重耐药菌或艰难梭菌的感染。在共用卧室或公共区域(浴室、餐厅等),人员之间的近距离接触导致了病原体的横向传播。

有证据表明,在 LTCF 人群中 AMR 的发生率更高。

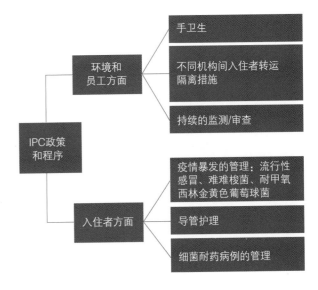

参考文献：

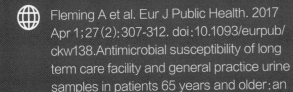

- Fleming A et al. Eur J Public Health. 2017 Apr 1;27(2):307-312. doi:10.1093/eurpub/ckw138.Antimicrobial susceptibility of long term care facility and general practice urine samples in patients 65 years and older:an observational study.
见 https://academic.oup.com/eurpub/article-lookup/doi/10.1093/eurpub/ckw138

- Examining the relationship between multidrugresistant organism acquisition and exposure to antimicrobials in long-term care populations:a review.

- Michele L. Shaffer,PhDa b,Erika M.C. D'Agata,MD,MPHc,Daniel Habtemariam, BAd,Susan L. Mitchell,MD,MPHc,d Annals of Epidemiology Volume 26,Issue 11,November 2016,Pages 810-815
见 http://www.sciencedirect.com/science/article/pii/S104727971630343X

强有力的感染预防控制体系对于 LTCF 的重要性，无论怎么强调也不为过。正如前文已提到的，可能具有潜在耐药性的病原体传播，如流感暴发，是导致感染暴发的一个因素。LTCF 应在实践中遵循关于感染预防控制（IPC）的国家或地区的方案。

在 CDC 网站上可找到有关 IPC 指南：

访问网址
https://www.cdc.gov/longtermcare/staff/index.html

在 LTCFs 启动 IPC 方案和实践的主要内容如上图所述。

案例：

亨利先生 79 岁，居住在 Forest Glen 养老院，既往有慢性阻塞性肺疾病（COPD）、高血压和房颤病史。因为患者身体不适，医生前去检查，尽管他的家人担心患者的病情，但不希望他被送往附近的急诊医院。

亨利先生平日按时服用雷米普利、阿托伐他汀、噻托溴铵吸入剂、氟替卡松/沙美特罗吸入剂，按需使用沙丁胺醇喷雾剂。亨利先生 4 周前曾服用抗菌药物复方阿莫西林/克拉维酸感觉有效，

因此其家人要求医生再次开具该药。因 LTCF 未配置 X-光机无法做相关检查，医生查体后（发热>38℃，寒战，大汗，头痛，咽喉痛，疲乏）怀疑是流感，向当地微生物实验室送了咽拭子进行检测。家属不满意医生的处理方案，仍要求开具复方阿莫西林/克拉维酸。

医生接下来应该做什么？

- 医生应该耐心向家属、护士解释，患者目前的症状和体征提示是流感，而不是 COPD 加重。告知患者及家属，因为 COPD，亨利先生流感风险增加，最近几天当地已出现了一些这样的病例。

- 医生应该检查患者并确认呼吸系统没有继发性细菌感染（检查基础疾病，检查呼吸，咳嗽类型，CURB 评分）。

https://www.mdcalc.com/curb-65-score-pneumonia-severity

- 亨利先生患的是单纯流感（没有证据表明是下呼吸道中枢神经系统感染或 COPD 加重），因此目前不需要住院。然而，亨利的家人应该意识到这种情况可能会变化，从亨利先生的健康考虑，在未来的几天应做好转院的准备。

- 应尽快开始抗病毒治疗，例如奥司他韦 75mg，一天 2 次口服，无需等待实验室结果确认（注意，亨利先生无肾损害。奥司他韦需要根据肾损害程度调整剂量）。

- 应进行风险评估，并与当地公共卫生部门

联系,通知他们感染情况,并根据当地指南为其他有风险的居民开具预防性抗病毒药物处方。

- 应记录所有护理院入住者和工作人员的流感疫苗接种情况,并与未接种流感疫苗的患者联系进行疫苗接种。切记疫苗需要两周才能起效。
- 停止 LTCF 的人员访视,减少流感向 LTCF 周边和社区的传播。

 ## 医疗相关感染和抗菌药物处方监测

近年来,通过时点患病率研究(point prevalence studies,PPS)已经制订并实施了几项措施,记录在 LTCF 中某一特定时间点的与医疗相关感染(Healthcare-Associated Infections,HCAI)的发病率和抗菌药物应用情况。

在欧洲,欧洲疾病预防和控制中心(European Centre for Disease Prevention and Control,ECDC)在 2010 年、2013 年和 2016 年对长期护理机构中与医疗相关的感染和抗菌药物使用情况进行了时点患病率调查。

> **查看 pps 文献**
> http://ecdc.europa.eu/en/healthtopics/Healthcare-associated_infections/point-prevalence-survey-long-term-care/Pages/point-prevalence-survey-long-term-care-facilities.aspx

该研究的目标是促进 ECDC 监测与医疗相关的感染(HAIs)和 LTCFs 中抗菌药物的合理使用。最新的欧洲长期护理机构中与医疗相关的感染和抗菌药物使用情况(HALT)研究报告尚未发表。2013 年报告见以下网址:

> **查看报道**
> https://ecdc.europa.eu/sites/portal/files/media/en/publications/Publications/healthcare-associated-infections-point-prevalence-survey-long-term-care-facilities-2013.pdf

本报告涉及 19 个国家的 1 181 个 LTCFs(77 264 人),研究开始前对 LTCF 员工进行了收集和提交数据的培训,数据是在一天内收集的。结果显示:初始治疗方案中包含至少一种抗菌药物的百分率为 4.4%(77 264 人中有 3 367 人),使用率从匈牙利的 1.0% 到希腊的 12.2% 不等,差别较大。最常使用的是治疗感染的抗菌药物(72.8%),其中呼吸道感染(39.0%)、泌尿道感染(35.1%)和皮肤/伤口感染(16.0%)最为常见。

爱尔兰已经发布 2016 年国家报告,包括来自 224 个爱尔兰 LTCFs 的 10 044 名人员的数据。

> **查看报道**
> Antimicrobials were most frequently prescribed for the treatment of infection (72.8%),with RTIs (39.0%),UTIs (35.1%) and skin/wound infections (16.0%) being the most commonly treated infections.

各个国家报告提供了有关 LTCF 类型和 HAIs 流行病学的详细资料,并使各国基准数据能够与欧洲平均水平进行比较。从 AMS 的角度看,着重关注抗菌药物处方的细节;2016 年爱尔兰抗菌药物使用率为 9.8%,而 2013 年欧洲平均水平为 4.4%。抗菌药物处方的适应证非常详细。此外,自 2010 年起,爱尔兰开始关注 HALT,爱尔兰 HALT 督导委员会已经确定了若干关键优先级实施事项,将在本章后面进一步讨论。

 ## 抗菌药物管理

相对于急诊医疗机构,在 LTCFs 实施 AMS 面临的挑战是,实施该项目的许多关键人员都不在现场(例如医生、药剂师、公共卫生专家/感染预防控制护士)。LTCFs 配置的诊断设施非常有限,微生物和血标本的检测需要数天以后才能得到结果。

为了在 LTCF 推动实施 AMS 计划,CDC 发布了非常实用的指导原则,更多信息可以从以下链接获得:

> **观看视频**
> http://www.medscape.com/viewarticle/850860?src=par_cdc_stm_mscpedt&faf=1

> **观看视频**
> https://www.youtube.com/watch?v=AetE9rn5_nk

LTCF 中 AMS 需重点关注的环节：

抗菌药物处方
- 遵循地区/国家的指南，根据适应证选择正确的抗菌药物，选用正确的剂量及用药频次，定期跟踪微生物细菌耐药检查结果。

尿试纸
- 减少不适当的检测；
- 正确的解读和跟踪尿样检测结果，以确定是否存在感染和/或易感性。

导尿管
- 减少对无症状菌尿不适当的抗菌药物使用。

IPC
- 减少定植和感染的风险；
- 关注多重耐药菌，流感，艰难梭菌。

http://www.leedscommunityhealthcare.nhs.uk/seecmsfile/?id=2322

http://www.leedscommunityhealthcare.nhs.uk/our-services-a-z/infection-prevention-and-control/information-for-care-homes/

在 LTCFs 中实施 AMS，重要的是需要有适合本地区情况和支持的学术组织来承担。

英国进行了一项随机对照试点研究以评估 LTCFs 中抗菌药物的使用情况，该研究需要填写一些表格，内容包括：临床症状和体征、医生评估、抗菌药适应证、适当的诊断评估、临床再评估，以及 48~72 小时内的诊断检查结果和治疗期限。12 周的试点研究显示，干预组的抗菌药物使用量较基线显著下降 4.9%（$P=0.02$），而对照组的抗菌药物使用量显著增加 5.1%（$P=0.04$）。

工具包资源

网址链接

 https://www.ncbi.nlm.nih.gov/pubmed/24777901

	ESAC 欧洲 $n=260$	HALT 欧洲 $n=117$	Donlon 等 . 爱尔兰 $n=69$	van Schooneveld 等 . 美国内布拉斯加州 $n=37$
抗菌药物管理委员会	8%	16%	16%	36%
治疗处方集	16%	57%	23%	19%
抗菌治疗指南	50%	45%	28%	27%
抗菌药物消耗数据	—	33%	16%	81%
地区性细菌耐药报告	9%	17%	12%	76%
定期对处方者进行抗菌药物使用方面的培训	16%	22%	7%	8%
个体化的抗菌药物处方资料	—	27%	10%	11%
关于抗菌药物使用的药师建议	—	19%	36%	—
定期审查评估抗菌使用	—	—	—	81%

长期护理机构抗菌药物管理的横断面调查
Ref. Dyar et al. Clinical Microbiology and Infection 2015；21：10-19.

美国的一个重要发展战略是联邦医疗保险和医疗补助要求所有 LTCF 在 2017 年 11 月 28 日之前实施抗菌药物管理项目。

查看文献

https://www.federalregister.gov/
documents/2016/10/04/2016-23503/
medicare-and-medicaid-programs-reform-
of-requirements-for-long-term-care-facilities

为了支持 LTCF 实施抗菌药物管理策略,Jump 等人发布了一个综合治理方案。

查看方案

http://www.jamda.com/article/S1525-8610
(17)30430-9/pdf

关注 LTCF 中的尿路感染和导管相关尿路感染

LTCF 入住者因尿路感染(UTI)和导管相关尿路感染(CAUTI)使用抗菌药物风险增加。一些初始的临床表现可能需要使用抗菌药物,但更多的情况是不需要使用抗菌药物。应遵循指南和基于循证证据的方法来提高 UTI 的诊断水平,许多公共卫生组织已制定了地区级和 / 或国家级指南,以改善 UTI 的诊断和治疗。尤其重要的是,对 LTCF 相关的指导应是基于该地区的 AMR 数据和证据。

指南的关键点:

- 应慎重解读尿浸棒检测结果,无症状菌尿常出现假阳性结果,特别是在留有导管的患者中。
- 无症状菌尿患者的尿浸棒阳性检测结果不代表尿路感染,不需要接受抗菌药物治疗。
- 如果患者经验性地使用抗菌药物治疗,应先送尿样进行微生物检测,然后才给予抗菌药物,以免影响微生物检测的敏感性。
- 患者无症状时的微生物尿标本阳性结果,不代表感染存在。由于导管的存在,带导管的患者通常尿液中白细胞升高。
- 经验性抗菌药物使用应根据当地指南和 AMR 情况。

英国公共卫生已经发布了针对 65 岁以上的患者进行诊断的速查参考指南。

查看指南文档

https://assets.publishing.service.gov.uk/
government/uploads/system/uploads/
attachment_data/file/795340/PHE_UTI_
diagnostic_flowchart.pdf

在爱尔兰,针对 65 岁以上的 LTCF 患者,遵循尿路感染诊断和管理指南进行诊断治疗已经实施几年了。

查看指南文档

https://www.hpsc.ie/a-z/microbiologyanti
microbialresistance/infectioncontrolandhai/
guidelines/File,12929,en.pdf),详细信息可查看以下网址。

查看护理院的文献资料

https://www.leedscommunityhealthcare.
nhs.uk/about-us-new/infection-prevention-
and-control-/information-for-care-homes/

优化抗菌药物应用的重要性没能得到足够的重视,因此,在 LTCFs 中需要采用和坚持抗菌药物治疗策略——Start Smart then Focus。这一治疗策略倡议是英国制订的,此后得到广泛推广使用。下图为爱尔兰医院抗菌药物应用集束化管理策略——Start Smart then Focus,这种策略也应用于指导 LTCF 抗菌药物的使用。

Start Smart，Then Focus
医院抗菌药物集束化管理策略

 爱尔兰皇家医学院 RCSI

第一天：Start Smart...

1. 仅在有临床证据，表明有细菌感染的前提下使用抗菌药物。
– 如果有细菌感染的迹象，应依照当地抗菌药物应用指南和个体化用药。
2. 在开始使用抗菌药物之前应获得合适的病原学样本。
3. 在医嘱和病历中记录，包括：
– 治疗指征。
– 药品名称，给药剂量，给药次数，给药途径。
– 疗程（或复查日期）。
4. 确保开具处方4小时内使用抗菌药物。
– 严重脓毒血症以及由中性粒细胞减少导致的脓毒症患者需在1小时内用药。

When deciding on the most appropriate antibiotic(s) to prescribe, consider the following factors:
- History of drug allergy (document allergy type: minor (rash only) or major (anaphylaxis, angioedema))
- Recent culture results (e.g. is patient colonised with a multiple-resistant bacteria?)
- Recent antibiotic treatment
- Potential drug interactions
- Potential adverse effects (e.g. C. difficile infection is more likely with broad spectrum antibiotics)
- Some antibiotics are considered unsafe in pregnancy or young children
- Dose adjustment may be required for renal or hepatic failure

Consider removal of any foreign body/indwelling device, drainage of pus, or other surgical intervention

For advice on appropriate investigation and management of infections, consult your local infection specialist(s) (microbiologist, infectious disease physician and/or antimicrobial pharmacist)

'Start Smart then Focus' antibiotic bundle Ref. Royal College of Physicians Ireland.

第二天：then Focus

在使用抗菌药物24～48小时后，做一次抗菌药物使用评估：
– 复查临床症状。
– 复查实验室/放射科结果。
– 选择下列五项中的一项执行。
– 记录执行结果。

选择
1. 停止使用抗菌药物。
– 没有细菌感染证据，或感染已被控制。
2. 从静脉注射抗菌药物转换为口服抗菌药物。
–如病人达到可口服的序贯治疗标准。
3. 更换抗菌药物。
– 如果可能，换用有针对性的窄谱抗菌药物，如不能，可根据临床症状换用广谱抗菌药物。
4. 继续使用当前抗菌药物。
– 需24小时后再次复查。
5. 门诊胃肠外抗菌药物治疗。
– 需咨询当地OPAT团队。

留置导尿管的 LTCF 入住者更容易出现不合理使用抗菌药物的风险。下图为 LTCF 中关于预防导管相关性尿路感染的 Leeds 社区卫生保健指导概要。这种合理的处理方法应该成为 LTCF 的抗菌药物管理策略的重要组成部分。减少不必要的尿标本培养是减少 CAUTI 不恰当诊断和不适当使用抗菌药物的关键。更多信息见《长期护理中预防 CAUTI 的抗菌药物管理常见问题》。

 查看抗菌药物管理常见问题的文档
http://www.hret.org/Ltc_safety/resources/Tools%20and%20Resources/Antibiotic StewardshipFAQs.pdf

案例：

琼斯太太，一位住在 Riverside 护理院的 82 岁老人，出现精神错乱的症状、定向力障碍，她有轻度痴呆的病史，活动能力有限，并接受高血压、心房颤动和高脂血症等药物治疗。

她在过去的 12 个月内曾 6 次罹患尿路感染。护士送尿标本检测呈阳性，因为是周末，护士电话联系值班医生要求处方环丙沙星。

医生应该采取哪些措施？

• 医生应访视患者以获得更多临床信息，并从护士那里获悉更多关于患者的症状和体征的信息。查看是否有排尿困难，尿频尿急，尿失禁，发热 >38℃，膀胱触痛，尿血，尿痛等情况？

• 如没有出现以上症状，则很可能不是感染，患者在接下来的几天需要等待观察并确保饮水充足。

- 任何不同的诊断都应认真研究。
- 尿检阳性并不一定是感染。
- 如果从临床表现上怀疑是尿路感染,那么在使用任何抗菌药物之前需要评估近期造成尿路感染的微生物样本,并采集患者的

中段尿液样本送培养。
- 之前的结果或许可以提示致病菌对何种抗菌药物更为敏感。然而,开具抗菌药物还是要根据未来几天内得到的微生物标本检测结果。

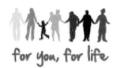

Leeds 社区卫生保健英国国家医疗服务体系(NHS)

NHS Trust

你的病人是否有导尿管相关泌尿系感染(CAUTI)的症状?

诊断为CAUTI须确定有与CAUTI相符的症状。症状包括:
- 发烧。
- 寒颤,发抖。
- 新发或加重的神经混乱/谵妄。
- 感到不适/无缘由的嗜睡。
- 背部疼痛。
- 盆腔不适/疼痛。
- 急性血尿。

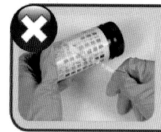

尿浸棒检测不能作为CAUTI的诊断依据,其原因为:
- 使用导尿管的患者极易因导尿管损伤尿道而产生隐性血尿。
- 使用导尿管患者可能因导管的存在出现细菌定植。
- 这些都可能是留置尿管和隔离病人的正常现象,并不表明存在感染。

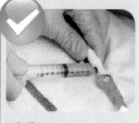

应何时采集导尿管尿样(CSU)
- 只有当确诊为CAUTI时才可获取CSU。
- 在开始对病人使用抗菌药物之前获取CSU。
- CSU可以帮助指导抗菌药物治疗,但不能帮助确诊。
- 在没有CAUTI临床表现下获取CSU可能会导致错误的阳性结果和不必要的抗菌药物治疗。

如何获取CSU:
- 在无菌条件下从引流袋取样口引流样本。
- 用70%浓度医用酒精棉签清理引流口,并等其干燥。
- CSU也可在无菌的环境下通过导尿获得。
- 样本一般应存放在红盖(硼酸容器)无菌容器中,装量至指示线处。
- 不足量的尿液样本会造成错误的阴性测试结果。

更换导尿管:
- 被确诊为CAUTI的患者应更换导尿管并使用覆盖可能致病菌的抗菌药物。
- 在对CAUTI的患者使用抗菌药物后为其更换导尿管。

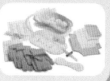

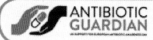 没有临床证据的不应给予抗菌药物的CAUTI应用抗菌药物会增加多重耐药的风险。

参考文献:
1. NHS Trust Leeds 社区卫生保健院(2015):成人和儿童尿导管标准操作流程。
2. NHS Trust Leeds 教学医院(2010):成人导管相关尿路感染抗菌药物预防指南。
3. NHS Trust Leeds 教学医院(2011):初级医疗中导管相关尿路感染管理指南。
4. NHS Trust Leeds 教学医院(2013):二级医疗中成人(≥16岁)导管相关尿路感染管理指南。

www.leedscommunityhealthcare.nhs.uk

脓毒血症在长期护理机构中的管理

随着针对 LTCF 的特有早期预警评分工具 / 检查表的应用,LTCFs 脓毒血症的早期治疗受到越来越多的关注,以支持 LTCF 中脓毒血症的治疗,减少住院患者转入急诊医疗机构。

> **查看英国关于脓毒血症相关文献**
> 见 https://www.leedscommunityhealthcare.nhs.uk/search-results/?search=sepsis

 ## LTCFS 的抗菌药物管理

目标和结果

LTCF 中的抗菌药物管理目标:

1. 在 LTCF 中建立支持抗菌药物科学化管理的文化。

2. 考虑制订适合本机构的管理策略。

3. 推举一位致力于 LTCF AMS 的权威性管理者主导该策略。

4. 逐步采取可行措施引导该策略。

5. 参考本机构所在地区和国内同类 LTCF 的做法。

6. 加强转诊时 AMS 团队中主要成员和医疗保健机构间的沟通。

7. 给予积极和建设性的反馈。

LTCFs 中衡量 AMS：

美国 CDC《护理院抗菌药物管理核心要素》(Core Elements of Stewardship for Nursing Homes)建议,护理院应按部就班、循序渐进地实施 AMS 策略,并随着时间的推移逐步纳入整体战略。

审核和反馈：

- 确定关键优先领域,并逐一关注,例如关注尿路感染中抗菌药物处方比例高的情况。
- 根据败血症早期预警评分来衡量干预措施的及时性。
- 对抗菌药物处方进行审核,并将结果与本地区 / 国家 LTCF 抗菌药物处方指南进行比较。

抗菌药物处方电子数据有利于 LTCF 中的处方审核,特别是当处方数据与病历和 / 或微生物学检测结果关联时。

上述用于实施 CMS 的支持性文件为监测抗菌药物消耗量和抗菌药物耐药趋势提供了有用信息。

> **查看文档**
> https://www.jamda.com/article/S1525-8610(17)30430-9/pdf

> **参考文献：**
>
> (美国 CDC 护理院抗菌药物管理项目核心要素清单、抗菌药物处方使用和结果的评价)
>
> 见 https://www.cdc.gov/longtermcare/pdfs/core-elements-antibiotic-stewardship-checklist.pdf
>
> 见 https://www.cdc.gov/longtermcare/pdfs/core-elements-antibiotic-stewardship-appendix-b.pdf

以下表格的内容可用于审核 LTCF 中抗菌药物处方合理性：

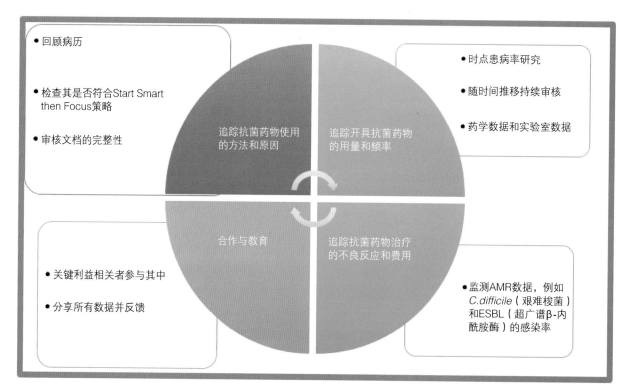

- 回顾病历
- 检查其是否符合Start Smart then Focus策略
- 审核文档的完整性

追踪抗菌药物使用的方法和原因

追踪开具抗菌药物的用量和频率

- 时点患病率研究
- 随时间推移持续审核
- 药学数据和实验室数据

合作与教育

追踪抗菌药物治疗的不良反应和费用

- 关键利益相关者参与其中
- 分享所有数据并反馈

- 监测AMR数据，例如 *C.difficile*（艰难梭菌）和ESBL（超广谱β-内酰胺酶）的感染率

图
评估抗菌药物处方（节选自 CDC 的指南，网址：https://www.cdc.gov/longtermcare/pdfs/core-elements-antibiotic-stewardship-appendix-b.pdf）

（周文，李进峰　译，庄一渝　校）

第 18 章

重症医学科的抗菌药物
科学化管理

> 作者：ANDREW M. MORRIS

本章目标：

  ICU 抗菌药物管理的重要性和机遇。

  ICU 有效实施抗菌药物管理的组织管理框架。

  适用于 ICU 抗菌药物管理的策略。

  ICU 抗菌药物管理有效性和安全性的评价指标。

学习效果

通过对本章节的学习，应该掌握：
- ICU 抗菌药物管理的重要性和机遇。
- ICU 抗菌药物管理的组织管理框架。
- ICU 抗菌药物管理的最佳策略。
- ICU 抗菌药物管理的评价指标。

> 引言

重症医学科（ICU）中约 50% 的重症患者合并或发生感染。患者病情越重，感染发生风险越大。

鉴于重症患者发生感染后死亡风险显著增加，ICU 重症患者抗菌药物的使用更为普遍，大约四分之三的重症患者在 ICU 住院期间会接受抗菌药物治疗。ICU 重症患者使用的抗菌药物多经静脉输注，而且多为广谱、新型的药物，因此 ICU 的抗菌药物费用常常高于其他科室患者的抗菌药物花费。抗菌药物的广泛使用可能导致细菌耐药增加，具体机制很复杂，而且受很多因素的影响。抗菌药物的使用存在诸多不良后果，如耐药性增加、继发艰难梭菌感染等。另外，抗菌药物成本日益攀升、新型抗菌药物研发越来越困难，这些因素都使 ICU 抗菌药物科学化管理（antimicrobial stewardship，AMS）迫在眉睫。

然而，从循证医学的角度，支持 AMS 的证据有限，尤其是 ICU 实施 AMS 的研究屈指可数。一般认为，实施医院 AMS，ICU 最可能获益，但有关 ICU 实施 AMS 的系统综述仅显示，具有缩短抗菌药物疗程的效果，缺乏多中心的长效的临床研究证据支持。一项关于医院实施 AMS 干预措施的 Cochrane 分析表明，实施抗菌药物的严格管理可取得良好的效果。

本章节将从 AMS 项目组织管理框架、抗菌药物管理策略和结局评价等方面阐述 ICU 的 AMS。

工具包资源

网站链接

🌐 见 https://www.ncbi.nlm.nih.gov/pubmed/?term=garnachomontero+antibiotics

🌐 见 https://www.ncbi.nlm.nih.gov/pubmed/28266901

🌐 https://www.ncbi.nlm.nih.gov/pubmed/?term=Gutiérrez-PizarrayaA%5BAuthor%5D&cauthor=true&cauthor_uid=28266901

🌐 见 https://www.ncbi.nlm.nih.gov/pubmed/27908334

🌐 见 https://www.ncbi.nlm.nih.gov/pubmed/?term=PuliaMS%5BAuthor%5D&cauthor=true&cauthor_uid=27908334

组织管理框架

ICU 医务人员普遍对实施 AMS 持支持态度。最近一项来自加拿大的调查显示,绝大多数重症医师支持 AMS,并认为 AMS 能够改善重症患者的救治。尽管如此,ICU 的 AMS 项目并没有系统地建立。加拿大的研究同时也发现,很少有 ICU 具有完善的改善抗菌药物处方的干预措施。德国最近的一项研究与这一研究结果一致,在德国只有极少数医院的 ICU 感染病学医生参与重症患者的抗感染治疗。

AMS 项目的一般框架构建有一些可借鉴的指南和经验。主要包括美国感染病学会(IDSA)和美国医疗保健流行病学学会的指南、苏格兰国家抗菌药管理指导原则,以及一些国际组织和政府机构(包括国家联合委员会、疾病控制与预防中心、加拿大医师资格认证委员会和澳大利亚卫生保健质量和安全委员会)制定的标准。

然而,ICU 实施 AMS 项目往往有一些特殊的要求,ICU 患者通常病情较重(病死率高),病原体通常为院内获得性的,而且耐药率高,重症患者的抗菌药物联合使用、花费高,当然,与其他学科比较,ICU 重症患者的诊治更容易实现多学科合作。因此,ICU 实施 AMS 项目需要更加慎重和具有针对性的设计。

ICU AMS 团队成员

AMS 团队应该由跨专业和多学科成员构成。

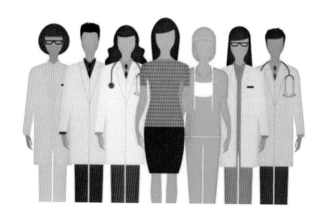

传统上,抗菌药物的选择是由重症医师和微生物学家或感染科医师共同讨论决定的。

近年来,ICU 临床药师和 AMS 临床药师越来越多地加入到 ICU AMS 项目的团队中。部分 ICU 的 AMS 项目团队还包括了感控医师、感控护士,有的还邀请患者或家属、监护人参加。AMS 项目团队的扩大早期带来了不少挑战(如 ICU 医生权威的影响、组织工作和沟通方法的质疑),但随着时间的推移,已证实扩大团队范围是有益的。增加团队成员面临的另一明显挑战是资金问题(尽管这超出了本章节的学术讨论的范围)。作者认为,尽管部分 ICU 团队认为自己具备"自我管理"能力,合理的抗菌药物管理仍然需要其他学科人员或团队,从不同视角对重症患者的管理提供支持和帮助。

ICU 抗菌药物管理结构支持

由于 ICU 重症患者的病情复杂、危重,实行 AMS 需要信息化手段的支持。根据当地社区(针对社区获得性感染)和 ICU(针对院内感染)特有的、最新的微生物耐药谱制订经验性治疗方案。针对本地区的细菌耐药情况,ICU 应采用相应的规范化方法管理。

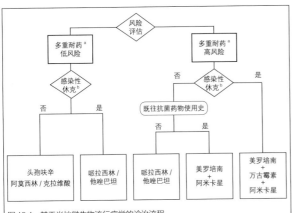

图 18-1　基于当地微生物流行病学的诊治流程

[a] 多药耐药病原体临床风险评估:具有以下特征之一属于高风险:既往抗菌药物使用史;住院时间≥5 天;过去 6 个月住院时间≥2 天。[b] 感染性休克定义:经过充分的液体复苏,动脉收缩压仍低于 90mmHg 或平均动脉压低于 65mmHg。MDR,多重耐药

De Bus L, Saerens L, Gadeyne B, et al. Development of antibiotic treatment algorithms based on local ecology and respiratory surveillance cultures to restrict the use of broad-spectrum antimicrobial drugs in the treatment of hospital-acquired pneumonia in the intensive care unit: a retrospective analysis. Crit Care. 2014;18 (4):R152.

Dellit TH, Chan JD, Skerrett SJ, Nathens AB. Development of a guideline for the management of ventilator-associated pneumonia based on local microbiologic findings and impact of the guideline on antimicrobial use practices. Infect Control Hosp Epidemiol. 2008;29(6):525-533

ICU 中脓毒症、呼吸机相关性肺炎、腹腔感染、中心导管相关血流感染和念珠菌血症等均需进行规范化管理(图 18-1,图 18-2)。

有关这些主题的视频

观看视频
见 https://www.youtube.com/user/ TorontoASP

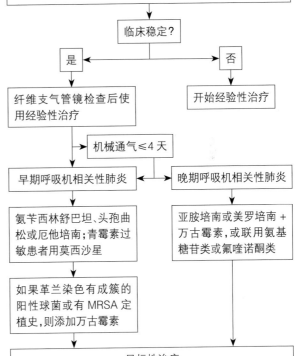

图 18-2　呼吸机相关性肺炎(VAP)的诊治流程

BAL,支气管肺泡灌洗;CFU,菌落形成单位;CPI,临床肺部感染评分;MRSA,耐甲氧西林金黄色葡萄球菌;PSB,保护性毛刷

在使用电子化医嘱录入系统(CPOE)的医院和 ICU 中,电子医嘱模板有助于抗菌药物使用的标准化。

理想情况下,当 ICU 团队查看患者时,应对患者感染相关病史进行快速回顾,包括微生物定

植状态,既往及目前抗菌药物使用情况,以及既往和目前微生物学检验结果。能够整合这些信息的计算机辅助决策支持已经存在多年,但高昂的成本限制了其在 ICU 的常规使用。

管理策略

诊断管理

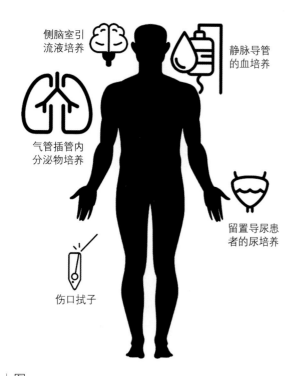

图
ICU 感染诊断管理的挑战:导致不必要使用的抗菌药物的假阳性结果的常见原因

ICU 诊疗的复杂性,决定了治疗决策受到各种因素的影响。无论是尿培养阳性(无症状留置导尿患者)、痰 / 气道分泌物的培养、还是通过中心静脉导管采集的血培养阳性,均可能导致不必要的抗菌药物使用。应该将微生物学送检限制在可能的感染的病灶或感染器官,才有可能大大减少假阳性结果(以及随后的抗菌药物使用)。管理诊断的方法不在本章节讨论范围。

经验性治疗的指导

图:ICU的经验性治疗。靶心代表了致病病原体。理想情况下,我们需要一个单箭头(抗菌药物)击中目标(上图)。实际上,ICU的大多数治疗都是广谱抗菌药物和/或多种抗菌药物联合治疗(下图)

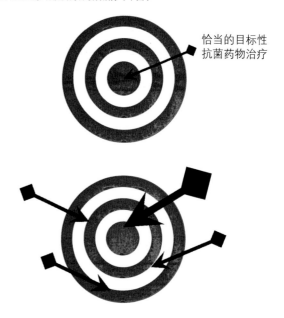

ICU 中大多数抗菌药物的使用都是经验性的。重症医师需要遵循经验性抗菌药物治疗原则。ICU 中社区获得性和呼吸机相关性肺炎、腹腔感染、原因不明的脓毒症和念珠菌血症等均需要给予抗感染治疗。

> **有关这些主题的视频**
> 观看视频
> 见 https://www.youtube.com/channel/
> UCjUOQ1vXLaH7MDpOOTSgfPA

尽管大多数临床指南并未考虑当地耐药菌谱,且耐药菌谱可能快速变化,但指南仍为经验性抗菌药物的选择提供了帮助。理想的情况下,应根据最新的 ICU 细菌耐药谱,确定抗菌药物治疗原则。

> **阅读相关文件**
> 见 http://www.bsac.org.uk/antimicrobials
> tewardshipebook/Chapter 18/ICU-specific
> antibiograms.pdf

一般推荐根据感染的来源(如血液、呼吸道等),确定抗菌药物应用谱,最近提倡使用发病率加权并结合临床的抗菌药物应用谱(WISCA)。WISCAs 综合考虑了不同临床感染的病原微生物,并包括覆盖不同感染的药物或药物的联合。重症医师也能根据当地社区的抗菌药物应用谱,指导通过急诊收住入院(独立生活或长期居住护理院)感染患者的治疗。

查看相关网站
见 http://www.antimicrobialstewardship.com/antimicrobial-stewardship-best-practices

指导

抗菌药物科学化管理(AMS)通常需要改变临床医生的多种医疗行为。ICU 的 AMS 也不例外。越来越多的科室采用监管与反馈等落实 AMS 的措施,包括前瞻性审核及事后反馈。在 ICU,落实 AMS 的指导措施包括定期与 ICU 团队面对面交流(一般每周 3~5 次),或者在开立新医嘱或抗菌药物医嘱时,与处方医生直接沟通。一些 AMS 措施会确定"优先级"的特殊抗菌药物(最近被世界卫生组织称为储备级抗菌药物)。AMS 项目也可通过组织回顾性分析点评每种抗菌药物的使用是否"合适"。当然,是否"合适"并不总是经验性抗菌药物评判的唯一目标,需根据总结与点评,评价抗菌药物的开具是否与临床需求一致,以及抗菌药物的选择、用药途径、剂量、频率和疗程是否合适。

监管与反馈期间指导小贴士

- 做好充分准备。
  列出患者名单,尽量掌握最新的信息(特别是最新的微生物和抗菌治疗方案)。
- 如有必要,从自我介绍开始。
  确保在场的每个人的姓名和角色都清楚。
- 允许处方组首先讨论。
  "告诉我一号床上的 X 女士的信息"。
- 在合作初期,不要提出过多的建议。
  可以从争议较小的问题(如给药剂量)开始。有助于建立信任,进而发挥指导性作用。
- 确定疗程也比较容易达成一致。
  目前已经有一些明确的研究证据,可缩短抗菌药物疗程(如呼吸机相关性肺炎、腹腔内感染所致脓毒症等)。
- 获得明确的微生物学结果,可以尽快实现目标性治疗。
  当患者确诊感染对青霉素敏感的肺炎链球菌时,降阶梯至使用青霉素,就不会引起争议。
- 不同医务人员的风险承受能力不同。
  与其试图改变某个医务人员抗菌药物处方的风险承受能力,不如尝试理解他。如果某位医师不愿意停用覆盖铜绿假单胞菌抗菌药物,那么可以跟他讨论铜绿假单胞菌作为致病菌可能性有多大,就显得更有价值。
- 确保每一次面对面的讨论都是一次学习过程。
  每一次讨论,特别是涉及药代动力学或耐药机制的信息,都是大家学习提高的过程。
- 保持耐心。
  临床行为的改变是需要时间的。
- 勿对某一抗菌治疗方案反应过度。
  治疗金黄色葡萄球菌菌血症时,从美罗培南降级到头孢唑林,容易引起争论,但对于某个患者治疗的争论,往往是弊大于利。

权限设置方法

基于抗菌药物管理,在 ICU 抗菌药物使用时要求授权(要求在使用抗菌药物前或在首剂后后续给药时)是不明智的。因为这样做的风险很高,任何妨碍工作流程和患者及时救治的干预措施都可能遇到阻力。此外,重症患者医疗往往有多个学科专家共同参与制订诊疗方案,使用授权的这种方法不适合于 ICU 日益精准的多学科协作模式。

改进措施

选择性口腔和消化道去污染

尽管消化道细菌抗菌药物耐药率较低,但重症患者消化道"去污染"被广泛研究。在荟萃分析和一项大型多中心随机对照试验中,消化道去污染的临床获益主要表现在降低抗菌药物耐药水平。与选择性口腔去污染(仅在口腔局部使用抗生素)相比,选择性消化道去污染(包括经静脉和经肠道给予不吸收的抗生素)能够降低患者病死率、缩短住院时间和降低 ICU 获得性菌血症和念珠菌血症发生率。在抗菌药物耐药率较高的单位,出于对抗菌药物耐药性的担忧往往阻碍了该方法的应用。

生物标志物导向的治疗

生物标志物是反映生理或病理过程的标志物。降钙素原和 C- 反应蛋白是指导重症患者抗菌治疗最具潜力的两种生物标志物。在治疗开始后,若生物标志物水平明显下降,或明显低于阈值,生物标志物有助于指导抗生素的停用。当然,不少临床医生认为生物标志物的指导意义不大,与临床医生对于生物标志物的特异性存在疑虑有关。

结局评价

合理性

抗菌药物处方在重症患者治疗中的合理性分类:

以下情形归纳了抗菌药物处方的合理性:

1. 患者明确存在或很有可能存在感染,且抗菌药物覆盖的抗菌谱较为恰当。

2. 患者明确存在或很有可能存在感染,且患者对该抗菌药物不存在明确禁忌的过敏史。

3. 患者明确存在或很有可能存在感染,抗菌药物治疗无明确禁忌证。

4. 患者明确存在或很有可能存在感染,并且抗菌药物治疗给药途径是适合的。

5. 患者明确存在或很有可能存在感染,且抗菌药物治疗剂量(剂量和频率)能够有效的治疗感染。

6. 患者明确存在或很有可能存在感染,抗菌药物可以到达目标部位。

7. 患者明确存在或很有可能存在感染,抗菌药物疗程不超过循证医学所推荐的(或可接受)治疗时间。

以下情形属于有效但不必要的抗菌药物处方:

1. 患者很有可能存在感染,经验抗菌药物抗菌谱太广,或明确存在感染,并且抗菌药物治疗覆盖了致病病原体,但抗菌谱太广。

2. 患者明确存在感染，并且抗菌药物治疗包括针对某个明确致病病原体的双重覆盖，但这种双重覆盖无证据或不被认为优于单覆盖。

3. 患者明确存在或很有可能存在感染，但抗菌药物治疗是通过静脉给药，而口服给药同样可行，且有同样效果。

4. 患者明确存在或很有可能存在感染，抗菌药物治疗剂量过高和 / 或给药频率过于频繁。

5. 患者明确存在或很有可能存在感染，当前抗菌药物治疗持续时间超过循证医学所推荐的（或可接受）疗程。

以下情形属于不合理的抗菌药物处方：

1. 患者不存在感染，也没有明确的抗菌药物治疗指征。

2. 患者疑似感染，但没有感染的客观证据，且对合理的经验性抗菌药物治疗（至少 3 天）没有客观反应。

3. 患者正在接受预防性或抢先的抗菌药物治疗，但没有证据支持这一做法，预计感染的风险和严重程度较低。

4. 患者明确存在或很有可能存在感染，但处方中有明确的、危及生命的禁忌证的药物。

以下情形属于治疗不足的抗菌药物处方：

1. 患者明确存在或很有可能存在感染，但所使用的抗菌药物不能治疗明确的或预期的致病病原体。

2. 患者明确存在或很有可能存在感染，但所使用的抗菌药物不是通过最适合治疗这种感染的途径给药的。

3. 患者明确存在或很有可能存在感染，但所使用的抗菌药物剂量过低或频次不够。

4. 患者明确存在或很有可能存在感染，但所使用的抗菌药物预计不会到达目标部位。

5. 患者明确存在或很有可能存在感染，但在完成循证医学所推荐（或可接受被认为有效）的疗程之前，已中止了抗菌药物治疗。

6. 患者明确存在感染且需要抗菌药物治疗，且不是姑息治疗的患者，但未给予抗菌药物。

7. 患者有明确的预防性抗菌药物治疗适应证，但未进行预防性抗菌药物治疗。

一般认为，抗菌药物管理可以指导抗菌药物的合理使用。然而，合理性本质上是主观的，随着研究和认识的不断进步，经验性和目标性抗菌药物治疗的作用将更好地被定义。近年来，采用 Delphi 共识方法，建立了 ICU 抗菌药物治疗合理性的标准和种类。作者将 ICU 的抗菌药物治疗分为"合理"、"有效但不必要"、"不合理"和"治疗不足"。

质控指标

改善 ICU 抗菌药物使用的方法是确保感染性疾病的全面治疗具有较高质量。过程监督有助于指导治疗。荷兰的一个研究小组最近公布了脓毒症中抗菌药物治疗的质量指标：获取培养结果；根据国家指南规定采用经验性抗菌药物治疗；开始静脉药物治疗；1 小时内开始抗菌药物治疗；以及抗菌药物治疗流程化。在 ICU 其他常见疾病中，还没有公布类似的指标，但地方医院可能会进行相应的修改。

抗菌药物使用

抗菌药物的使用标准通常用于趋势性分析和基准值分析，但是缺乏临床相关性。例如，一个有大量粒细胞减少重症患者和高级别抗菌药物使用和高成本的 ICU，其抗菌药物处方的合理性可能比心脏 CCU（主要是心力衰竭和急性冠脉综合征患者）更合理，尽管后者的抗菌药物使用量少 20%。这就是为什么合理性是理想的单一衡量标准。无论如何，所有抗菌药物的使用标准都应该根据患者的数量标准化，通常是 1 000 人 / 日。以下是评估抗生素使用的不同方法。

每日标准剂量（DDD）

DDD 是比较容易评价的指标，并且为总体抗菌药物使用提供了一个良好的指标。ASPs 通常会集中在"储备性"抗生素上，如碳青霉烯类。DDD 的一个问题与 ICU 的剂量调整有关，其中一些 DDD 会低估药物暴露（例如在透析中的剂量调整），而另一些 DDD 会高估药物暴露（例如在减肥人群中，或在中枢神经系统感染的人群中）。

治疗天数（DOT）

DOT 比 DDD 更难收集，但能获得类似的测量数据，并很大程度上避免了 DDD 常见的剂量调整问题。

成本

成本与大多数其他抗菌药物质量指标的合理性不太相关。它略微反映了抗生素的广谱性。

抗菌药物耐药性

此时,降低抗菌药物耐药性和抗菌药物耐药病原体(AROs)的可测量效益尚不确定。虽然减少或控制 ARO 是抗菌药物管理的一个经常被引用的理由,但是目前在 ICU 中可测量的改善证据是薄弱的。无论如何,我总是建议追踪艰难梭状芽孢杆菌和念珠菌感染率,辅以常见的非发酵革兰氏阴性细菌(如铜绿假单胞菌和不动杆菌)的抗菌谱监测。

平衡措施

文献中对抗菌药物管理安全性的报道相当一致。然而,在 ICU 中引入这一管理方法可能会导致临床医师由于担心患者预后而难以决定。我们建议跟踪病死率、住院时间、机械通气天数和其他患者安全指标。我们还建议使用病情严重程度指标(如 APACHE-2 评分),以确保病死率风险不会随时间而变化。

> **总结**

ICU 是抗菌药物管理的理想场所,这与高的耐药性、广泛的抗菌药物使用以及 ICU 患者高度集中、多学科的专业治疗要求等有关。通过采取系统的方法来管理抗菌药物——重点是诊断管理,根据当地流行病学数据和最佳临床证据指导经验性治疗——使得抗菌药物的使用可以得到优化。要衡量的最重要的指标是合理性,但可靠地做到这一点仍然充满挑战。

(邱海波,张曦文　译,周建仓　校)

第19章

免疫缺陷患者的管理

> 作者：HAIFA LYSTER

本章目标：

描述在免疫缺陷患者所在病房抗菌药物管理（AMS）面临的挑战。

概述在免疫缺陷患者当中AMS的时机。

本章同时阐述：

"净免疫抑制状态"作为指导不同治疗方案选择的概念。

对该类特殊人群的感染进行诊断治疗中的挑战。

学习效果

完成本章后，学习者应能够掌握：

- 免疫缺陷患者的概念。
- 评价净免疫抑制状态在介导易感患者感染风险中的作用。
- 在免疫缺陷患者病房抗菌药物管理（AMS）的障碍。
- 明确免疫缺陷患者抗菌药物管理（AMS）的时机。
- 多学科协作在免疫缺陷患者病房抗菌药物管理（AMS）中的作用。
- 免疫缺陷患者这一特殊群体进行抗菌药物治疗的注意事项。

> 介绍

抗菌药物管理（AMS）在免疫功能受损的情况下更具挑战性。因为患者对感染的抵抗力降低了，各种各样的疾病都会导致免疫系统受损，包括原发性免疫系统缺陷，晚期糖尿病、艾滋病、严重营养不良和药物引起的免疫损害（如癌症治疗过程中、炎症时或移植后）。尽管肿瘤治疗技术的进展、实体器官移植（SOT）和造血干细胞移植（HSCT）改善了患者存活，但都会导致患者免疫缺陷，无论导致免疫缺陷的机制如何，都意味着这些患者感染的风险增加了。

在免疫缺陷的患者中，诊断和治疗感染均有许多挑战：

- 患者易受各种的感染，包括致病性低的病原体（机会性病原体），并且其进展迅速。
- 及时主动的抗感染治疗是取得良好效果的必要条件，但可以由于诊治过程的耽误以及药物与药物的相互作用而变得复杂。
- 常规用于指导免疫功能正常患者抗生素起始和停止治疗的生理参数在免疫功能抑制患者不适用。

- 可能需要侵入性诊断(如支气管镜检查)和/或不常用的血液检测(如 CMV-PCR、隐球菌抗原、半乳甘露聚糖)来确认感染。
- 相比于免疫功能正常的人群,在免疫功能低下的患者中,抗微生物治疗的疗程更加难以确定。
- 由于反复长期广谱抗菌药物的使用,这些患者合并多重耐药微生物(MDROS)如艰难梭菌、万古霉素耐药肠球菌(VRE)和碳青霉烯耐药肠杆菌科(CRE)感染很常见。

在免疫缺陷的患者当中,抗感染管理的任务有什么不同?(点击观看视频)
见 https://www.youtube.com/watch?v=MHsxCJ8bblg

广谱抗菌药物通常用于医院免疫功能受损患者集中的病房,如在血液科和肿瘤科,往往占整个医院广谱抗菌药物使用较高比例(图 19-1)。这些领域显然是 AMS 的管理"目标",应优先考虑。

实施 AMS 计划明显降低了癌症患者死亡率(图 19-2)并且减少了住院 HIV 患者的用药错误。目前 SOT 患者没有 AMS 指南。

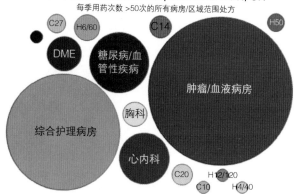

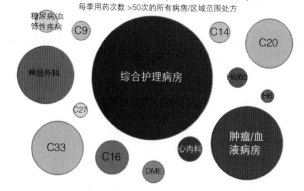

图 19-1
英国的一家教学医院中,与其他病房相比,血液病房和肿瘤病房中广谱抗生素的使用情况

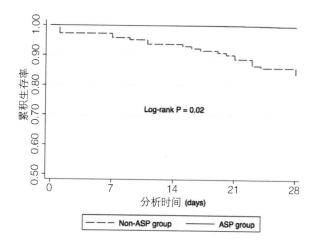

图 19-2
根据 ASP 依从性分组患者 28 天生存曲线
From：Rosa RG, Goldani LZ, dos Santos RP. Association between adherence to an antimicrobial stewardship program and mortality among hospitalised cancer patients with febrile neutropaenia: a prospective cohort study. BMC infectious diseases. 2014;14:286.
https://bmcinfectdis.biomedcentral.com/ articles/10.1186/1471-2334-14-286

真菌和病毒

虽然 AMS 通常是指抗细菌药物，但在免疫抑制的患者中，AMS 还应包括抗真菌和抗病毒治疗，这通常被经验性地用于处理一些情况，例如，难以解决的中性粒细胞减少所导致的败血症。侵袭性真菌感染（如念珠菌属、曲菌病和隐球菌）相关的死亡率和发病率很高，并且诊断困难，这经常会导致抗真菌药物的过度使用、联合治疗和延长治疗时间（见关于抗真菌管理的电子书章节）。还有许多机会性病毒感染，其中最常见的是巨细胞病毒（CMV），适当的抗病毒策略对改善预后很重要。此外，社区获得性呼吸道病毒（如呼吸道合胞病毒（RSV）、腺病毒、人偏肺病毒）与免疫功能低下患者的不良预后相关，但目前缺乏对其治疗的指导共识。

 AMS 在免疫缺陷的患者当中不仅仅是抗细菌

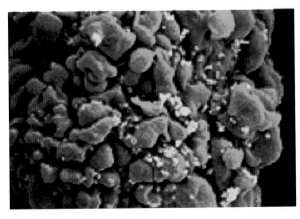

HIV 感染的 T 细胞 图片来自 NIAID https://flickr.com/photos/niaid/6813384933

免疫抑制的净状态

免疫抑制的患者不尽相同。"免疫抑制的净状态"的概念是复杂的，它基于临床上可能影响患者当前免疫状态的各种组合因素，如免疫抑制剂、中性粒细胞减少、营养不良和合并症，以及感染免疫调节病毒（如艾滋病毒）。免疫抑制的净状态在患者之间可能有很大的差异，并且随着时间的推移，同一患者自身也会发生变化。例如，移植患者在 SOT 后早期由于担心排异，服用多种免疫抑制剂，因此，这时候感染风险是非常高的。

SOT 后不同时间感染的病原体是不同的，根据这个变化可以指导预防和治疗策略（图 19-3）；在加大免疫抑制治疗阶段，例如在治疗排斥反应（细胞或抗体介导）阶段，感染风险"时钟"应重置为初始移植时间点。尽管评估患者的免疫抑制的净状态可能具有挑战性，但它对于评估患者可能面临的感染类型和抗菌干预是肯定有用的。一些临床评分系统，如适用于粒缺并发热患者的 MASCC 评分在一些指南中被推荐用以识别确定可以治疗的低风险患者，指导例如早期从静脉注射转为口服抗生素，或在门诊接受口服或静脉治疗，但是临床判断仍然是首要的。

 点击查看：MASCC 风险评分指数相关文献

见 http://www.mascc.org/mascc-fn-risk-index-score

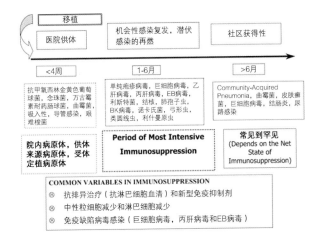

图 19-3
移植后感染的时间轴
From：Fishman JA1. Infections in immunocompromised hosts and organ transplant recipients: essentials.
Liver Transpl. 2011 Nov;17 Suppl 3:S34-7. doi: 10.1002/lt.22378
http://onlinelibrary.wiley.com/doi/10.1002/lt.22378/full

 在免疫缺陷患者中抗菌药物管理（AMS）的挑战

广泛潜在的感染

感染仍然是免疫功能低下患者发病率和死

亡率的主要原因,这可能是由常见病原体造成的,但也存在大量的机会性感染病原体。在不同的时间点对某些感染会高度怀疑,然而准确的诊断显然对指导适当的治疗很重要。有许多机会性感染需要采取有效的预防性治疗或抢先治疗的抗生素治疗策略;例如细菌中的分枝杆菌属,真菌中的烟曲霉、肺囊虫和耶氏孢子菌(PJP),病毒中的 CMV 和乙型肝炎病毒。还需要注意的是,有一些特定类型的感染与免疫抑制患者的亚组有关,如 BK 病毒和肾移植受者,隐球菌感染和艾滋病毒。认识到新的化疗药物、免疫抑制剂和其他免疫调节剂是否与特定感染相关(例如,利妥昔单抗引起的乙型肝炎再活化、阿仑单抗引起的病毒感染(特别是 CMV)、西罗莫司引起的细菌和真菌感染)的认识很重要,这可以帮助指导抢先治疗策略和 AMS (例如知道什么时候不需要什么)。

细菌耐药性

CRE 是一个新兴的全球公共卫生问题,在 SOT 患者死亡率为 40%,血液恶性肿瘤患者死亡率为 65%。具有抗 CRE 活性的抗生素在应用当中有很多的限制,诸如不良反应和药代动力学方面,因此常联合抗感染治疗。对于免疫功能低下的患者(如中性粒细胞减少性败血症),快速使用对革兰氏阴性细菌有活性的抗菌药物显然很重要;然而,在许多国家,传统的经验性治疗方案可能对 CRE 或广谱 β- 内酰胺酶(ESBL)无效。现代分子方法已经大大缩短了鉴定病原体的时间,但在资源充足的医院,甚至在发达国家,抗生素敏感性测试仍然需要 2~3 天。至于指南推荐的经验性治疗方案是否覆盖高耐药细菌,取决于此类感染的当地流行病学,针对免疫功能低下的患者群体仍强调监测的重要性。

在 SOT 中 CRE 的发生率为 0.4%~26.3%,在 HSCT/ 血液系统恶性肿瘤中 CRE 相关死亡率为 33%~100%

Created from: Stephanie M. Pouch & Michael J. Satlin (2017) Carbapenem-resistant Enterobacteriaceae in special populations: Solid organ transplant recipients, stem cell transplant recipients, and patients with hematologic malignancies, Virulence, 8:4, 391-402, DOI: 10.1080/21505594.2016.1213472
http://dx.doi.org/10.1080/21505594.2016.1213472

工具包资源

建议阅读

 The role of antibiotic stewardship in limiting antibacterial resistance among hematology patients. Gyssens IC, Kern WV, Livermore DM; ECIL-4, a joint venture of EBMT, EORTC, ICHS and ESGICH of ESCMID. Haematologica. 2013 Dec; 98(12):1821-5
https://www.ncbi.nlm.nih.gov/pubmed/?term=The+role+of+antibiotic+stewardship+in+limiting+antibacterial+resistance+among+hematology+patients

 The global challenge of carbapenem-resistant Enterobacteriaceae in transplant recipients and patients with hematologic malignancies. Satlin MJ, Jenkins SG, Walsh TJ. Clin Infect Dis. 2014 May; 58(9):1274-83
https://www.ncbi.nlm.nih.gov/pubmed/?term=The+global+challenge+of+carbapenem-resistant+Enterobacteriaceae+in+transplant+recipients+and+patients+with+hematologic+malignancies

工具包资源

网址链接

 英国产碳青霉烯酶肠杆菌菌科细菌公共健康工具包
https://www.gov.uk/government/news/phe-carbapenemase-producing-enterobacteriaceae-toolkit-published

诊断

由于患者可能同时出现多个病原体,因此获得确定性诊断就更加复杂。大量病原体的定植是一种真正的风险,需要准确地与活动性或侵入性疾病区分开来,以避免不必要的用药。

引进快速和准确的诊断有利于早期、有针对性的抗菌治疗并符合 AMS 理念。然而,微生物学实验室通常将不经常做的检测进行外包,常导致出报告延迟;而免疫功能受损患者的治疗团队则多依赖于这些检测结果,从而导致对临床的治疗决策和 AMS 的延迟。诊断的不确定性和诊断延迟被认为是免疫功能低下患者 AMS 的障碍(图19-4);诊断呼吸道病毒或侵袭性真菌感染的试验被认为对指导治疗最为有用。

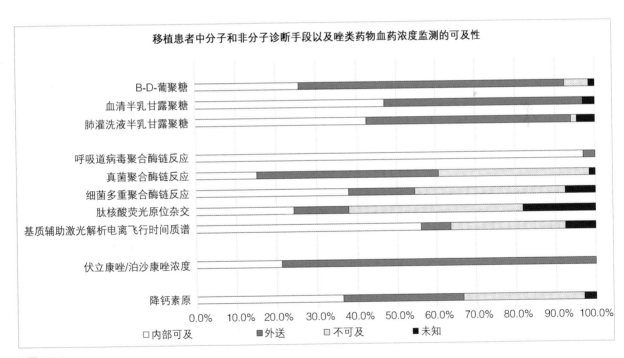

图 19-4

移植患者中新型诊断手段以及唑类药物血药浓度监测的可及性

修订处方

在免疫缺陷的患者中,AMS 成功的一个重要因素是医生和医疗专业人员对这些患者的认识和态度。为了鼓励处方习惯的改变,理解并解决任何存在的错误认知是非常重要的。在教学医院进行的一项调查评估了医生对抗菌药物使用和耐药性的认识和态度。发现担心遗漏可能的感染,以及患者是否病情危重或免疫抑制,是影响抗生素处方的重要因素。有趣的是,虽然大多数人都认为抗生素使用过度并担心耐药性,但他们认为其他人,不是他们自己,存在过度处方抗生素。而大多数人想要更多关于抗生素的教育,和对于自己处方合理性的反馈。

广谱抗菌药物经常以各种理由作为预防措施长期开具,导致成本增加、耐药性和药物毒性也同样增加。与免疫功能正常的患者相比,临床医生往往认为这些免疫低下的患者"病情更重"和 / 或属于"特殊情况"而拒绝降阶梯使用或停用抗生素。没有经验的医疗团队没有权力或足够的信心去停用抗菌治疗,因此有经验的医疗团队参与是至关重要的。

在重症患者和 / 或免疫缺陷状态中,
>80% 的医生
经常或总是影响处方

Ariza-Heredia,Orlando Goˊmez-Marıˊn,Arjun Srinivasan,Thomas M. Hooton. Faculty and Resident Physicians' Attitudes,Perceptions, and Knowledge about Antimicrobial Use and Resistance Infect Control Hosp Epidemiol 2011; 32(7):714-718
https://www.researchgate.net/publication/ 51212778_Faculty_and_Resident_Physicians %27_Attitudes_Perceptions_and_Knowledge_ about_Antimicrobial_Use_and_Resistance

黄金时段

中性粒细胞减少症仍然是大多数癌症患者感染的主要原因,中性粒细胞减少性败血症是一种危及生命的并发症。类似拯救脓毒症运动(SSC)中推荐的,新的"金标准"时间要求对免疫抑制患者从感染到开始静脉注射使用抗生素最好在 1 小时内。英国的一项审计强调,只有 26% 的患者达到了这一标准。延迟给药的理由五花八门,最常见的是医生开的抗生素医嘱,但护士延迟执行了,或患者被转送到专科病房后年轻接诊医生评估半天后才给药。允许高年资执业护理人员根据当地指南经验性第一时间使用抗生素,有助于减少这种用药延迟,但如果患者随后被证明没有中性粒细胞减少的脓毒症或严重感染,这样的流程可能导致这些患者过度用药。在免疫缺陷患者中,缩短从感染到开始静脉注射使用抗生素的时间和优化 AMS 的干预措施并非互斥的,应综合改善两者。

工具包资源

网址链接

 癌症患者的抗菌药物管理。来自 Rod Quiltz 医生的视频,讨论抗菌药物管理在免疫缺陷肿瘤中的重要性
http://www.idpodcasts.net/USF_ID_ Podcasts/Main/Entries/2014/2/7_Antibiotic_ Stewardship_in_the_Cancer_Patient,_ Rod_Quiltz,_PharmD,_Clinical_ Pharmacist,_Moffitt_Cancer_Center_ and_Research_Institute,_Tampa,_FL.. html

标注过敏药物

不恰当的标注过敏药物会导致不正确的药物选择或者选择次选的抗感染药物或增加广谱药物的使用,这种影响可能在免疫缺陷患者中更加明显,比如还要考虑药物之间的相互作用。

▶ 免疫缺陷患者 AMS 的机会

免疫功能低下患者考虑 AMS 的机会相当大(图 19-5)。最近一项评估美国 SOT 和造血干细胞移植(HSCT)中心 AMS 项目范围的调查发现,前

5 大 AMS 举措包括（也适用于免疫功能受损患者）：处方限制、指南制定、前瞻性审计和反馈、教育和剂量优化。

Opportunities for antimicrobial stewardship in immunocompromised hosts
- 卫生保健部门颁布了最新的常见微生物抗菌药物的敏感趋势
- 处方审核
- 预授权
- 授权后的审核和反馈
  - 监测药物相互作用
  - 肾剂量优化
  - 精减和停止不必要的抗菌药物
- 抗病毒优化管理
- 抗真菌的优化管理
- 发展多学科的方案和指南，用于常见感染的诊断、管理和预防
- 在多学科讨论微生物学、抗生素使用和感染相关问题

图 19-5
在免疫缺陷宿主中的抗菌药物管理策略
Abbo LM, Ariza-Heredia EJ. Infect Dis Clin North Am. 2014 Jun;28(2):263-79
https://www.researchgate.net/publication/262491931_Antimicrobial_Stewardship_in_Immunocompromised_Hosts

工具包资源

建议阅读

 Antimicrobial stewardship in immunocompromised hosts. Abbo LM, Ariza-Heredia EJ. Infect Dis Clin North Am. 2014 Jun;28(2):263-79
https://www.researchgate.net/publication/262491931_Antimicrobial_Stewardship_in_Immunocompromised_Hosts

 Current State of Antimicrobial Stewardship at Solid Organ and Hematopoietic Cell Transplant Centers in the United States. Seo SK, Lo K, Abbo LM. Infect Control Hosp Epidemiol. 2016 Oct;37(10):1195-200
https://www.ncbi.nlm.nih.gov/pubmed/?term=Current+State+of+Antimicrobial+Stewardship+at+Solid+Organ+and+Hematopoietic+Cell+Transplant+Centers+in+the+United+States

视频

 肿瘤治疗中的抗菌药物管理
https://www.youtube.com/watch?v=ORVsBUrjTgM

处方审查与限制

限制使用抗菌药物对减少不必要的广谱抗菌药物使用和相应的耐药问题至关重要。定期的处方审查不仅应考虑成本，还应考虑根据当地流行病学、治疗效果、如何控制某些抗菌药物的使用（如碳青霉烯类），而不会对患者的使用和结果产生负面影响，并且回顾预防和治疗这些患者常见感染（如 CMV、真菌和革兰氏阴性细菌感染）所需的药物。在药品供应短缺期间，与药房密切合作并有意外预案至关重要。

指南

与癌症和移植团队合作制定临床指南是 AMS 的核心功能，分别有 76% 的 HSCT 和 71% 的 SOT 中心是这么操作的。定期回顾指南考虑到了患者的共同病征（如肾损害和骨髓抑制），将简化临床决策过程；指南实施能改善临床结果，即使部分依从也是有效的。

 查看 NICE 文献
https://www.nice.org.uk/guidance/cg151/chapter/1-Guidance

 查看指南
http://microguide.horizonsp.co.uk/viewer/uclh/adult

前瞻性审核与反馈（PAF）/ 预授权

PAF 处于 AMS 的中心地位，在免疫缺陷患者中要优先预授权，以防止在重症感染治疗中任何抗菌药物治疗的延误。PAF 可用于进一步检查结果出来时对经验治疗的再评价，或对临床医生有更好教育时机的时候，比如包括药物降阶梯治疗和静脉转为口服。一项使用 PAF 对肿瘤学和 HSCT 患者的研究发现 PAF 减少抗菌药物的使用但没有造成额外损害。

使用药代动力学（PK）和药效学（PD）原理优化抗菌剂剂量

最佳抗菌药物剂量要求了解其在体内的浓度（PK）与其临床反应（PD）之间的关系。因为免疫功能受损的患者脓毒症可能会增加药物分布量，改变药物清除途径，常规的给药方案可能不合适。可根据 PK-PD 推断出危重患者优化的给药方案；血液学恶性肿瘤患者也是类似的。

对于中性粒细胞减少合并发热的患者，亚胺培南 500mg 每 6 小时可以在 53%

的概率上足够覆盖常见细菌病原体

Created from: Reassessment of recommended imipenem doses in febrile neutropenic patients with hematological malignancies. Lamoth F, Buclin T, Csajka C, Pascual A, Calandra T, Marchetti O. Antimicrob Agents Chemother. 2009 Feb;53(2): 785-7. doi:10.1128/AAC.00891-08. Epub 2008 Dec 1. https://www.ncbi.nlm.nih.gov/pmc/articles/PMC2630622/

使用治疗药物监测非常有助于指导个体化给药；已经有抗菌药物建立血药浓度监测（如氨基糖苷类），且血药浓度监测越来越被用于新的唑类抗真菌药（如伏立康唑、泊沙康唑）的优化使用，而在其他一些中心，血药浓度监测也用于其他抗菌药物如 β- 内酰胺类治疗的优化。

高度活跃的抗反转录病毒治疗（HAART）和免疫抑制剂也与药物相互作用有关；多学科的管理工作可以减少这些患者的用药错误，其中药剂师起着主要作用[2,22]。

多学科团队协助

AMS 是一个多学科的协助的方法；为了有效地工作，AMS 团队应与 HIV、癌症或移植团队密切合作，共同面对这些患者的复杂性。成功的实施 AMS 需要一个开放的 MDT 团队，这与传统艾滋病、癌症和移植团队的多学科工作性质相一致。一个稳定的 AMS 团队要定期召开 MDT 会议，这对于提高团队成员的接纳和认同，并建立相互信任至关重要。

总结

为了优化治疗结果并减少抗生素耐药产生，在免疫功能低下这一挑战性的群体中应用不同的 AMS 策略是可行且必要的，尤其考虑到目前新开发的抗菌药物很少的情况下。许多挑战仍然存在，因此不同中心分享经验和探索合作机会非常重要。

> *因此，与在其他人群中进行抗菌药物管理相比，它存在些许不同，但亦可行，只是需要更多的一些时间*

Lilian Abbo

（吴德沛，吴小津 译，周建仓 校）

工具包资源

建议阅读

 Pharmacokinetic and pharmacodynamics issues for antimicrobial therapy in patients with cancer Theuretzbacher U. Clinical infectious diseases: an official publication of the Infectious Diseases Society of America 2012;54(12):1785-1792

https://academic.oup.com/cid/article/54/12/1785/451466

第20章

手 术 预 防

> 作者:SANJEEV SINGH

学习效果

完成本章的学习后,应当做到以下几点:

- 确保合理的预防用药。
- 确保完全遵守手术预防指南。
- 了解推荐手术预防性使用抗菌药物的药物代谢动力学和药物效应动力学。
- 了解手术部位感染与围手术期预防。

背景

　　手术部位感染(图 20-1)是最常见的医院感染类型之一。手术部位感染会造成住院时间延长 6.5 天,增加费用 3 246 英镑。因此,手术部位感染被纳入外科手术效果评价的重要指标。

Pathogenesis of Surgical Site Infection (SSI)

- $\dfrac{\text{菌量} \times \text{毒力}}{\text{人体抵抗力}}$ =SSI发生的风险

- 组织中 ≥ 10^5CFU/mg即有感染风险;有异物存留时,仅需100CFU/mg就可导致SSI。

- 病原:
  内源性——人体的正常菌群。
  外源性——医护人员,医疗环境、设备、材料。

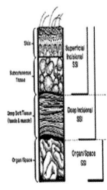

图 20-1
手术部位感染(SSI)的发病机制

定义

　　围手术期抗菌药物预防是指在诊断、治疗、手术之前、期间以及之后使用抗菌药物,以达到预防感染性并发症的目的。围手术期抗菌药物预防是用于清除病原体从而避免其引起机体感染或者定植。

基本原理

手术部位感染(图20-2,图20-3)包括手术切口感染,以及与器官移植、人工植入物有关的器官腔隙感染。抗菌药物的预防性使用能够抑制细菌的生长繁殖和其在人工植入物上的定植,从而降低感染风险。

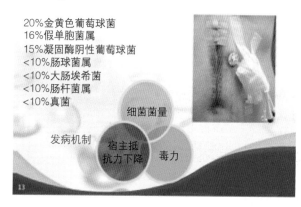

Surgical site infections

20%金黄色葡萄球菌
16%假单胞菌属
15%凝固酶阴性葡萄球菌
<10%肠球菌属
<10%大肠埃希菌
<10%肠杆菌属
<10%真菌

细菌菌量
发病机制
宿主抵抗力下降 毒力

图20-2
手术部位感染

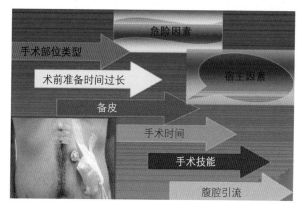

危险因素
手术部位类型
术前准备时间过长
宿主因素
备皮
手术时间
手术技能
腹腔引流

图20-3
危险因素

查看幻灯片

见 http://www.bsac.org.uk/
antimicrobialstewardshipebook/Chapter
20/Surgical Prophylaxis.pdf

重要性

世界卫生组织(WHO)"清洁的医疗就是更安全的医疗"项目显示SSI是中低水平收入国家(LMICs)最常见的医院感染(HAI)类型。在LMICs,多达1/3接受过外科手术的患者受到SSI的影响,SSI的总发生率约为每100例手术中有11.8例(范围1.2~23.6例)[1,2]。尽管高水平收入国家SSI发生率明显低于中低水平收入国家,但SSI仍是第二常见的HAI。(欧洲疾病预防和控制中心[ECDC]2010-2011年SSI监测数据报告)。

排名

感染的累计发病率最高的是结肠手术,每100次手术的发生率为9.5%,其次是冠状动脉旁路移植术3.5%,剖宫产术2.9%,胆囊切除术1.4%,人工髋关节置换术1.0%,椎板切除术0.8%,人工膝关节置换术0.75%[3]。

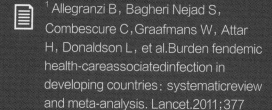

工具资源包

PDF 文章

[1] Allegranzi B, Bagheri Nejad S, Combescure C, Graafmans W, Attar H, Donaldson L, et al.Burden fendemic health-careassociatedinfection in developing countries: systematicreview and meta-analysis. Lancet.2011;377 (9761):228-41.
见 https://pdfs.semanticscholar.org/b1d2/2a7f6a319dbbf944fd058f0860350b08d27c.pdf

[2] Report on the burden of endemic healthareassociated infection worldwide. A systematic review of the literature. Geneva: World Health Organization; 2011.
见 http://apps.who.int/iris/bitstream/10665/80135/1/9789241501507_eng.pdf

[3] Surveillance of surgical site infections in Europe2010 - 2011. Stockholm: European Centre for Disease Prevention and Control 2013.
见 https://ecdc.europa.eu/sites/portal/files/media/en/publications/Publications/SSI-in-europe-2010-2011.pdf

预防 SSI 的措施（图 20-4）

- 在手术前一天或者手术当天，术前使用三氯生洗浴至少维持 2~3 分钟。
  （译者注：现在已不推荐三氯生，而是含洗必泰［氯己定］制剂）
- 使用 Clipper 备皮剪备皮。
- 控制血糖。
- 术中保温。
- 术前皮肤准备使用聚维碘酮（7.5%）。或者氯己定（2%）。
- 手术室的无菌操作。
- 无菌手术技巧。
- 复苏区和病房进行消毒。
- 切口护理。

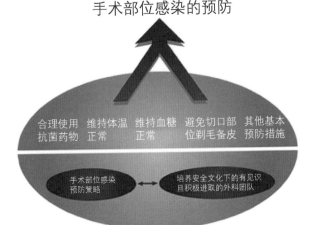

图 20-4
手术部位感染的预防

外科预防抗菌药物的选择（图 20-5）

1. 理想药物的特性。
2. 抗菌药物的疗效比较。
3. 安全性。
4. 患者的药物过敏史。

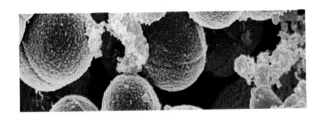

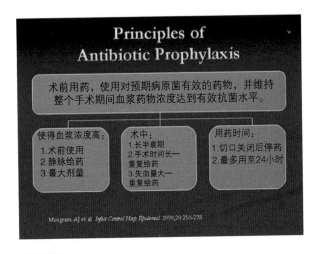

图 20-5
抗菌药物预防的原则

围手术期预防的突出特点：

- 一般而言，在预期没有厌氧菌感染时单用一代头孢菌素；预期有厌氧菌感染风险时，依据当地药敏监测数据，可单用具有抗厌氧菌活性的二代头孢菌素（译者注：此处原文中无，应是指头霉素，而头霉素并非头孢菌素）。
- 对于不涉及任何消化道部位的皮肤及皮下组织的清洁手术，使用耐青霉素酶的半合成青霉素（如苯唑西林、氯唑西林）很可能有效，尽管目前发表的数据有限尚不足以支持该意见。
- 对于涉及下消化道的手术，应常规使用具有抗肠道厌氧菌活性的抗菌药物。
- 对于上消化道手术，应当使用具有抗革兰阳性球菌和抗常见革兰阴性菌但不具有抗厌氧菌活性的抗菌药物。
- 对于不进入肠道和泌尿道的手术，抗菌药物应主要能覆盖革兰阳性球菌。
- 对于感染危险因素主要来自皮肤的手术，若患者对 β 内酰胺类过敏，一般选择使用万古霉素或替考拉宁，另外，如果当地的抗菌药物敏感性监测结果提示有效，也可选用克林霉素。
- 对于剖宫产手术，最常使用一代头孢菌素作为预防性用药。对新生儿抗菌药物暴露及其后发生新生儿败血症的顾虑，导致抗菌药物使用推迟到脐带夹闭后（译者注：原文此处有误，现在推荐术前用药）。

推荐方案

主题	WHO 2016 年	SHEA/IDSA 2014 年	CDC (未发表的征求意见稿) 2014 年	美国国家卫生与保健研究所 2008/2013 年	爱尔兰皇家外科医学院 2015 年
手术抗菌药物预防	推荐 强烈推荐 低质量证据 如有指征(根据手术类型判定)围术期抗菌药物预防应当在切皮前使用	推荐:Ⅰ级 仅在有指征时使用 推荐:Ⅰ级 在切皮前 1 小时内给药,使组织药物浓度最大化	推荐:1B 仅在有指征时术前给药,例如,参考发表的临床实践指南和用药时机,使得在切皮时血浆和组织中药物浓度已经达到杀菌浓度	推荐 对于清洁、不复杂、无植入物的手术不应常规预防性使用当需要进行抗菌药物预防时,应考虑在开始麻醉时静脉注射一剂抗菌药物。但对于使用止血带的手术,应尽早给药	推荐:1A 除非另有指征,否则单一剂量即可。如果手术时间延长,或者术中出现大量失血(成人 > 1.5L 或儿童 25ml/kg),则需要额外一剂。务必在麻醉诱导时开始(术前 60 分钟内)给药

请听音频
见 http://www.bsac.org.uk/
antimicrobialstewardshipebook/Chapter
20/Interview with Gastro Surgeon.mp3

给药时间

只有根据已发表的临床实践指南确定有用药指征时,才应给予抗菌药物预防,并在手术切开时使血清和组织中药物浓度达到杀菌浓度[12]。

- 抗菌药物应在切皮前 60 分钟内开始,使得手术部位在切皮伊始即达到最佳药物浓度[4]。
- 应将药物半衰期纳入考虑范围[5]:对于万古霉素及氟喹诺酮,应在切皮前 120 分钟内开始给药,因为这两种药物需要延长输注时间。

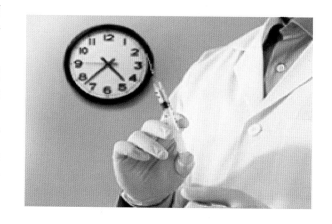

重复给药

- 为了确保组织和血浆中足够的抗菌药物浓度，当手术时间超过药物半衰期 2 倍，或者手术过程中大量失血（>1 500ml）时，应当在术中重复给药[4]。
- 当存在使抗菌药物半衰期缩短的因素时（比如大面积烧伤的患者），也应重复给药。
- 给药间隔时间应从术前首次给药时开始计算（而不是从手术开始时计算）。
- 当存在某些使药物半衰期延长的因素（比如肾功能不全），对于这些患者而言，可不必重复给药。
- 对于清洁手术、清洁 - 污染手术，即使术后留置引流管，在切口闭合后不需要重复给药[12]。

工具资源包

网址链接

 4 Bratzler DW, Dellinger EP, Olsen KM, et al. Clinical practice guidelines for antimicrobial prophylaxis in surgery. Surg Infect (Larchmt) 2013;14:73. 见 http://online.liebertpub.com/doi/abs/10.1089/sur.2013.9999

 12 Sandra, Berríos, Craig et al. Centers for Disease Control and Prevention Guidelinefor the Prevention of Surgical Site Infection, 2017. JAMA Surg. 2017; 152(8):784-791 见 https://jamanetwork.com/journals/jamasurgery/fullarticle/2623725

抗菌药物	推荐的给药间隔时间（从术前第一次给药开始计算），小时
氨苄西林 / 舒巴坦	2
氨苄西林	2
氨曲南	4
头孢唑林	4
头孢呋辛	4
头孢噻肟	3
头孢西丁	2
头孢替坦	6
头孢曲松	NA
环丙沙星	NA
克林霉素	6
厄他培南	NA
氟康唑	NA
庆大霉素	NA
左氧氟沙星	NA
甲硝唑	NA
莫西沙星	NA
哌拉西林 / 他唑巴坦	2
万古霉素	NA
结直肠手术抗菌药物预防的口服用药（与机械性肠道准备联用）	
红霉素	NA
甲硝唑	NA
新霉素	NA

NA, not applicable 不适用，也就是不需要重复给药

持续用药

- 对于短于 4 小时的手术：1 剂。
- 对于长于 4 小时的手术：3 剂。
- 一般而言，手术切口闭合后不必重复给药，否则可能会增加耐药的风险[6-11]。

工具资源包

网址链接

 6 Antimicrobial prophylaxis for surgery. Treat Guidel Med Lett 2012;10:73. https://secure.medicalletter.org/article-share?a=122a&p=tg&title=Antimicrobial%20Prophylaxis%20for%20Surgery&cannotaccesstitle=1

 7 Goldmann DA, Hopkins CC, Karchmer AW, etal. Cephalothin prophylaxis in cardiac valve surgery. A prospective, double-blind comparison of two-day and six-day regimens. J Thorac Cardiovasc Surg 1977;73:470. https://www.ncbi.nlm.nih.gov/pubmed/402508

 8 McDonald M, Grabsch E, Marshall C, Forbes A. Single- versus multiple-dose antimicrobial prophylaxis for major surgery: a systematic review. Aust N Z J Surg 1998;68:388. https://www.ncbi.nlm.nih.gov/pubmed/9623456

 9 Conte JE Jr, Cohen SN, Roe BB, Elashoff RM. Antibiotic prophylaxis and cardiac surgery. A prospective double-blind comparison of singledose versus multiple-dose regimens. Ann Intern Med 1972;76:943. http://annals.org/aim/article-abstract/686626/antibiotic-prophylaxis-cardiac-surgery-prospective-double-blind-comparison-single-dose

 11 Harbarth S, Samore MH, Lichtenberg D, Carmeli Y. Prolonged antibiotic prophylaxis after cardiovascular surgery and its effect on surgical site infections and antimicrobial resistance. Circulation 2000;101:2916. http://circ.ahajournals.org/content/101/25/2916.long

灌洗、冲洗与外敷时的局部用药

在抗菌药物的局部用药方面,如灌洗、冲洗、外敷,尚无充分的高质量数据支持。有数据显示,在发达国家和发展中国家,将抗菌药物局部用药

作为静脉注射辅助手段的每 100 名住院病人中,分别有不少于 7 名、15 名患者发生了医院感染,但目前需要更多的高质量数据来帮助明确在静脉使用抗菌药物的同时,将抗菌药物的局部用药作为辅助手段是否具有安全性与有效性。并且,中低等收入水平的国家医院感染的疾病负担至少是高收入水平的国家的 2~3 倍,尤其是 ICU 患者及新生儿。

手术部位感染的影响因素

1. 营养状况。
2. 吸烟。
3. 手术技巧。
4. 正确的抗菌药物选择、给药时间和剂量。
5. 年龄。
6. 性别。
7. 清洁与清洁 / 污染手术。
8. 大量失血。

手术预防速查表:(基于美国卫生系统药师学会 ASHP、美国感染学会 IDSA 和美国医疗流行病学学会 SHEA 2013 年报告)

手术	一线用药	β- 内酰胺药物过敏患者的替代药物
结直肠	头孢唑林 + 甲硝唑、头孢西丁、头孢替坦、氨苄西林 / 舒巴坦,头孢曲松 + 甲硝唑、厄他培南	克林霉素 +(氨基糖苷或氨曲南或氟喹诺酮)、甲硝唑 +(氨基糖苷或氟喹诺酮)
子宫切除术	头孢唑林、头孢替坦、头孢西丁、氨苄西林 / 舒巴坦	(克林霉素或万古霉素)+(氨基糖苷或氨曲南或氟喹诺酮)、甲硝唑 +(氨基糖苷或氟喹诺酮)
心血管手术	头孢唑林	克林霉素、万古霉素
肝移植	哌拉西林 / 他唑巴坦、头孢噻肟 + 氨苄西林(译者注:氨苄西林可抗肠球菌)	(克林霉素或万古霉素)+(氨基糖苷或氨曲南或氟喹诺酮)
全关节置换术	头孢唑林	克林霉素、万古霉素

 http://www.bsac.org.uk/antimicrobialstewardshipebook/Chapter 20/WHO CHECKLIST.pdf

⟩ 总结

- 手术部位感染是最常见的医院感染之一。
- 预防手术部位感染的前提条件有：手术前一天或者当天术前使用三氯生洗浴 / 擦浴（时间至少持续 2~3 分钟）（译者注：现在已不推荐三氯生，而是含洗必泰［氯己定］制剂）、使用 Clipper 备皮剪备皮、维持空腹血糖正常、维持体温正常。
- 理想的手术预防性抗菌药物应是最适合该手术类型且对患者最安全的。
- 需要延长输注时间的抗菌药物应在手术切开前 120 分钟给药，其他药物应在手术切开前 60 分钟给药。
- 对于用时不超过 4 小时的手术，不建议重复给药。

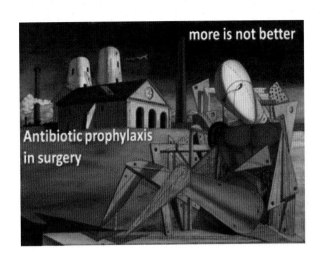

（宗志勇，何燕玲　译，高晓东　校）

参考文献

1. Allegranzi B, Bagheri Nejad S, Combescure C,Graafmans W, Attar H, Donaldson L, et al.Burden ofendemic health-care-associatedinfection in developing countries: systematicreview and meta-analysis. Lancet.2011;377(9761):228-41.

2. Report on the burden of endemic healthare-associated infection worldwide. A systematic review of the literature. Geneva: World Health Organization; 2011.

3. Surveillance of surgical site infections in Europe2010–2011. Stockholm: European Centrefor Disease Prevention and Control; 2013(http://ecdc.europa.eu/en/publications/Publications/SSI(-in-europe-2010-2011.pdf, accessed13 July 2016).

4. Bratzler DW, Dellinger EP, Olsen KM, et al. Clinical practice guidelines for antimicrobial prophylaxis in surgery. Surg Infect (Larchmt) 2013; 14:73.

5. Global guidelines for the prevention of surgical site infection. World Health Organization 2016 http://www.who.int/gpsc/global-guidelines-web.pdf?ua=1 (Accessed on November 08, 2016).

6. Antimicrobial prophylaxis for surgery. Treat Guidel Med Lett 2012; 10:73.

7. Goldmann DA, Hopkins CC, Karchmer AW, et al. Cephalothin prophylaxis in cardiac valve surgery. A prospective, double-blind comparison of two-day and six-day regimens. J Thorac Cardiovasc Surg 1977; 73:470.

8. McDonald M, Grabsch E, Marshall C, Forbes A. Single- versus multiple-dose antimicrobial prophylaxis for major surgery: a systematic review. Aust N Z J Surg 1998; 68:388.

9. Conte JE Jr, Cohen SN, Roe BB, Elashoff RM. Antibiotic prophylaxis and cardiac surgery. A prospective double-blind comparison of single-dose versus multiple-dose regimens. Ann Intern Med 1972; 76:943.

10. Pollard JP, Hughes SP, Scott JE, et al. Antibiotic prophylaxis in total hip replacement. Br Med J 1979; 1:707.

11. Harbarth S, Samore MH, Lichtenberg D, Carmeli Y. Prolonged antibiotic prophylaxis after cardiovascular surgery and its effect on surgical site infections and antimicrobial resistance. Circulation 2000; 101:2916.

12. Sandra , Berríos, Craig et al. Centers for Disease Control and Prevention Guidelinefor the Prevention of Surgical Site Infection, 2017. JAMA Surg. 2017;152(8):784-791.

第 21 章

抗真菌药物管理

 作者：DAVID ENOCH & LAURA WHITNEY

本章目标：

描述什么是抗真菌药物管理（AFS）。

概述医学真菌学基本原则。

描述抗真菌药物的不同使用方法。

概述 AFS 的优势和不足。

概述如何启动 AFS 方案。

学习效果

完成本章学习后，应当能够：

- 解释什么是抗真菌管理。
- 概述 AFS 的目标。
- 概述 AFS 的优缺点。
- 描述 AFS 和 AMS 之间的差异。
- 了解更多关于真菌感染诊断的知识。
- 了解真菌的耐药性。
- 了解如何操作。
- 了解监管的方法。
- 明确存在的一些挑战。
- 了解你需要什么样的人。
- 明确你需要的东西。
- 明确该如何继续。
- 明确该如何扩展。
- 注意这些因素与方案实施的相关性。

引言

侵袭性真菌感染（IFI）与发病率和死亡率显著相关。发生侵袭性真菌感染的患者往往有高度复杂的潜在因素。而且，还存在不完善的诊断检测，往往导致不必要和不恰当的抗真菌药物使用。

抗真菌药物往往不如抗生素耐受性好，而且许多都非常昂贵。许多抗真菌药物也与其他药物（尤其是三唑类药物）存在明显的药物间相互作用。抗菌管理的主要驱动因素之一是抗菌药物耐药性的增加。过去对真菌的关注相对少。现在对多种抗真菌药物耐药的真菌正在增多，如耳念珠菌对抗真菌药物的耐药水平相对高，是新近出现的问题。

> **英国耳念珠菌的公共卫生主页**
> 见 https://www.gov.uk/government/collections/candida-auris

真菌学基础知识

医学上能引起侵袭性真菌感染的重要病原菌可大致分为三类,包括酵母(如念珠菌属和隐球菌属),霉菌(如曲霉属和接合菌属)和双相型真菌(如组织胞浆菌属)。皮肤癣菌(如小孢子菌属)能引起浅表感染,但很少引起侵袭性感染。

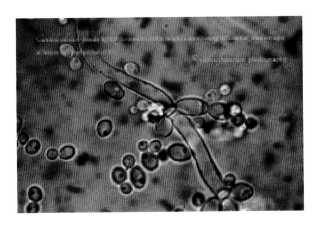

"白念珠菌(×1 000倍)"图片分享来源:Michael Francisco https://flickr.com/photos/micodude/6500725393。

白念珠菌是最常见的念珠菌分离株。侵袭性念珠菌病是发达国家住院患者最常见的真菌病。侵袭性念珠菌病包括深部念珠菌病(无菌部位的念珠菌)和念珠菌血症(血流中的念珠菌)。深部念珠菌病可能是直接接种或血行播散的结果。侵袭性念珠菌病的危险因素见表21-1。侵袭性曲霉病是侵袭性霉菌感染的主要原因之一,好发于免疫功能低下患者。危险因素包括血液恶性肿瘤、实体器官移植受者,异基因造血干细胞移植(HSCT)受者,实体肿瘤,HIV/AIDS,遗传性免疫功能缺陷或重症监护室患者。

抗真菌药物的耐药性

氟康唑耐药性(图21-1)近几年在增多,特别是光滑念珠菌(剂量依赖)和克柔念珠菌(氟康唑天然耐药)。对唑类药物耐药也见于近平滑念珠菌和耳念珠菌。与念珠菌属氟康唑耐药相关的影响因素包括中性粒细胞减少症、慢性肾病和既往氟康唑暴露。棘白菌素类药物耐药也逐渐增多,其耐药性主要通过编码棘白菌素靶酶(1,3-β-D-葡聚糖合成酶)的 FKS 基因热点区的突变介导。会在治疗后出现耐药。

烟曲霉中也发现了唑类耐药。真菌生物膜相关感染被认为是一个不断升级的临床问题,由于耐药,通常应用传统疗法难以治愈。体内和体外模型研究表明,与浮游游离细胞相比,生物膜的形成可以导致对抗真菌药物不敏感。

表 21-1　侵袭性念珠菌病的危险因素

侵袭性念珠菌病的危险因素	侵袭性念珠菌病的危险因素	重症监护室中侵袭性念珠菌病的危险因素
重大疾病	Y	Y
腹部手术,尤其当患者存在吻合口漏或进行了多次剖腹手术	Y	Y
急性坏死性胰腺炎	Y	
血液系统恶性肿瘤	Y	
粒细胞缺乏		Y
实体器官移植	Y	
实体器官肿瘤	Y	
新生儿,尤其是低体重儿	Y	Y
广谱抗菌药物	Y	
中心静脉导管	Y	Y
全肠外营养	Y	Y
血液透析	Y	Y
导尿管		Y
糖皮质激素治疗	Y	
真菌定植		Y
感染或败血症		Y
机械通气		Y
糖尿病		Y
急性生理学和慢性健康状况评分Ⅱ或Ⅲ		Y
胃肠道出血		Y
年龄		Y

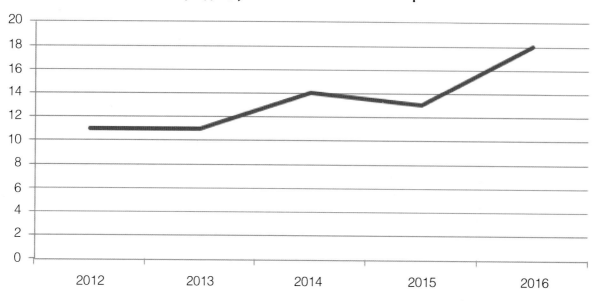

念珠菌血症氟康唑的耐药率/%，英国，2012—2016年

图 21-1

念珠菌血症氟康唑的耐药率 %，英国，2012—2016 年

改编自：英格兰、威尔士和北爱尔兰念珠菌病实验室监测：2016 年卫生保护报告第 11 卷第 32 号

https://www.gov.uk/government/uploads/system/uploads/attachment_data/fle/645312/hpr3217_cnddmia2016.pdf

什么是抗真菌管理（AFS）?

抗菌药物管理以前在第 3 章中有定义。免疫功能低下患者的抗菌药物管理也在第 19 章中讨论。抗真菌管理可定义为：(辅助选择最佳的抗真菌药物、剂量和用药持续时间，通过抗真菌药物的选择及其剂量、疗程的优化，达到最好的治疗或预防效果，以及最小的药物毒性反应和抗药性的产生)(框注 1)。

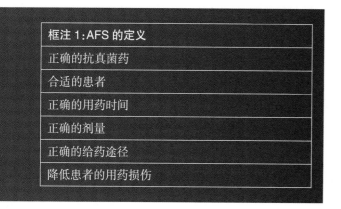

框注 1:AFS 的定义
正确的抗真菌药
合适的患者
正确的用药时间
正确的剂量
正确的给药途径
降低患者的用药损伤

AFS 计划的目标

AFS 计划的目标包括：

- 改善患者预后。
- 最大限度提高药物疗效。
- 尽量减少药物毒性。
- 防止突破性感染出现。
- 尽量减少耐药发生。
- 使药物间相互作用的影响降至最低。
- 成本 - 效益最大化。

AFS 的益处是什么?

许多研究论文描述了启动 AFS 项目的财政效益；由于许多药物的成本很高，减少不恰当的抗真菌药物使用可显著节约成本。

最近，有论文从改善预后（如死亡率、遵循指南）方面描述了该项目的益处。

近年来,随着抗真菌药物耐药性的出现和增多,采用 AFS 来降低抗真菌药物耐药性已成为当务之急。

AFS 的缺点是什么?

主要缺点是资源不足。AFS 的执行需要时间。重要的是,执行 AFS 的人需要知识、经验来谨慎处理高度复杂的侵袭性真菌病患者。许多成功实施 AFS 计划的研究描述了使用多学科合作的方法(如抗菌药师和感染专家合作)有助于方案实施。

抗真菌管理(AFS)和抗菌管理(AMS)有什么区别?

AFS 和 AMS 之间存在许多差异。

- 真菌感染的诊断和监测方法较细菌感染少,相关人员通常对结果的解释不太有信心。一些医院可能无法进行真菌诊断,或者检测时间过长无法使其发挥作用,结果感染更多采用经验性治疗。准确地描述感染的特征有助于开具合理的处方。
- 与真菌感染相比,细菌感染的经验更为丰富。这可能会使那些参与批准和执行这些真菌管理方案和相关处方开具的人员在抗真菌药物选择上有一定难度。
- 与细菌感染相比,医生对真菌感染及其治疗不太熟悉。这反映了一个事实,即他们可能没有接受过真菌感染治疗的深入教育,因为这不是医学院教学的重点领域。此外,真菌感染比细菌感染更为罕见,因此大多数医疗保健专业人员在这方面没有太多经验。
- 需要抗真菌治疗的患者前期通常采用了复杂的药物治疗方案,因此抗真菌药物的毒性和药物相互作用比在治疗细菌感染时更为重要。
- 真菌在结构上与人类细胞相似,这意味着抗真菌药物通常具有副作用和相互作用。
- AFS 几乎仅限于二级保健;大部分处方也都出自这里;虽然系统性抗真菌药(氟康唑)可在某些有资质的药房买到,但大多数抗真菌药物仅限于在医院内使用。

- 真菌预防 / 治疗疗程通常比细菌的疗程更长。
- 与抗真菌的耐药性相比,细菌的耐药性具有更显著的特征,被称为全球性紧急事件,而抗真菌的耐药性相关的定义和讨论较少,尤其是在国际水平上也不多。

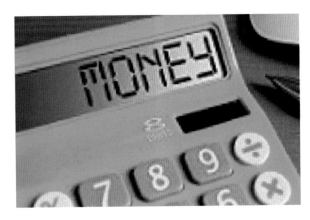

图中"Money"的照片是由如下平台分享,网址:https://flickr.com/photos/gotcredit/33810597472。

抗真菌药物的经费来源及其对 AFS 的影响

由于其高昂的成本,大多数抗真菌药物(两性霉素 B 脂质体、伏立康唑、泊沙康唑、艾沙康唑和棘白菌素类)不包括在英国的药物治疗体系中。除外的是骨髓移植后 100 天内的患者和重症监护室的患者,治疗费用足够负担任何所需的抗真菌药物。还有一些负责管理病患群体的专家(例如曼彻斯特国家曲霉病中心)。这些药物的使用情况每月通过 SLAM(停止、查看、评估、管理)报告和全额退款向英国国民保健署报告。当更便宜的仿制药上市时,这不会自动改变其在治疗中的地位。因此,英国医院几乎没有动力为抗真菌管理提供资金,如上所述,这是一项复杂且耗时的工作,要发挥其最大效果,需要引入专业性的诊断,这会增加成本。一些干预措施可能会降低药物的成本,这是值得去管理的一个可能原因。

在苏格兰、威尔士和北爱尔兰,没有采购商和供应商的利益分割。卫生委员会负责其年度预算中提供的所有药品的成本,也会通过直接管理从节省的成本中受益。

英国以外的医疗服务可能有不一样的经费体系。试着去理解您使用的经费系统可能会很有帮助。

抗真菌药物的使用类型

抗真菌药物在不同人群中有多种用法。不同患者之间的使用也存在很大的差异。这很可能是由于患者群体、危险因素、环境因素以及先前使用抗菌药物和抗真菌药物的不同所致。

抗真菌药用于预防某些易感患者的感染(即**预防**)。

可根据**经验使用**,即抗真菌剂用于具有临床感染证据且经抗菌药物治疗未得到改善的易感患者,这种情况仅是假设有真菌感染(但没有实际的真菌感染临床或病理证据)。

为了诊断**已确证的侵袭性真菌病**(IFD)(框注 2),必须通过无菌技术从无菌部位获取标本。如果在样本采集部位,经组织学或细胞学发现标本中有菌丝(在活检标本中或通过成像"明确"发现组织损伤的证据),或在培养基中从具有临床感染或影像学证据的患者标本中培养出霉菌,则可判定侵袭性霉菌感染。系统性酵母菌感染的证据与上述相同,或者血培养出现酵母菌也可以确诊。高度怀疑的侵袭性真菌感染的诊断需要宿主因素、病原学和临床标准相结合,而可能的 IFD 诊断需要宿主因素和临床特征两方面因素的综合。

因此,治疗决定取决于:
- 宿主因素。
- 临床特征。
- 病原学结果。
  - **宿主因素**。
    - 患者 IFI 易感因素包括:
    - 中性粒细胞减少。
    - 同种异基因造血干细胞移植受者。
    - T 细胞免疫抑制。
    - 长期使用糖皮质激素(>3 周)。
    - 严重遗传免疫缺陷病。
  - **临床特征**。
    - 临床特征包括发热、咳嗽和鼻窦引起的疼痛等,还包括影像学特征(尤其是 CT 变化)。
  - **病原学检测**。
    - 本章后面将讨论这些问题。

框注 2:侵袭性真菌病(IFD)的定义(EORTC-MSG 标准)

可疑感染:具有适当宿主因子和与 IFD 一致的足够临床证据,但没有真菌学支持的病例。

高度可疑感染:具有宿主因素、临床特征和 IFD 真菌学证据的病例。

确证感染:在大多数情况下,在病变组织中发现真菌成分。

摘自: 欧洲癌症研究与治疗组织 / 侵袭性真菌感染合作组和国家过敏和传染病研究所真菌研究组(EORTC/MSG)共识组修订的侵袭性真菌病定义(https://academic.oup.comcid/article/46/12/1813/297334/)。

真菌感染的诊断

如上所述,真菌感染的诊断困难,但及时诊断又至关重要。英国医学真菌学学会为微生物实验室(以及组织病理学和放射学;Schelenz et al,2015 年)提供了指南和最佳实践推荐。虽然并非所有测试都需要在本地进行,但短的检测时间对于有效的患者管理至关重要。但这些指南没有就可接受的检测时间提出建议。然而,对于血清学和分子检测来说,检测时间小于 48 小时是比较理想的。

所需的诊断(以及如何解释)包括:
- 半乳甘露聚糖筛选,特别是侵袭性曲霉病高危血液病且未接受霉菌预防治疗的患者,可行血清筛查(每周 2 次);光密度(OD)指数为 0.5 的阈值具有较高的阴性预测值,可排除侵袭性曲霉病。
- 半乳甘露聚糖对侵袭性曲霉病高危患者 BAL 的检测应予以考虑,尽管当前的 OD 指数临界值 0.5 可能会改变。一些中心该值的范围为 1~3。
- 高度可疑侵袭性真菌病患者应考虑筛查血清 β- 葡聚糖;阴性结果具有较高的阴性预测值,可排除侵袭性真菌病。这些高风险类别包括免疫抑制患者和重症监护患者。
- 对侵袭性真菌病患者高度怀疑曲霉可考虑行 PCR 检测,阴性结果具有较高的阴性预测值时,可排除侵袭性真菌病。

- 结合曲霉聚合酶链式反应和另一种抗原试
验,可提高侵袭性真菌病的阳性预测价值
和诊断。

 AFS:你是怎么做到的?

你是怎么开始的?

最初,了解抗真菌药物在患者群体中的应用
情况是很重要的。审计和监督(图 21-2)有助于
确定需要解决的特定挑战,或确定需要修正的不
当做法。它还可以用来说服临床医生和管理人员
认识到监管的必要性。规划并提供一些有用的数
据来评估干预的效果。

a)血液学、传染病和肿瘤组医疗小组季度报告:总限定日剂量

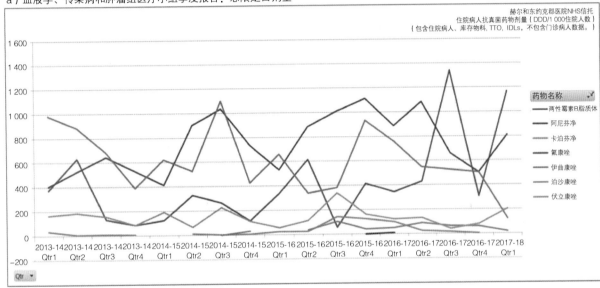

b)外科医疗小组季度报告

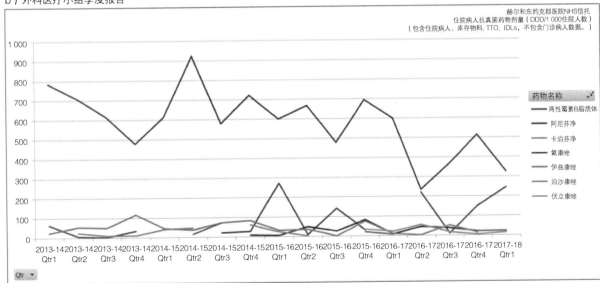

图 21-2

2013—2018 年英国一家教学医院抗真菌日剂量监测实例

工具箱资源

网站链接 - 英国

 Ashbee HR, Barnes RA, Johnson EM, Richardson MD Gorton R, Hope WW. Therapeutic drug monitoring (TDM) of antifungal agents: guidelines from the British Society for Medical Mycology. J Antimicrob Chemother. 2014; 69: 1162-76
见 https://www.ncbi.nlm.nih.gov/pmc/articles/PMC3977608/

 Schelenz S, Barnes RA, Barton RC, Cleverley JR, Lucas SB, Kibbler CC, Denning DW; British Society for Medical Mycology. British Society for Medical Mycology best practice recommendations for the diagnosis of serious fungal diseases. Lancet Infect Dis. 2015; 15: 461-74. 见 http://www.thelancet.com/journals/laninf/article/PIIS1473-3099(15)70006-X/fulltext
见 http://www.thelancet.com/journals/laninf/article/PIIS1473-3099(15)70006-X/fulltext

网站链接 - 欧洲

 European Conference on Infections in Leukaemia (ECIL) guidelines page
见 https://www.ebmt.org/search?fulltext=Guidelines

 European Society Clinical Microbiology and Infectious Diseases (ESCMID) guidelines page
见 https://www.escmid.org/escmid_publications/medical_guidelines/escmid_guidelines/

网站链接 - 北美

 Pappas PG, Kauffman CA, Andes DR, Clancy CJ, Marr KA, Ostrosky-Zeichner L, Reboli AC, Schuster MG, Vazquez JA, Walsh TJ, Zaoutis TE, Sobel JD. Clinical Practice Guideline for the Management of Candidiasis; 2016 Update by the Infectious Diseases Society of America. Clin Infect Dis. 2016 Feb 15; 62 (4): e1-50
见 https://academic.oup.com/cid/article-lookup/doi/10.1093/cid/civ933

 Patterson TF, Thompson GR 3rd, Denning DW, Fishman JA, Hadley S, Herbrecht R, Kontoyiannis DP, Marr KA, Morrison VA, Nguyen MH, Segal BH, Steinbach WJ, Stevens DA, Walsh TJ, Wingard JR, Young JA, Bennett JE. Practice Guidelines for the Diagnosis and Management of Aspergillosis: 2016 Update by the Infectious Diseases Society of America. Clin Infect Dis. 2016 Aug 15; 63 (4): e1-e60.
见 https://academic.oup.com/cid/article-lookup/doi/10.1093/cid/ciw326

Freifeld AG, Bow EJ, Sepkowitz KA, Boeckh MJ, Ito JI, Mullen CA, Raad II, Rolston KV, Young JA, Wingard JR; Infectious Diseases Society of America. Clinical practice guideline for the use of antimicrobial agents in neutropenic patients with cancer; 2010 update by the infectious diseases society of america. Clin Infect Dis. 2011 Feb 15; 52 (4): e56-93. doi: 10.1093/cid/cir073.

最好能够根据当地流行病学(尤其是侵袭性念珠菌病)和患者群体制定或审查指南和临床路径。资源工具包中提供了已经可用且可以修改的指南。在此过程中,应考虑诊断的可行性和周转时间。

理想情况下,所需经费应该在项目开始之前就达成一致,并从那些希望削减开支的人(通常是英国的专员)那里获取。

旨在通过选择一个特定的临床区域或一类药物从小处着手。如果能够花时间与一小组同事和患者一起工作,就更容易建立联系,制订处方也可能会更容易。血液科和重症监护室通常是较好的选择,这里通常是抗真菌药物的最大使用者。也有专家提出移植和上消化道手术患者是大量使用抗真菌药物的群体。另一种选择是使用审计数据或当地现状来确定需要优化的抗真菌使用范围。干预措施可根据资源、风险水平或可行性逐步解决。

AFS 的工作示例包括:

- 回顾性分析服用伏立康唑的所有患者,以确保实施了 TDM,并且观察在治疗范围之外是否采取措施,以及管理团队是否有限(即只有药剂师)。表 21-2 总结了 TDM 的需求。
- 审查所有念珠菌血症患者,确保所有患者全部完成设定的护理项目(Gouliouris et al, 2016 年):
- 充分的经验治疗。
- 及时治疗。
- 审查项目。
- 超声心动图。
- 重复血培养。
- 合理的抗真菌治疗。
- 通过观看以下链接,可以对念珠菌血症患者进行管理。

 观看视频
见 https://www.youtube.com/watch?v=_9A6D-o6fIE

- 前瞻性地收集管理所得的数据,设计数据库。或者与已有的中心合作。既往 AFS 项目收集了以下数据:患者人口统计数据;抗真菌药物;治疗适应证;感染部位;病原体(如果确定);管理活动期间的干预措施(是否接受);住院时间和院内死亡率。监测抗真菌药物使用和支出,念珠菌流行病学也是关键。

表 21-2 使用抗真菌药物时治疗药物监测(TDM)的需要性总结(基于 Ashbee 等)

抗真菌药物	证据质量和推荐强度	预防	治疗	毒性
伊曲康唑	证据质量 推荐	中等级 强推荐	中等级 强推荐	中等级 弱推荐
伏立康唑	证据质量 推荐	低等级 弱推荐	高等级 强推荐	高等级 强推荐
泊沙康唑	证据质量 推荐	中等级 强推荐	中等级 强推荐	高等级 强反对
氟康唑	证据质量 推荐	高等级 强反对	高等级 强反对	高等级 强反对
氟胞嘧啶	证据质量 推荐	无数据	低等级 弱推荐	中等级 强推荐
棘白菌素类	证据质量 推荐	高等级 强反对	高等级 强反对	高等级 强反对
多烯类	证据质量 推荐	高等级 强反对	高等级 强反对	高等级 强反对

AFS:挑战是什么?

资金——从专员那里获得资金(他们将是看到成本效益的人)可能很困难。英国国民保健署目前正在研究如何激励 AFS。同时,信托公司可以启动专注于抗菌药物使用的计划。

时间——与抗菌药物管理相比,AFS 更耗时。MDT 需要在工作计划中有专门的时间,并考虑在年假和病假期间的工作安排。

专业性——尝试将管理中心与嵌入式管理计划联系起来,并从中获益。

说服力——在免疫功能严重受损的患者中,通常很难停止或者修改抗菌药物。

你需要让谁参与?

谁是利益相关者?

其中包括专员、信托经理 / 金融官员、高危领域的临床医生(如血液学、肿瘤学、ITU、呼吸系统、移植)、微生物学、传染病、药房和患者。

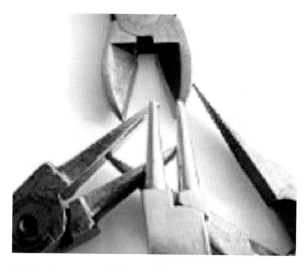

Kimberlie Kohler 的"Tools"图片分享自 https://flickr.com/photos/bbbellezza/5542980497。

 你需要什么?

指南

用于你周边常见患者感染的诊断、预防和治疗。审计标准应在指南内制定。

诊断

快速检测时间(TAT)是必不可少的。很有必要与本地实验室密切合作,因为如果样本数量少,成本可能会很高。β-D-葡聚糖和 GM(尤其是 BAL)的良好 NPV 可用于停止经验性治疗。

TDM

需要有快速的检测时间和一定可行性。在临床高收入国家,指导用药实施很容易。

> **查看抗真菌药物的 TDM 指南**
> 见 https://www.ncbi.nlm.nih.gov/pmc/articles/PMC3977608/

源自英国医学真菌学会

首先需了解如何调整剂量,因为如果药物水平超出治疗范围是非常复杂的。成人伏立康唑剂量反应呈非线性。建议小幅度增加或减少剂量。泊沙康唑的线性药动学特征更为明显。药片的吸收变异性较小,因此减少了剂量修饰,也可能降低了 TDM。生产商目前不推荐艾沙康唑的 TDM,尽管可以使用。两性霉素 B 或棘白菌素类不需要 TDM。建议对所有接受治疗的患者行氟胞嘧啶监测。

监管

感染的数量和类型(已证实/很可能/可能)和种类(如已知),念珠菌病流行病学——白念珠菌病/非白念珠菌病的比例,尤其关注更难治疗的菌种——耳念珠菌,光滑念珠菌,克柔念珠菌。监测对氟康唑和棘白菌素敏感的念珠菌比例,最好查看 MIC 数据和以 MIC 模式报告。

数据和结果

这包括:住院时间、住院死亡率、项目成本与成本节约、治疗成本与治疗以外的成本(图 21-3)。干预率、类型和接受度。质量指标数据 - 指南符合性,静脉注射 - 采购订单,如果没有诊断出 IFI,1 周内停止的经验性处方比例,TDM- 结果在指示范围内,如果超出范围,则采取措施。

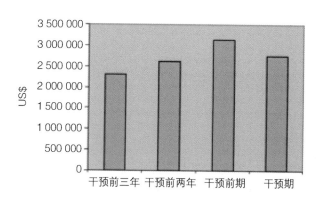

全球在抗真菌药物上的花费

图 21-3
管理干预前后的抗真菌费用
来自:López-Medrano F,San Juan R,Lizasoain M, et al. A noncompulsory stewardship programme for the management of antifungals in a university-afliated hospital. Clin Microbiol Infect. 2013;19:56-61.
http://www.clinicalmicrobiologyandinfection.com/article/S1198-743X(14)60309-8/fulltext

有说服力的拥护者和病房

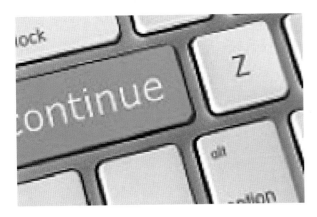

"Continue"图片来自 Got Credit https://flickr.com/photos/gotcredit/33716130276

 如何继续?

- 您如何将其投入实施?

在工作计划中有固定的时间,以备休假。还可以通过任命部门负责人将 AFS 纳入部门中。在这个过程中,临床团队负责 AFS,AFS 团队给出建议。该团队与一些医院用于感染控制和抗菌管理的模式相似。AFS 包含在临床医生的工作计划中,毕竟他们是各自领域的专家!

- 如何扩展?

只有在服务启动、运行并正常工作后才进行扩展。包括:

- 扩大实践范围。
- 扩展至门诊患者。
- 设立诊所。
- 与其他医院联系进行协作。

工具箱资源

其他单位采取了哪些 AFS 行动?
相关链接:

 Apisarnthanarak A,Yatrasert A,Mundy LM;Thammasat University Antimicrobial Stewardship Team. Impact of education and an antifungal stewardship program for candidiasis at a Thai tertiary care center. Infect Control Hosp Epidemiol. 2010;31:722-7
见 https://www.ncbi.nlm.nih.gov/pubmed/?term=Impact+of+education+and+an+antifungal+stewardship+program+for+candidiasis+at+a+Thai+tertiary+care+center.+Infect+Control+Hosp+Epidemiol.+2010%3B+31%3A+722-7

 Gouliouris T,Micallef C,Yang H,Aliyu SH,Kildonaviciute K,Enoch DA. Impact of a candidaemia care bundle on patient care at a large teaching hospital in England. J Infect. 2016;72;501-3
见 http://www.journalofinfection.com/article/S0163-4453(16)00025-6/fulltext

 López-Medrano F,San Juan R,Lizasoain M,et al. A non-compulsory stewardship programme for the management of antifungals in a universityafliated hospital. Clin Microbiol Infect. 2013;19:56-61
见 http://www.journalofinfection.com/article/S0163-4453(16)00025-6/fulltext

 Micallef C,Aliyu SH,Santos R,Brown NM,Rosembert D,Enoch DA Introduction of an antifungal stewardship programme targeting high-cost antifungals at a tertiary hospital in Cambridge,England. J Antimicrob Chemother. 2015;70:1908-11
见 https://academic.oup.com/jac/article-lookup/doi/10.1093/jac/dkv040

 Standiford HC,Chan S,Tripoli M,et al. Antimicrobial stewardship at a large tertiary care academic medical center;cost analysis before,during,and after a 7-year program. Infect Control Hosp Epidemiol. 2012;33:338-45.
见 https://www.ncbi.nlm.nih.gov/pubmed/?term=Antimicrobial+stewardship+at+a+large+tertiary+care+academic+medical+center%3A+cost+analysis+before%2C+during%2C+and+after+a+7-year+program

 Valerio M,Rodriguez-Gonzalez CG,Muñoz P.et al. valuation of antifungal use in a tertiary care institution:antifungal stewardship urgently needed. J Antimicrob Chemother. 2014;69:1993-9
见 https://academic.oup.com/jac/article-lookup/doi/10.1093/jac/dku053

PDF 文章

 Mondain V,Lieutier F,Hasseine L,et al. A 6-year antifungal stewardship programme in a teaching hospital. Infection. 2013;41:621-8
见 https://link.springer.com/content/pdf/10.1007%2Fs15010-013-0431-1.pdf

视频

Patricia Munoz 教授 2016 年真菌更新
见 https://www.youtube.com/watch?v=C0ACyDs6z3k

Adilia Warris 教授 2016 年真菌更新
见 https://www.youtube.com/watch?v=W9Q-zwK4QJ8

David DenningBSAC 研讨会(视频 16)

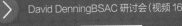

见 https://vimeo.com/225836546

(李若瑜,宋营改　译,朱利平　校)

第22章

儿科抗菌药物管理

> 作者:SANJAY PATEL

学习效果

完成本章节学习后,应该理解:

- 儿童呼吸道感染的病因和病程与成人有显著差异。
- 临床医生很难可靠地鉴别细菌性和病毒性呼吸道感染,而且社区医疗机构很少有可靠的诊断检测方法。但是,这种不确定性经常导致医生因为"以防万一"而处方抗菌药物,尽管已有有力的证据表明抗菌药物对于大多数细菌性呼吸道感染的症状缓解作用甚微或者没有影响。
- 决定是否给呼吸道感染的儿童处方抗菌药物应该基于证据指南。不一致的处方实践会影响家长未来的就医行为以及对抗菌药物治疗的期望。
- 依据感染性疾病"严重"或"不严重"与家长讨论是否使用抗菌药物,可能比解释如何区分"细菌感染"和"病毒感染"更有效。
- 对于无并发症的咽痛、耳、鼻窦或胸部感染的儿童,处方抗菌药物前应与家长沟通抗菌药物使用的利弊。医生和家长应该考虑抗菌药物治疗相对的益处以及相对不良反应的风险、未来的抗菌药物耐药感染的风险,以及给父母带来的焦虑和对未来就医行为的影响。
- 若就诊咨询时父母的担忧得到解决,即使不处方抗菌药物或延迟处方抗菌药物,家长的就医满意度仍会较高。
- 抗菌药物管理是在医院内改善抗菌药物处方的一种极其有效的方法。虽然目前没有统一的儿童抗菌药物处方评价方法,"治疗天数"(DOT)可能作为一项评价基准。

本章目标:

解释医生为什么给儿童处方抗菌药物。

解释家长为什么带发热儿童就诊。

说明抗菌药物很少改善大多数呼吸道感染儿童的症状持续时间或严重程度。

提供医生与父母更好的沟通抗菌药物使用决定的策略。

提供住院儿童抗菌药物管理的有效策略。

> ## 引言

绝大多数发热或有感染症状的儿童会被家长或看护人带去社区医疗机构寻求医疗服务,因此80%的儿科抗菌药物处方都来自社区医疗机构。

谁在处方?

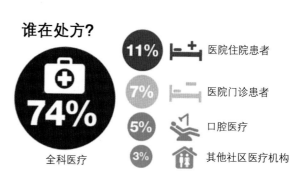

74% 全科医疗

11% 医院住院患者

7% 医院门诊患者

5% 口腔医疗

3% 其他社区医疗机构

http://www.gov.uk/government/publications/
health-matters-antimicrobial-resistance/health-
matters-antimicrobial-resistance

呼吸道感染性疾病占儿科就诊原因的 50%
以上(图 22-1),其中约 60% 的就诊儿童被处方
抗菌药物,尽管有有力证据提示大多数呼吸道感
染的儿童接受抗菌药物治疗获益甚微或者没有
获益[1]。

低收入国家的儿童抗菌药物使用率明显更高。

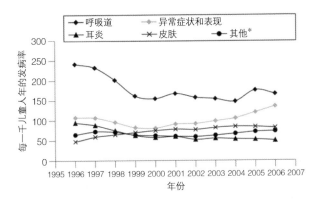

图 22-1
1996—2006 年英国社区儿童抗菌药物处方的临床适
应证变化
摘自 Thompson PL 等人著,ADL 2009
Thompson PL,Spyridis N,Sharland M,Gilbert
RE,Sexena S,Long PL,et al. Changes in clinical
indications for community antibiotic prescribing for
children in the UK from 1996 to 2006:will the new
NICE prescribing guidance on upper respiratory
tract infections just be ignored? Arch Dis Child.

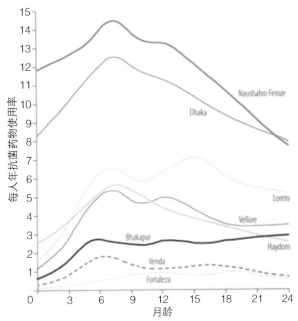

来自八个国家的不同地区小于 2 岁儿童的抗菌药物使
用情况:达卡(孟加拉国),福塔雷萨(巴西),巴克塔普尔
(尼泊尔),瑙沙罗费洛兹县(巴基斯坦),洛雷托(秘鲁),文
达(南非),Haydom(坦桑尼亚)。Rogawski TE,et al.
Bull World Health Organ. 2017 Jan 1;95(1):49-61.

低年龄儿童接受抗菌药物治疗比例最高(图
22-2)。

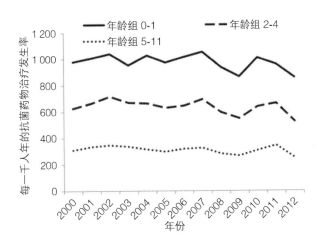

图 22-2
摘自:Pottegard A,Broe A,Aabenhus R,Bjerrum L,
Hallas J,Damkier P. Use of antibiotics in Children:
a Danish nationwide drug utilization study. Pediatr
Infect Dis J. 2015;34(2):e16-22

本章将首先聚焦社区医疗机构的抗菌药物处方,探讨处方抗菌药物的驱动因素及解决问题的策略。然后将讨论在医院治疗的严重感染儿童的抗菌药物管理策略。

社区医疗机构的儿童抗菌药物处方

1. 为什么临床医生为儿童处方抗菌药物?[2]

- 认为儿童对疾病易感,尤其是低年龄儿童。
- 面对疾病情况的不确定性(尤其是复诊时)寻求安全性:
  - 难以区别细菌与病毒性感染导致治疗的不确定性。
  - 细菌性呼吸道感染不予治疗引起化脓性并发症的危险,尤其是在低年龄儿童中。
- 对一个孩子"漏诊"的舆论压力。
  - 媒体倾向于报道医护人员因漏诊重症感染而造成的儿童死亡或发病的病例。
  - 缺少经验的医护人员在接诊患病儿童时没有足够的信心排除重症感染。

2. 儿童重症感染的流行病学

肺炎链球菌、脑膜炎奈瑟菌以及 B 型流感嗜血杆菌是儿童细菌性脑膜炎和脓毒症的最常见病原菌。引入针对这些病原菌的结合疫苗已经导致这些病原菌在儿童中的流行率大大降低(分别见图 22-3 至图 22-5),这也解释了近年来重症感染的发病率在儿童中显著下降的原因。

3. 儿童和成人感染的自然感染史存在差异吗?

家长要求处方抗菌药物的原因之一是感染症状的持续。但成人与儿童呼吸道感染的自然感染史有很大差别,儿童病毒感染后症状持续时间比成人更长。鼻病毒感染后 10 天,73% 的儿童仍然有症状,而仅有 20% 的成年人仍然有症状;40% 的成人出现咳嗽,且仅有 20% 在 10 天后仍有咳嗽;而 70% 的儿童出现咳嗽,且超过 40% 儿童的咳嗽会持续到第 10 天。[Cotton et al. S Afr Fam Pract (2004). 2008;50(2):6-12]。

https://www.ncbi.nlm.nih.gov/pmc/articles/PMC3098742/table/T1/

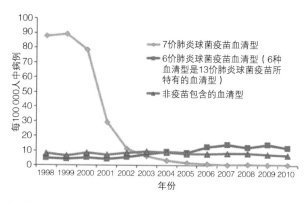

图 22-3

美国 1998—2010 年 5 岁以下儿童侵袭性肺炎球菌感染率 https://www.cdc.gov/vaccines/pubs/survmanual/chpt11-pneumo.html

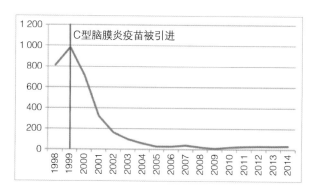

图 22-4

C 型脑膜炎:英格兰与威尔士州 1998—2004 年确诊的病例(来源:英格兰公共卫生部)

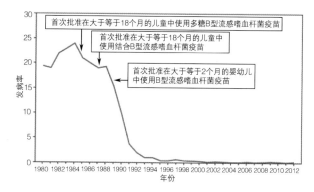

图 22-5

1980—2012 年美国 5 岁以下儿童每 100 000 人口中侵袭性 B 型流感嗜血杆菌疾病的发病率 https://www.cdc.gov/mmwr/preview/mmwrhtml/rr6301a1.htm

呼吸道感染性疾病的病原学在儿童和成人中有很大的差别。一项关于下呼吸道感染住院儿童的研究表明,绝大多数(77%)患儿的病因为病毒感染。即使是儿童人群内也存在病原学差异,低龄儿童比大龄儿童的呼吸道感染更有可能是病毒所致。对于急性咽炎的患儿,低龄儿童咽拭子的 A 组链球菌阳性率显著低于大龄儿童(图 22-6)。

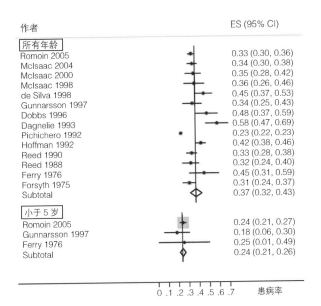

图 22-6
http://pediatrics.aappublications.org/content/pediatrics/126/3/e557.full.pdf Shaikh N,Leonard E,Martin JM. Prevalence of streptococcal pharyngitis and streptococcal carriage in children:a meta-analysis. Pediatrics. 2010;126(3):e557-64.

4. 常见的错误观点

(1)"带发热儿童去全科科室或急诊就诊的家长通常期望抗菌药物"

此观点错误——寻求咨询的家长并非总是期待抗菌药物[2]:

- 家长带孩子就诊的原因:
  - 就诊可以提供"合适的检查",排除"严重的疾病"。
- 家长对于正确识别轻度自限性疾病与严重疾病缺乏自信,但对医生有信心。

- 家长想要得到孩子疾病症状的处理建议。

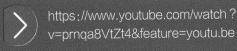

https://www.youtube.com/watch？v=prnqa8VtZt4&feature=youtu.be

(2)"如果家长期望抗菌药物是因为他们认为孩子有细菌感染"

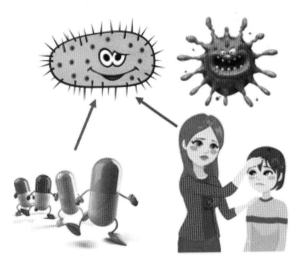

此观点错误——家长通常认为抗菌药物是用来治疗"严重感染"而非细菌感染[3]:

- 家长通常认为提示严重感染的症状特征包括高烧、症状持续时间延长和对儿童(睡眠 / 学习)的影响程度大。
- 家长所认为的疾病易感因素(儿童年龄小或有基础疾病)也影响到他们对抗菌药物的期待。

(3)"保留抗菌药物处方只能导致这些家长复诊或去其他地方就诊"

此观点错误——保留抗菌药物处方并不会增加复诊率。若医生与家长讨论孩子的病情后作出了共同的决定,即使不处方抗菌药物,家长也非常安心。这种处理方法带来的区别在于家长以后遇到相同疾病时就诊的可能性会降低,并且在以后的很多情况下能够自行处理孩子的疾病。

(4)"如果不处方抗菌药物,家长更有可能抱怨"

此观点错误——在处理感染的儿童时,医生与家长交换意见作出共同决定,会带来极高的满意度,即使不处方抗菌药物[4]。

(5)"低龄儿童比大龄儿童在呼吸道感染后更容易发生化脓性并发症"

此观点错误——即使不处方抗菌药物,低龄儿童化脓性并发症的发生率远远低于大龄儿童[5]:

- 中耳炎后乳突炎的发生率:(0~4 岁):(5~15 岁)=(1.33:2.39)/ 每 10 000 人。
- 扁桃体炎后扁桃体周围脓肿的发生率:(0~4 岁):(5~15 岁)=(1.59:5.99)/ 每 10 000 人。

(6)"患感染性湿疹的儿童要求抗菌药物治疗"

此观点错误——皮肤、软组织感染的儿童占抗菌药物治疗的患者比例在增加,但有证据提示口服或局部使用抗菌药物对社区儿童临床诊断的感染性湿疹的主观严重性没有效果,而且可能产生不良反应(图 22-7)。

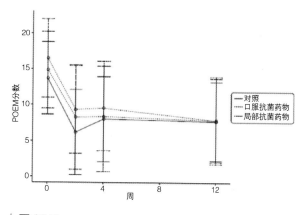

图 22-7

摘自 Francis NA,Ridd MJ,Thomas-Jones E, Shepherd V,Butler CC,Hood K,et al. A randomised placebo-controlled trial of oral and topical antibiotics for children with clinically infected eczema in the community:the ChildRen with Eczema,Antibiotic Management (CREAM) study. Health Technol Assess. 2016;20(19):i-xxiv, 1-84. https://www.journalslibrary.nihr.ac.uk/hta/hta20190/#/abstract

5. 以何种方式与家长沟通抗菌药物治疗决定最为合适?

家长可能因为孩子的病情期望得到抗菌药物治疗,这可能成为就诊咨询的焦点,医生会试图证明不处方抗菌药物的决定是正确的而基于细菌或病毒感染向家长解释疾病。但是,家长很少因为孩子患细菌性疾病而寻求抗菌药物,他们对抗菌药物的需求是基于孩子疾病的严重性,包括睡眠差、发热程度和症状持续时间延长等因素[3]。

细菌对比病毒?

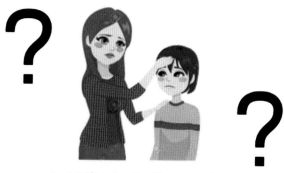

严重对比非严重?

实现成功的医患沟通更为有效的方式是关注家长带孩子就诊的主要原因。虽然感染使孩子睡眠、饮食受到影响,但最重要的是依据客观的临床参数指标或"危急值"来判断孩子的这些症状并不提示一次严重的感染,从而消除家长的顾虑。医生应向家长提供疾病的相关信息,如有关症状的持续时间及处理孩子的建议。最重要的是,医生必须清楚地和家长解释需要注意的症状以及发生这些症状时需要采取的措施。理想情况下,给家长提供的所有信息应该既有书面告知又有口头解释,通过这样一种共同参与的治疗决策方法能够明显降低抗菌药物处方。

另一种有效的策略可以与上述方法相结合,就是延迟抗菌药物处方。医生可以让家长先保留抗菌药物处方,若在 72 小时后家长判断孩子的病情仍未好转,再使用抗菌药物。在一些研究中,采用这种抗菌药物处方策略通常使家长非常放心,并且抗菌药物的总体使用降低了 80%[1]。

6. 所有细菌性呼吸道感染的儿童都需要抗菌药物治疗吗?

医生面临的主要挑战之一是区别就诊儿童的呼吸道感染是细菌性还是病毒性感染。这通常很难在临床实践中作出决定,并且在社区医疗机构中很少有可靠的诊断检查。这种不确定性通常导致临床医生为"以防万一"而处方抗菌药物。然而,越来越多的证据显示,抗菌药物并不能显著降低大部分呼吸道感染儿童症状的严重程度和持续时间,不论是何种病因:

（1）急性中耳炎

一项来自高收入国家的 13 个随机对照研究（纳入 3 401 个儿童及其 3 938 段病程）的系统综述证明抗菌药物对疼痛无早期疗效,在随后病程中对疼痛的缓解有轻微效果,与对照组相比,抗菌药物对病程 2~4 周和 6~8 周发生鼓膜穿孔、对侧中耳炎和鼓室测压结果异常的患儿数量仅有轻微影响。这说明在高收入国家,大多数中耳炎病例能够自发缓解,无并发症。

即使在患中耳炎的 2 岁以下儿童中,也有证据提示抗菌药物对于大多数儿童的症状严重程度效果甚微（图 22-8）。

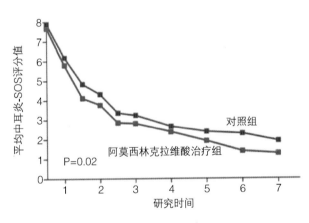

图 22-8

Resolution of symptoms in children under 2 years of age with AOM Hoberman A et al. Treatment of acute otitis media in children under 2 years of age. N Engl J Med. 2011 Jan;364(2):105-115 Copyright © (notice year) Massachusetts Medical Society. Reprinted with permission from Massachusetts Medical Society

（2）扁桃体炎

仅有限的证据表明抗菌药物对于大多数患扁桃体炎儿童的症状严重程度与持续时间效果甚微或无效果。

研究或亚组	抗菌药物 n/N	安慰剂 n/N	风险比 M-H, 随机 95%可信区间	权重	风险比 M-H, 随机 95%可信区间
第3天的发热症状：儿童					
Krober 1985	0/15	0/11			Not estimable
Netson 1984	12/17	10/18		36.0%	1.27[0.76, 2.13]
部分和（95%CI）	32	29		36.0%	1.27[0.76, 2.13]

来自 Spinks at al:http://onlinelibrary.wiley.com/doi/10.1002/14651858.CD000023.pub4/full Spinks A,Glasziou PP,Del Mar CB. Antibiotics for sore throat. Cochrane Database Syst Rev. 2013;(11):CD000023

（3）下呼吸道感染

近期一项随机对照研究表明抗菌药物对治疗下呼吸道感染儿童的益处缺乏足够证据。该研究纳入了 6 月龄至 12 岁以急性无并发症下呼吸道感染为临床表现的儿童,纳入标准包括:以急性咳嗽为主要症状,病因被认为是感染性,病程持续时间在 21 天以内。受试者被随机分入抗菌药物组（阿莫西林治疗）和安慰剂组接受 7 天治疗,主要评价结果为重要症状的持续时间。

7. 哪些呼吸道感染的儿童应该给予抗菌药物治疗?

（1）急性中耳炎

患急性中耳炎的儿童（有鼓膜隆起或渗液）符合以下任何一项标准,考虑开始口服抗菌药物:

- 症状持续 4 天或以上。
- 耳道脓性渗液（非外耳道炎导致）。
- 全身情况较差。
- 6 月龄以下儿童怀疑急性中耳炎。
- 6 月龄至 2 岁儿童:
  - 双侧中耳炎。
  - 单侧中耳炎,并且症状评分 >8 分（0 分 = 无症状,1 分 = 症状轻,2 分 = 症状重）。
    - 发热（39℃以上,评分为 2 分）。
    - 抓挠耳朵。

- 哭闹增多。
- 易激惹。
- 入睡困难。
- 嬉戏活动减少。
- 食欲缺乏。

（2）扁桃体炎

抗菌药物治疗基于"发热 - 疼痛"评分（发热；化脓；症状发生 3 天内就诊；扁桃体重度红肿；无咳嗽或鼻炎）。

"发热疼痛"评分相关资料链接：见
https://ctu1.phc.ox.ac.uk/feverpain/index.php

- 0~1 分 =18% 为链球菌感染，无需抗菌药物治疗。
- 2~3 分 =34%~40% 为链球菌感染，备用抗菌药物或延迟使用抗菌药物。
- 4 分以上 =62%~65% 为链球菌感染，立即使用抗菌药物。

此评分用于 3 岁及以上儿童。但是 3 岁以下儿童细菌感染性扁桃体炎的可能性较低，并且有并发症的可能性也较低。

（3）下呼吸道感染

用于指导儿童下呼吸道感染抗菌药物处方的证据较少。大多数国家的指南更加关注成人下呼吸道感染。在 ARTIC-PC 的研究结果公开发表之前，一个实用的方法是，如持续或反复发热 24~48 小时，伴有呼吸凹陷征和气促，即可以考虑抗菌药物治疗。

https://www.southampton.ac.uk/artic-pc

8. 教育策略

通过健全的教育项目为医生提供"抗菌药物管理"与儿童感染性疾病管理的最新知识，优先确保各社区医疗机构与一线医疗结构（急诊及儿科评估部门）能够采取一致的管理方案。不一致的处方实践会影响到将来因儿童感染而就诊的过程中家长的就医行为和对抗菌药物治疗的期望。

相关视频资料：
见 http://www.target-webinars.com/webinars/antibiotics-for-children/

资料包：

PDF 文件

Shaikh N, Leonard E, Martin JM. Prevalence of streptococcal pharyngitis and streptococcal carriage in children: a meta-analysis. Pediatrics. 2010; 126 (3): e557-64
见 http://pediatrics.aappublications.org/content/pediatrics/126/3/e557.full.pdf

Hoberman A et al. Treatment of acute otitis media in children under 2 years of age. N Engl J Med. 2011 Jan; 364 (2): 105-115 Copyright © (notice year) Massachusetts Medical Society. Reprinted with permission from Massachusetts Medical Society
见 https://www.ncbi.nlm.nih.gov/pmc/articles/PMC3042231/pdf/nihms264759.pdf

网页链接：

https://www.cdc.gov/vaccines/pubs/surv-manual/chpt11-pneumo.html

https://www.cdc.gov/mmwr/preview/mmwrhtml/rr6301a1.htm

Cotton et al. S Afr Fam Pract (2004). 2008; 50 (2): 6-12
见 https://www.ncbi.nlm.nih.gov/pmc/articles/PMC3098742/table/T1/

Francis NA, Ridd MJ, Thomas-Jones E, Shepherd V, Butler CC, Hood K, et al. A randomised placebocontrolled trial of oral and topical antibiotics for children with clinically infected eczema in the community: the ChildRen with Eczema, Antibiotic Management (CREAM) study. Health Technol Assess. 2016; 20 (19): i-xxiv, 1-84
见 https://www.journalslibrary.nihr.ac.uk/hta/hta20190/

http://onlinelibrary.wiley.com/doi/10.1002/14651858.CD000023.pub4/full

Spinks A,Glasziou PP,Del Mar CB. Antibiotics for sore throat. Cochrane Database Syst Rev. 2013;(11): CD000023

Antibiotics for Lower Respiratory Tract Infection in Children presenting in Primary Car
见 http://www.southampton.ac.uk/artic-pc

住院儿童的抗菌药物处方

在任意一天中,超过 35% 的儿科住院患者会接受至少一种抗菌药物治疗,在三级医院的住院患儿中这一比例甚至更高。肠道外给药在亚洲(88%)、拉丁美洲(81%)、欧洲(67%)十分常见,其比例达到 88%、81%、67%。用于治疗院内获得性感染尤为重要的抗菌药物在新生儿中比在儿童中更为常用(新生儿 34.9%,儿童 28.3%)。表 22-1 列举了在住院儿童和新生儿中处方抗菌药物最常见的原因。[6]有相当一部分新生儿和儿童接受了不适当的抗菌药物治疗。

住院儿童的抗菌药物管理

虽然在医院中接受抗菌药物治疗的儿童数量远远少于在社区医疗机构接受治疗的儿童数量,但是在医院中接受不合理抗菌药物处方的影响可能是灾难性的,包括高度耐药菌感染的暴发导致的严重的发病率和死亡率。

在医院中开展抗菌药物处方的主动监测(抗菌药物管理)比在社区医疗机构中更加容易。成人抗菌药物管理的原则(包括前瞻性的审核干预和反馈,有或无处方限制以及预授权)同样适用于儿童(表 22-2)。与成人患者相同,在儿科患者中,抗菌药物管理策略的成功实施会显著降低总体抗菌药物的使用,广谱静脉抗菌药物的使用和耐药率,与此同时大大节约医疗费用。但是,儿科抗菌药物管理面临一些特有的挑战,包括抗菌药物合理使用策略相关数据的缺乏,[7]指导经验性抗菌药物治疗的当地微生物学资料相对缺乏,以及从事抗菌药物管理的人力资源有限。临床实践中的挑战包括:

- 儿童重症感染常常表现为非特异性的症状和体征,尤其在婴儿和新生儿中。
- 小婴儿(<3 月龄)因侵袭性感染导致早发性和晚发性脓毒症的风险明显更高。
- 临床常用的检查如 C- 反应蛋白和血培养在低龄儿童中敏感度低。

表 22-1　儿童(>1 月龄)和新生儿(<30 天)接受抗菌药物治疗的前 10 位原因

治疗(儿童)的原因	%	治疗(新生儿)的原因	%
细菌性下呼吸道感染	18.7	脓毒症	36.4
医学问题的预防用药	15.1	母亲危险因素的预防用药	12.2
手术预防用药	9.9	新生儿危险因素的预防用药	11.3
脓毒症	9.0	下呼吸道感染	8.7
外科疾病的治疗性用药	6.1	外科疾病的预防用药	5.4
泌尿道感染(上尿路 / 下尿路)	5.6	医学问题的预防用药	5.1
肿瘤患者发热中性粒细胞减少 / 发热	4.8	导管相关性血流感染	3.4
上呼吸道感染	4.6	中枢神经系统感染	3.2
皮肤 / 软组织感染	4.4	外科疾病的治疗性用药	2.6
病毒性下呼吸道感染	3.7	皮肤 / 软组织感染	2.6

摘自 Versporten et al:https://academic.oup.com/jac/article-lookup/doi/10.1093/jac/dkv418 Include link to article in Toolkit Resource [Versporten A,Bielicki J,Drapier N,Sharland M,Goossens H. The Worldwide Antibiotic Resistance and Prescribing in European Children(ARPEC)point prevalence survey:developing hospital-quality indicators of antibiotic prescribing for children. J Antimicrob Chemother. 2016;71(4): 1106-17.]

表 22-2　儿科抗菌药物管理的主要原则

解决的问题	原则	在高度监管和结构化的医疗机构中的策略	在监管不力和最低限度结构化的医疗机构中的策略	关键专业人员参与特定背景策略的执行案例
及时的抗菌药物治疗 （谁?何时?）	- 怀疑细菌感染立即开始抗菌药物治疗 - 避免无明确指征使用抗菌药物(如上呼吸道感染) - 在临床指南和流程中包括需要和不需要抗菌治疗的临床综合征指南	在电子处方和自动流程的支持下,用集束化治疗 对不能从即刻抗菌药物治疗中获益的患者,采用延迟抗菌药物处方的策略	发展监管措施来处理假冒和劣质抗菌药物对社区药师以及社区和医院的医务人员进行合理发放抗菌药物的培训,包括对小病的替代药物治疗	- 先联系抗菌药物处方者(社区与医院) - 药师(社区和医院) - 监管者 - 公共卫生从业者和组织
合理选择抗菌药物 （什么?）	- 合适的抗菌药物治疗方案的选择 - 抗菌药物选择基于当地的抗菌谱及指南,优先选择诱导耐药出现可能性更低的抗菌药物	发展并应用微生物快速诊断及生物标志物检测 常规自动评估当地耐药数据并更新经验性抗菌药物处方指南	特定职责和机制以确保指南的可获得性,与背景相关,而且是最新的 建立监测活动,收集区域性与地区性微生物的数据	- 先联系抗菌药物处方者(社区与医院) - 抗菌药物专家,如:感染性疾病专家 - 药师(社区和医院) - 微生物学家 - 流行病学和公共卫生从业人员
合理给药和抗菌药物降阶梯 （如何?）	- 优化剂量(例如:不要使用"低剂量") - 在使用抗菌药物48~72小时后评估微生物学检查和临床状态以决定:停用、换用、继续使用或调整 - 给予合理的短期抗菌药物治疗 - 治疗性药物监测 - 合理的预防性抗菌药物使用	对住院患者经验性治疗的处方用药限制在48小时以内,鼓励处方评估和降阶梯治疗 在指南中包括静脉-口服用药的序贯和门诊患者肠道外抗菌药物治疗的推荐	确保儿科剂型的可获得性,以避免手工分药,比如固体剂型,以确保合适的剂量 使抗菌药物在特定的疗程和剂量下发挥最大的作用	- 药师(社区和医院) - 先联系抗菌药物处方者(社区与医院) - 可以提供抗菌药物管理干预措施的抗菌药物杰出管理专家 - 抗菌药物专家,如感染性疾病专家 - 微生物学家 - 制药公司(包括仿制药制造商)
专业知识和资源的使用	- 成立抗菌药物管理团队/委员会,确定抗菌药物管理"捍卫者" - 行政和领导的支持 - 与药物生产厂家合作 - 审核和反馈 - 教育 - 前瞻性监测有关的结局 - 确定基线	基于当地的专家意见,在监管和管理机构的支持下,建立抗菌药物管理团队 确保对干预领域的主要参数指标进行持续、前瞻性、和开放可及的监测	确定当地抗菌药物杰出管理专家,并提供培训("知识经纪人") 通过趋势图或其他简单的图案提供关于成功执行主要抗菌药物管理活动的即刻反馈	- 抗菌药物杰出管理专家作为领导 - 以上所有相关人员 - 卫生机构管理者、行政人员和投资者 - 微生物学家 - 药师(社区和医院) - 流行病学家 - 公共卫生从业人员 - 监管机构
信息		让处方者参与确定基线活动的开展和执行,包括病例组合调整策略	在不同的信息提供者之间培养合作与数据共享,作为一种加强抗菌药物管理网络的方式	

尽管绝大多数医院有当地的常见感染性疾病的处方指南,但在大多数儿科或新生儿住院机构中,正式的儿科抗菌药物管理仍然处于起步阶段。

(1) 有其他并存疾病的患儿

有其他并存疾病的患儿为抗菌药物管理带来了如下挑战:

- 疾病迅速恶化的可能性常常导致起始抗菌药物处方的阈值降低。
- 这些患儿因免疫功能受损和体内有内置物而更加易感,这意味着经验性抗菌药物治疗需要考虑更广泛的潜在病原和病理因素。
- 他们更有可能定植耐药菌,这常常导致更广谱抗菌药物的经验性使用。

(2) 院内获得性感染

相比其他专业的医疗机构,血流感染在儿科医院获得性感染中所占比例特别高。针对这类疾病,不仅需要清晰的感染性疾病管理指南,其中包括及时拔除中心静脉置管的相关推荐,而且更重要的是,必须有强健的院内感染控制措施,包括中心静脉置管的集束护理,避免不必要的暴露于长疗程的静脉抗菌药物治疗,从而避免增加发病率及死亡率。

 评价儿童抗菌药物处方质量

收集抗菌药物处方资料为评价处方质量和抗菌药物管理行动的效果提供了可能。此外,向临床医生反馈他们的处方是获得医生认同的重要方式,且可能是持续性行为改变的一种有效驱动力。

然而,评价儿童抗菌药物处方目前面临的一个主要的挑战是量化给儿童开出的抗菌药物的数量。在成人中最常用的计量方法为"限定日剂量"(DDD,defined daily dose,指一个药物在成人中用于其主要适应证时的平均每日维持剂量)。儿童的体重变异意味着 DDD 在准确量化儿科抗菌药物处方中的作用非常有限,并且不是一个高质量的基准指标。虽然目前还没有计量儿童抗菌药物处方的标准化措施,但"治疗天数"(DOT,days of therapy)可能成为一个更有效的方法(图22-9)。

评价指标包括:

- 抗菌药物使用总量(DOT)。
- 肠道外抗菌药物使用总量(DOT)。
- 口服抗菌药物使用总量(DOT)。
- 广谱肠道外抗菌药物使用总量(DOT)。
- 联合肠道外抗菌药物使用总量(DOT)。
- 呼吸道感染中总的口服抗菌药物使用总量(DOT)。
- 呼吸道感染中广谱口服抗菌药物的使用总量(DOT)。
- 外科手术预防性抗菌药物使用总量(DOT)。
- 内科预防性抗菌药物使用总量(DOT)。

资料包:

网页链接

 Versporten A,Bielicki J,Drapier N,Sharland M,Goossens H. The Worldwide Antibiotic Resistance and Prescribing in European Children(ARPEC)point prevalence survey:developing hospital-quality indicators of antibiotic prescribing for children. J Antimicrob Chemother. 2016;71(4):1106-17.
见 https://academic.oup.com/jac/article-lookup/doi/10.1093/jac/dkv418

 Bielicki J,Lundin R,Patel S,Paulus S. Antimicrobial stewardship for neonates and children:a global approach. Pediatr Infect Dis J. 2015;34(3):311-3.
见 http://journals.lww.com/pidj/fulltext/2015/03000/Antimicrobial_Stewardship_for_Neonates_and.29.aspx

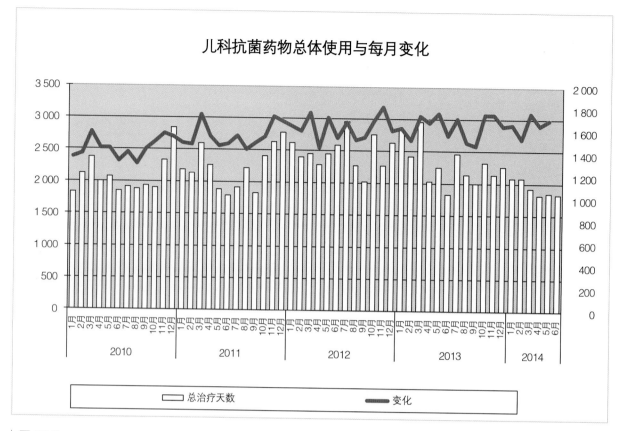

图 22-9
英国南安普顿大学医院儿科抗菌药物处方监测与 "每周 3 次" 抗菌药物管理的影响的示例

除了评价抗菌药物处方的数量,评价处方质量也是重要的,包括:

- 抗菌药物处方原因的文件记录。
- 对当地处方指南的依从性。
- 药物剂量按照当地指南。

在美国一家儿童医院实施执行抗菌药物管理项目已经被评价:

虽然在社区医疗机构收集高质量的数据常常很有挑战性,但是仍然有必要收集这些儿童中抗菌药物处方的有关指标,以评价社区基础的干预对改进处方的影响,并且促进临床医生与中心的基准分析。

http://pediatrics.aappublications.org/content/pediatrics/128/6/1062.full.pdf

总结

绝大多数抗菌药物处方发生在社区医疗机构。虽然极具挑战性，但将干预重点放在这一群儿童身上可能对人口水平的抗菌药物处方产生最大影响。然而，收集有关这部分儿童的高质量处方数据通常很困难，在医院用于改进抗菌药物处方的抗菌药物管理策略通常难以在社区实施。优先收集数据对于得到医生对抗菌药物管理工作的认同十分必要，并且可能是促进行为改变的一种有效驱动力。

（曾玫　译，王睿　校）

参考文献

1. Little P, Gould C, Williamson I, Moore M, Warner G, Dunleavey J. Pragmatic randomised controlled trial of two prescribing strategies for childhood acute otitis media. BMJ. 2001; 322(7282): 336-42.

2. Cabral C, Lucas PJ, Ingram J, Hay AD, Horwood J. "It's safer to ..." parent consulting and clinician antibiotic prescribing decisions for children with respiratory tract infections: An analysis across four qualitative studies. Soc Sci Med. 2015; 136-137: 156-64.

3. Cabral C, Ingram J, Lucas PJ, Redmond NM, Kai J, Hay AD, et al. Influence of Clinical Communication on Parents' Antibiotic Expectations for Children With Respiratory Tract Infections. Ann Fam Med. 2016; 14(2): 141-7.

4. Francis NA, Butler CC, Hood K, Simpson S, Wood F, Nuttall J. Effect of using an interactive booklet about childhood respiratory tract infections in primary care consultations on reconsulting and antibiotic prescribing: a cluster randomised controlled trial. BMJ. 2009; 339: b2885.

5. Petersen I, Johnson AM, Islam A, Duckworth G, Livermore DM, Hayward AC. Protective effect of antibiotics against serious complications of common respiratory tract infections: retrospective cohort study with the UK General Practice Research Database. BMJ. 2007; 335(7627): 982.

6. Venekamp RP, Sanders SL, Glasziou PP, Del Mar CB, Rovers MM. Antibiotics for acute otitis media in children. Cochrane Database Syst Rev. 2015; (6): CD000219.

7. McMullan BJ, Andresen D, Blyth CC, Avent ML, Bowen AC, Britton PN, et al. Antibiotic duration and timing of the switch from intravenous to oral route for bacterial infections in children: systematic review and guidelines. Lancet Infect Dis. 2016; 16(8): e139-52.

第 23 章

抗菌药物管理和 OPAT

> 作者：PRIYA NORI

本章目标：

描述 OPAT 护理的关键元素及其与抗菌药物管理的关系。

定义不同的 OPAT 服务模式及其适用情境。

明确核心管理原则和 OPAT 可行性之间的潜在冲突。

强调药师和医生在改善 OPAT 护理中的角色作用。

明确 OPAT 在不同国家面临的独特挑战。

学习效果

完成本章节学习后，应该能够：

- 描述多学科 OPAT 的关键元素。
- 概述 OPAT 护理服务的不同模式。
- 描述 OPAT 在世界各地面临的挑战。
- 列举 OPAT 管理难题中的主要挑战，如抗菌谱 *vs.* 给药的便利性。

临床案例：

患者女性，75 岁，因右侧膝盖疼痛、肿胀、发热 3 周收治入院，该患者有肥胖症和糖尿病史，10 年前做过双侧全膝关节置换术。体格检查显示之前的手术伤口开裂并化脓。患者接受了右膝感染清创术，同时移除假体，放置一个抗生素垫片。滑膜组织培养显示为甲氧西林敏感金黄色葡萄球菌感染。患者开始头孢唑林 2g Q8h 静脉注射的治疗，出院回家后，头孢曲松 2g 静脉注射 qd，完成 6 周的疗程。

前言

门诊肠外抗菌药物治疗（Outpatient parenteral antibiotic therapy，OPAT）对于需长期住院治疗的复杂感染是一种成熟且经济有效的治疗手段[1]。OPAT 的目标是在多种患者照护情境中提供高质量的抗感染治疗。北美和欧洲 30 余年的经验证明 OPAT 项目是成功的，处于可持续性发展中[2,3]。OPAT 的各个阶段都需要多学科的协调和努力：①患者医院就诊；②住院治疗；③过渡到家庭护理或专业护理机构；④由 OPAT 团队进行急性期后护理[4]。OPAT、医院管理和抗菌药物管理的核心目标是缩短住院时间、降低再入院率和抗生素使用及获得最佳的患者预后。

2013 年，Muldoon 等提出一个 OPAT 项目最佳的实践指南，包括患者的合理选择、感染性疾病的咨询、患者 / 看护的宣教、出院计划、门诊监测 / 追踪，和为保障质量的结果回顾[5]（图 23-1）。

OPAT 中的一些元素与抗菌药物管理项目的专业知识相一致，并代表了第 2 章和第 3 章所讨论的核心管理功能（图 23-2）：

1. （临床医生和药师）通过感染性疾病咨询服务初步制订适宜的抗菌药物方案，包括适应证、剂量、途径和预期治疗时间。

2. 监测临床反应和抗菌药物耐受性，根据实验室参数的变化来调整方案。

3. 根据抗菌药物的成本、门诊药物稳定性及与静脉通路的兼容性等，选择最合适、耐受和可行的出院方案。

4. 根据感染部位药物的渗透性确定静脉给药转向口服给药的适宜性和时机。

5. 对感染复发危险因素、感染预防、治疗目标和预期效果的风险进行教育和咨询[4,6]。

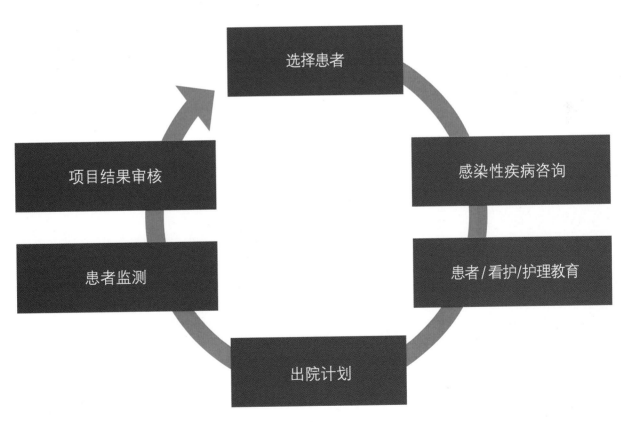

图 23-1
患者照顾最优化的 OPAT 流程

6. 在临床治愈或者因留置的假体或坏死的骨头等外科原因导致治疗失败的情况下,应停止抗生素的输入。

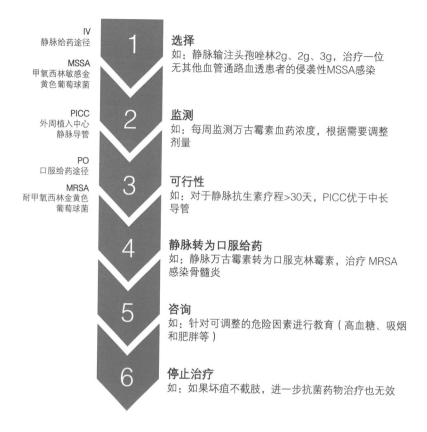

1 选择　如:静脉输注头孢唑林2g、2g、3g,治疗一位无其他血管通路血透患者的侵袭性MSSA感染

2 监测　如:每周监测万古霉素血药浓度,根据需要调整剂量

3 可行性　如:对于静脉抗生素疗程>30天,PICC优于中长导管

4 静脉转为口服给药　如:静脉万古霉素转为口服克林霉素,治疗 MRSA 感染骨髓炎

5 咨询　如:针对可调整的危险因素进行教育(高血糖、吸烟和肥胖等)

6 停止治疗　如:如果坏疽不截肢,进一步抗菌药物治疗也无效

IV 静脉给药途径
MSSA 甲氧西林敏感金黄色葡萄球菌
PICC 外周植入中心静脉导管
PO 口服给药途径
MRSA 耐甲氧西林金黄色葡萄球菌

图 23-2
OPAT 项目中持续的管理核心内容

从急性期到急性期后 OPAT 护理机构的转变

延续性 OPAT 服务需协调住院和门诊管理,可能会影响护理的结果和过程。2013 年,Keller 和同事报告一项关于新开展感染性疾病过渡服务(IDTS)的对照 - 类实验研究的结果。受试对象是宾夕法尼亚大学医院出院的 OPAT 患者,其中大多数患者接受了来自一家家庭卫生机构的 OPAT 服务。主要结果指标为出院后 60 天内再入院和急诊就诊次数,次要结果指标是照护措施的过程指标(如抗菌药物治疗错误、实验室检查接收、门诊随访)和非再入院临床结局(出院后 60 天内死亡率、艰难梭菌感染、抗生素不良事件和导管并发症)。校正协变量后,干预组和对照组患者的主要结局无显著差异(校正比值比[OR]=0.48;95%CI:0.13~1.79)。然而,IDTS 的实施与较少的抗生素治疗错误(OR=0.062;95%CI:0.015~0.262)、提高实验室检测接收(OR=27.85;95%CI:12.93~59.99)、改进门诊随访(OR=2.44;95%CI:1.50~3.97)相关。干预组和对照组患者使用青霉素和头孢菌素存在显著差异,但这种差异对结果的影响尚不清楚(这些药物类别在研究使用的抗生素中占 50% 以上)[7]。

OPAT 患者多样性和不同的 OPAT 模式

OPAT 患者可能并发糖尿病、慢性肾功能障碍、血管疾病等，针对中到重度慢性或复发感染，通常需要延长抗生素治疗疗程[4]。这些患者来自不同的社会阶层和地理位置（如城市、郊区或农村人口；社区居民还是护理院居住者）。在有些国家，私人和政府保险相结合，OPAT 患者可能应用各种不同的保险支付昂贵的抗菌药物和专业护理服务。这些因素都会影响感染性疾病咨询团队对 OPAT 疗程的选择。转入急性期后照护情境后，保险费用、患者功能状态和是否需要额外的专业护理服务也会影响患者是进行居家输液还是入住专业护理机构接受 OPAT 的选择（图 23-3）。

在美国，国家医疗照顾保险 D 部分可以覆盖抗生素输液的费用，但不包括输液相关的护理服务和居家 OPAT 的设备[8]。例如，2016 年以来，达托霉素已在美国上市，但在复杂难治的 MRSA 感染的延长疗程中，费用相当昂贵，500mg 的小瓶大概需要 360~382 美元[9]。因此，达托霉素应用于 OPAT 仍比较有限，特别是在经济欠发达的地区。而在英国，已经有较多达托霉素成功应用于 OPAT 的报道，这可能和经济障碍较少、管理宽松和患者耐受有关（每日 1 次和输液时间缩短）[10]。

在所有的模式中，感染性疾病专家通常担任

OPAT 的组长，协调患者照护，在门诊随访时监测患者的情况。然而，综合 OPAT 管理（患者接触、血管通路护理、实验室结果监测、教育和咨询）需要多学科共同努力完成，包括训练有素的护士、药师和外联协调员[4]。在城市里，门诊输液中心是最合适的，患者就近可以得到治疗，而且这些中心患者数量和收入可观，OPAT 项目在经济上是可持续的[11]。

工具包资源

网站链接

7. 感染性疾病延续服务对门诊患者抗生素注射治疗的影响 https:https://www.ncbi.nlm.nih.gov/pmc/articles/PMC4301302/pdf/nihms633872.pdf/www.ncbi.nlm.nih.gov/pmc/articles/PMC4301302/pdf/nihms633872.pdf

8. https://www.medicare.gov/part-d/coverage/part-d-coverage.html. Accessedd July 1,2017 https://www.medicare.gov/part-d/coverage/part-d-coverage.html

9. https://www.drugs.com/price-guide/daptomycin.Accessed July 1,2017 https://www.drugs.com/price-guide/daptomycin

10. 欧洲革兰氏阳性感染 OPAT 的进展及其对达托霉素的潜在影响 OPAThttps://academic.oup.com/jac/article/64/3/447/776518

不同的 OPAT 模式可以根据可用资源、患者人口学资料、地理位置和获得专业服务的途径进行个性化定制：

- 门诊输液中心（办公室或医院内）集中型 OPAT
- 经过批准的输液和专业护理机构提供居家 OPAT
- 专业护理机构内的 OPAT

PDF 全文：

见 http://www.idsociety.org/uploadedFiles/IDSA/Guidelines-Patient_Care/PDF_Library/OPAT.pdf

---

工具包资源

网站链接

多伦多一项非正式 OPAT 项目进行了一年回顾审核，发现约 50% 的患者再入院和急诊多次就诊。根据此结果进行资源分配，形成了协调良好的结构化 OPAT 项目。

11. OPAT 法律和报销问题：IDSA 的 OPAT 电子手册 见 http://wwhttp://www.idsociety.org/opat-ehandbook

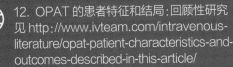

12. OPAT 的患者特征和结局：回顾性研究 见 http://www.ivteam.com/intravenous-literature/opat-patient-characteristics-and-outcomes-described-in-this-article/

门诊输液
中心

患者、看护或护士
进行居家输液

专业护理
机构

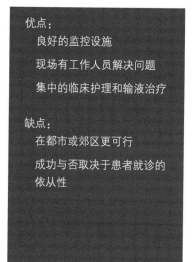

优点：

良好的监控设施

现场有工作人员解决问题

集中的临床护理和输液治疗

缺点：

在都市或郊区更可行

成功与否取决于患者就诊的
依从性

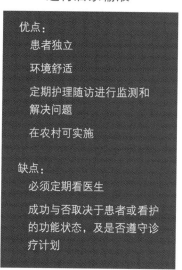

优点：

患者独立

环境舒适

定期护理随访进行监测和
解决问题

在农村可实施

缺点：

必须定期看医生

成功与否取决于患者或看护
的功能状态，及是否遵守诊
疗计划

优点：

监测良好的环境，提供额外
的治疗服务（理疗、伤口护
理等）

在农村、城市和郊区可行

现场有医生就诊和护理照护

成功与否与患者依从性较少
关联

缺点：

丧失独立性

陌生的环境

图 23-3
不同 OPAT 模式的优缺点

在农村或偏远地区，居家输液可能更受欢迎，因为患者离输液诊所较远，居家更便利。例如，在加拿大，现有的 OPAT 项目开展率尚不清楚，OPAT 服务的可及性取决于省份、地理位置和到达诊所便利性的不同[12]。

医疗资源不足地区的医生管理和 OPAT 护理

和其他大都市中心一样，纽约市的患者通常病情复杂、社会经济地位低下或者身体功能受限需要重症护理，这样为开展 OPAT 提供了机会。该情境下需要特别关注抗菌药物管理（根据合适的疗程选择最耐受的窄谱 OPAT 方案）、微生物检测管理和资源分配。随着微生物学快速分子诊断技术（如 MALDI-ToF）的出现，管理的角色拓展，确保新技术发挥节省而不是消耗卫生保健资源的功能，从而积极影响患者照护[13]。

尽管已有协调良好的 OPAT，OPAT 患者仍然存在急诊就诊和再入院的问题，导致重复微生物检测，治疗失败和感染复发也会带来反复抗生素治疗[14-16]。

OPAT 患者 30 天内再入院的预测模型包括年龄（OR=1.09/10 年；95%CI：0.99~1.210）、使用氨基糖苷类（OR=2.33；95%CI：1.17~4.57）、耐药菌（OR=1.57；95%CI：1.03~2.36）和过去 12 个月内出院次数（无静脉抗生素使用）（OR=1.2/ 住院；95%CI：1.09~1.32）。

- 26%（207/782）OPAT 患者 30 天内再入院，与先前研究结果一致。
- 8% 的再入院患者和 4% 的未再入院患者最初出院时开了氨基糖苷类药物。
- 该研究强调选择可替代的、更安全的 OPAT 方案

PDF 文章

见 https://www.ncbi.nlm.nih.gov/pubmed/24357220

工具包资源

网站链接

 13. 实现传染病快速分子诊断:诊断和抗菌管理的作用

见 https://www.ncbi.nlm.nih.gov/pmc/articles/PMC5328439/pdf/zjm715.pdf

 14. 接受静脉注射抗生素治疗的关节假体感染患者有很高的再入院风险

见 https://www.ncbi.nlm.nih.gov/pmc/articles/PMC2690761/

15. OPAT 项目中实验室检查结果有效性与再次住院的关系

 16. 接受 OPAT 的患者再入院的预测 Pharmacotherapy

见 http://onlinelibrary.wiley.com/doi/10.1002/phar.1799/abstract;jsessionid=27D6A1764E3C0DFCE7ED8C585EB7F9E6.f02t01?systemMessage=Wiley+Online+Library+usage+report+download+page+will+be+unavailable+on+Friday+24th+November+2017+at+21%3A00+EST+%2F+02.00+GMT+%2F+10%3A00+SGT+%28 秒 aturday+25th+Nov+for+SGT+

急诊就诊常见于贫困地区,尤其是在 Bronx,140 万人口中近 30% 处于联邦贫困线以下[17,18]。没有协调性照护,这些患者带着长期静脉抗生素治疗的医嘱出院,后续不再进行随访,治疗失败的可能性也大。Bronx 区 Montefiore 医疗系统的带抗生素静脉治疗方案出院的患者结局不佳,促进了一个延续性 OPAT 项目在 2015 年形成。一位护士担任协调员,在联系患者、提醒预约、通过电话解答患者问题等方面发挥重要作用。正规的药房和专业护理机构提供居家输液服务。OPAT 医生负责核查每周的实验室检查结果,联系输液团队和护理人员进行必要的治疗调整(如针对 MRSA 感染,根据万古霉素药物浓度水平调整剂量)。与标准照护项目对比,2015 年参加 MontefioreOPAT 项目的患者 30 天内再入院率显著降低(13.0% *vs.* 26.1%,$P<0.01$)[4]。

OPAT 在亚洲也还是一个有待开发利用的机会,可以改善服务水平低下人群的护理。2017 年 Fisher 和同事开展的研究描述亚洲 OPAT 的特征,调查了包括印度、新加坡、中国、日本和澳大利亚等 17 个亚洲国家的 171 家医疗机构。有趣的是,57% 的机构施行 OPAT,但仅有 3% 的机构(新加坡除外)提供的综合 OPAT 服务由专业人员监管。所以目前国际感染性疾病和管理协会的首要任务是协调

和标准化亚洲无人监管的 OPAT 服务,最好是建立当地优秀的示范单位,明确当地激励机制和需求[20]。

OPAT 管理难题

OPAT 项目已经在各种各样的情境中出现,所以美国卫生保健监管标准中已经嵌入促进抗菌药物正确使用的条款[21]。通常,某种感染可选用的抗菌药物可能和 OPAT 实际开展有冲突,包括长期 OPAT 治疗的便利性和可行性。OPAT 的附加损害可能包括出现耐药、出现医疗相关感染(如艰难梭菌)及抗菌药物相关毒性。因此 Gilchrist 和同事们描述的"抗菌药物管理 -OPAT 难题"指的是抗菌药物治疗的延长和抗生素副作用之间的平衡(图 23-4)。

常见的 OPAT 管理挑战:

1) 缺乏已发表的某些窄谱抗菌药物稳定性的信息

2) 缺乏给药方案方便的窄谱抗菌药物

3) 某些抗菌药物输注时间长(如万古霉素输注)

4) 现有每日 1 次的抗菌药物抗菌谱太广(如头孢曲松钠、达托霉素和厄他培南等)

📄 PDF 文章

Https://academic.oup.com/jac/article-loopup/doi/10.1093/jac/dku517

工具包资源

网站链接

 17. 纽约 Bronx 县简要情况,美国人口统计局,2010-2015

见 http://www.census.gov/quickfacts/table/PST045215/36005

 18. 研究、统计、数据与系统。医疗补助和医疗保险服务中心,2013

见 https://www.cms.gov/Research-Statistics-Data-and-Systems/Research-Statistics-Data-and-Systems.html

 19. 医疗补助地区数据概要。联合医院基金会的医疗补助研究所,2014

见 http://www.medicaidinstitute.org/publications/881021

 20. 亚洲 OPAT:错失良机

见 https://academic.oup.com/jac/article-abstract/72/4/1221/2888431?redirectedFrom=fulltext

OPAT 的常见的适应证之一是伴有血供阻断的骨和骨髓炎的糖尿病足感染,该感染的治疗花费巨大。糖尿病控制不佳的患者往往伴有血管疾病和肾功能障碍,这些都会影响抗菌药物剂量和给药途径。这些并发症使伤口愈合更复杂,感染也更容易复发[22,23]。另外,即使在最初的住院和治疗之后,部位侵袭性全身感染也会显著增加发病率和死亡率。

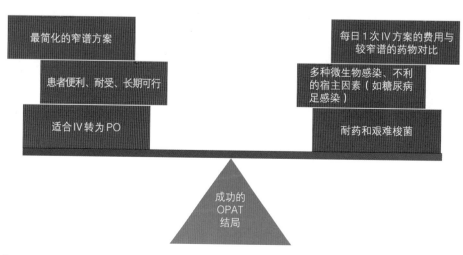

图 23-4
管理 -OPAT 难题

糖尿病足溃疡相关的骨髓炎往往是多菌感染(金黄色葡萄球菌、链球菌、假单胞菌、肠杆菌科、厌氧菌、皮肤菌群和酵母菌等)[24]。糖尿病骨髓炎通常需要治疗 4~6 周,选择合适的抗生素方案就比较困难。一些口服抗生素可以使骨水平超过病原体的最低抑菌浓度(MICs),因此延长单独或联合用口服药是一种替代 OPAT 的可行的、花费较少的方法,可以避免长期静脉输注[25]。使用具有高生物利用度的门诊口服方案可以避免住院,除非最佳的口服治疗方案也失败。

药师在 OPAT 中的延展管理角色

2012 英国 OPAT 最佳实践共治指南认可临床抗菌药物药师作为综合 OPAT 团队的潜在主管[2]。一些基本的管理原则已整合入 Gilchrist 等人提出的 OPAT 管理框架中,即静脉输注转成口服、实验室监测和抗菌药物不良事件报告流程、抗菌药物耐药数据追踪[6]。一位抗菌药物管理药师接受过培训,有专业能力引领发挥上述功能,同时医生和护理管理者协调 OPAT 患者的临床照护(图 23-5)。

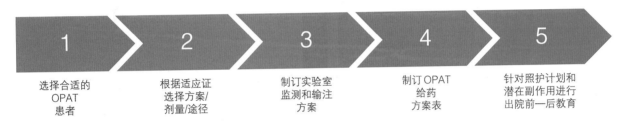

1	2	3	4	5
选择合适的 OPAT 患者	根据适应证选择方案/剂量/途径	制订实验室监测和输注方案	制订 OPAT 给药方案表	针对照护计划和潜在副作用进行出院前—后教育

图 23-5
药师在 OPAT 中的延展管理角色

印第安纳州一家 316 张床位的安全网医院提供药师领导的 OPAT 服务,服务对象为无保险或保险额不足的患者。2018 年,该项目开始实施前,发现了 OPAT 的服务标准的几个偏差。实施后,93% 的患者完成治疗后达到了临床治愈。作者们得出结论,认为药学主导的 OPAT 干预是安全有效的,可适用于其他情境中。

 PDF 全文:

见 http://digitalcommons.butler.edu/cophs_papers/229

工具包资源

网站链接

🌐 25. 欧洲抗菌药物使用监测(ESAC):欧洲的 OPAT
见 https://academic.oup.com/jac/article/64/1/200/754650

有些具有良好口服生物利用度的抗菌药物可以达到组织水平超过病原体 MICs。2012 年一项慢性骨髓炎抗生素治疗的综述报告氟喹诺酮、利奈唑胺、磷霉素、甲氧苄氨嘧啶—磺胺甲噁唑在将近 50% 血清浓度时达到骨组织浓度，甲硝唑穿透骨组织浓度接近血清浓度。治疗 MRSA 感染的骨髓炎，口服多西环素和克林霉素都是可行的，但是多西环素在不同部位有不同的骨组织浓度。利福平的骨浓度也接近血清浓度，建议可用于联合治疗，尤其是假体感染的情况下。在这种情况下，杀菌还是抑菌治疗骨髓炎，孰优孰劣，尚无定论[24]。

结论

OPAT 和抗菌药物管理是统一的，共同的目标是根据宿主和感染部位制订个体化的、最有效、耐受性好和精简的方案。通常 OPAT 可以采用以病原体为导向的每日 1 次的方案（如万古霉素输注治疗老年患者 MRSA 侵袭性感染）。在其他时候，由于每日 1 次的方案给药方便，患者坚持长期抗生素治疗的可能性高，倾向于开出每日 1 次的处方。在后一种情况下，治疗方案可能过于宽泛（如每日 1 次厄他培南治疗腹腔内肠杆菌感染）。

根据抗菌药物管理模式进行 OPAT 方案设计可确保正确选择长期抗菌药物方案、根据肝肾功能调整剂量、治疗性药物调整、对患者进行危险因素缓解、感染预防和预期治疗结果方面的教育和咨询。抗菌药物管理人员（药师和医生）是 OPAT 多学科团队不可或缺的人员。越来越多口服抗菌药物治疗骨和关节感染的证据支持早期管理干预，包括静脉给药转为口服给药、从经验性广谱静脉治疗转为靶向口服治疗的降阶梯疗法（图 23-6）。

2009 年 Cochrane 综述没有发现静脉给药相对与口服给药的明确优势，IDSA 假体关节感染指南建议生物利用度高的口服抗菌药物可能可以替代长期输液治疗。VIVA 非劣效性 5 年试验最终将报告英国 1054 名患者随机分为 6 周口服组和静脉治疗组，治疗骨关节感染的效果（CONTERNO LO ET AL.ANTIBIOTICS FOR TREATING CHRONIC OSTEOMYELITIS IN ADULTS.COCHRANE DATABASE SYST REV.2009 ;8(3):CD004439）

PDF 全文：

OSMON DR,ET AL.DIAGNOSIS AND MANAGEMENT OF PROSTHETIC JOINT INFECTION：CLINICAL PRACTICE

OSMON DR,ET AL. 人工关节感染的诊断和治疗：感染病学会的临床实践指南 DIAGOSIS AND MANAGEMENT OF PROSTHETIC JOINT INFECTION: CLINICAL PRACTICE GUIDELINES BY THE INFECTIOUS DISEASES SOCIETY OF AMERICA. CLIN INFECT DIS.2013 ;56(1):E1-25.; LI,HK ET AL.

PDF 全文：

https://academic.oup.com/cid/article-lookup/doi/10.1093/cid/cis803

骨和关节感染的口服和静脉抗菌药物治疗（OVIVA）：一项随机对照试验的研究方案 ORAL VERSUS INTRAVENOUS ANTIBIOTIC TREATMENT FOR BONE AND JOINT INFECTIONS (OVIVA):STUDY PROTOCOL FOR A RANDOMISED CONTROLLED TRIAL. TRIALS. 2015 ;16 :583. DOI: 10.1186/S13063-015-1098-Y)

PDF 全文：

见 https://www.ncbi.nlm.nih.gov/pmc/articles/PMC4687165/

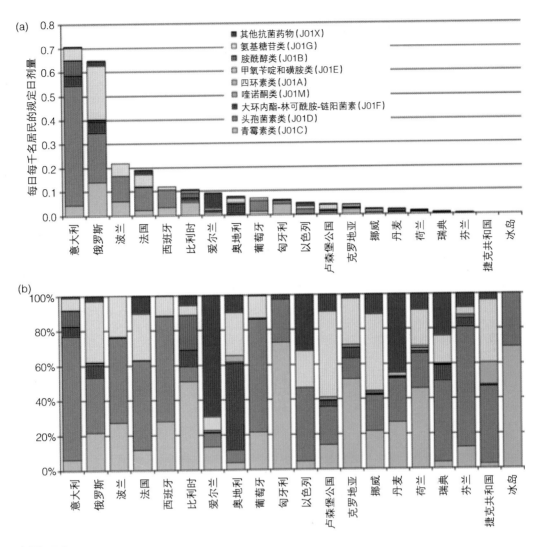

图 23-6
2006 年欧洲抗菌药物使用监测 -OPAT 分布

（庄一渝, 胡晓昀　译, 周文　校）

参考文献

1. Dalovisio JR, Juneau J, Baumgarten K, Kateiva J. Financial impact of a home intravenous antibiotic program on a medicare managed care program. Clin Infect Dis. 2000; 30:639–42. https://academic.oup.com/cid/article/30/4/639/419485

2. Ann L. N. Chapman, R. Andrew Seaton, Mike A. Cooper, Sara Hedderwick, Vicky Goodall, Corienne Reed, Frances Sanderson, Dilip Nathwani, on behalf of the BSAC/BIA OPAT Project Good Practice Recommendations Working Group; Good practice recommendations for outpatient parenteral antimicrobial therapy (OPAT) in adults in the UK: a consensus statement. J Antimicrob Chemother 2012; 67 (5): 1053-1062. doi: 10.1093/jac/dks003 https://academic.oup.com/jac/article/67/5/1053/979985

3. Tice AD, Rehm SJ, Dalovisio JR, et al. Practice guidelines for outpatient parenteral antimicrobial therapy. IDSA guidelines. Clin Infect Dis.2004; 38:1651–72. http://www.idsociety.org/uploadedFiles/IDSA/Guidelines-Patient_Care/PDF_Library/OPAT.pdf

4. Theresa Madaline, Priya Nori, Wenzhu Mowrey, Elisabeth Zukowski, Shruti Gohil, Uzma Sarwar, Gregory Weston, Riganni Urrely, Matthew Palombelli, Vinnie Frank Pierino, Vanessa Parsons, Amy Ehrlich, Belinda Ostrowsky, Marilou Corpuz, Liise-anne Pirofski; Bundle in the Bronx: Impact of a Transition-of-Care Outpatient Parenteral Antibiotic Therapy Bundle on All-Cause 30-Day Hospital Readmissions. Open Forum Infect Dis 2017; 4 (2): ofx097. doi: 10.1093/ofid/ofx097 https://www.ncbi.nlm.nih.gov/pmc/articles/PMC5570156/pdf/ofx097.pdf

5. Muldoon EG, Snydman DR, Penland EC, Allison GM. Are we ready for an outpatient parenteral antimicrobial therapy bundle? A critical appraisal of the evidence. Clin Infect Dis. 2013; 57:419–24. https://academic.oup.com/cid/article/57/3/419/460002

6. Gilchrist M, Seaton RA. Outpatient parenteral antimicrobial therapy and antimicrobial stewardship: challenges and checklists. J Antimicrob Chemother. 2015. Apr;70(4):965-70. doi: 10.1093/jac/dku517. Epub 2014 Dec 23. https://academic.oup.com/jac/article/70/4/965/806426

7. Dalovisio JR, Juneau J, Baumgarten K, Kateiva J. Financial impact of a home intravenous antibiotic program on a medicare managed care program. Clin Infect Dis. 2000; 30:639–42. https://academic.oup.com/cid/article/30/4/639/419485

8. Ann L. N. Chapman, R. Andrew Seaton, Mike A. Cooper, Sara Hedderwick, Vicky Goodall, Corienne Reed, Frances Sanderson, Dilip Nathwani, on behalf of the BSAC/BIA OPAT Project Good Practice Recommendations Working Group; Good practice recommendations for outpatient parenteral antimicrobial therapy (OPAT) in adults in the UK: a consensus statement. J Antimicrob Chemother 2012; 67 (5): 1053-1062. doi: 10.1093/jac/dks003 https://academic.oup.com/jac/article/67/5/1053/979985

9. Tice AD, Rehm SJ, Dalovisio JR, et al. Practice guidelines for outpatient parenteral antimicrobial therapy. IDSA guidelines. Clin Infect Dis.2004; 38:1651–72. http://www.idsociety.org/uploadedFiles/IDSA/Guidelines-Patient_Care/PDF_Library/OPAT.pdf

10. Theresa Madaline, Priya Nori, Wenzhu Mowrey, Elisabeth Zukowski, Shruti Gohil, Uzma Sarwar, Gregory Weston, Riganni Urrely, Matthew Palombelli, Vinnie Frank Pierino, Vanessa Parsons, Amy Ehrlich, Belinda Ostrowsky, Marilou Corpuz, Liise-anne Pirofski; Bundle in the Bronx: Impact of a Transition-of-Care Outpatient Parenteral Antibiotic Therapy Bundle on All-Cause 30-Day Hospital Readmissions. Open Forum Infect Dis 2017; 4 (2): ofx097. doi: 10.1093/ofid/ofx097 https://www.ncbi.nlm.nih.gov/pmc/articles/PMC5570156/pdf/ofx097.pdf

11. Muldoon EG, Snydman DR, Penland EC, Allison GM. Are we ready for an outpatient parenteral antimicrobial therapy bundle? A critical appraisal of the evidence. Clin Infect Dis. 2013; 57:419–24. https://academic.oup.com/cid/article/57/3/419/460002

12. Gilchrist M, Seaton RA. Outpatient parenteral antimicrobial therapy and antimicrobial stewardship: challenges and checklists. J Antimicrob Chemother. 2015. Apr;70(4):965-70. doi: 10.1093/jac/dku517. Epub 2014 Dec 23. https://academic.oup.com/jac/article/70/4/965/806426

13. Keller SC, Ciuffetelli D, Bilker W, et al. The Impact of an Infectious Diseases Transition Service on the Care of Outpatients on Parenteral Antimicrobial Therapy. The Journal of pharmacy technology : jPT : official publication of the Association of Pharmacy Technicians. 2013;29(5):205-214. doi:10.1177/8755122513500922. https://www.ncbi.nlm.nih.gov/pmc/articles/PMC4301302/pdf/nihms633872.pdf

14. https://www.medicare.gov/part-d/coverage/part-d-coverage.html. Accessed July 1, 2017

15. https://www.drugs.com/price-guide/daptomycin. Accessed July 1, 2017

16. Dilip Nathwani; Developments in outpatient parenteral antimicrobial therapy (OPAT) for Gram-positive infections in Europe, and the potential impact of daptomycin. J Antimicrob Chemother 2009; 64 (3): 447-453. doi: 10.1093/jac/dkp245 https://academic.oup.com/jac/article/64/3/447/776518

17. Fliegelman R, and Nolet BR. 2016. Legal and Reimbursment Issues in OPAT. IDSA OPAT-ehandbook. Retrieved from http://www.idsociety.org/opat-ehandbook

18. Yan M, et al. Patient Characteristics and Outcomes of Outpatient Parenteral Antimicrobial Therapy: A Retrospective Study. The Canadian Journal of Infectious Diseases & Medical Microbiology;2016:8435257. doi:10.1155/2016/8435257 http://www.ivteam.com/intravenous-literature/opat-patient-characteristics-and-outcomes-described-in-this-article/

19. Kevin Messacar, Sarah K Parker, James K Todd, Samuel R Dominguez . Implementation of Rapid Molecular Infectious Disease Diagnostics: The Role of Diagnostic and Antimicrobial Stewardship. J Clin Microbiol 55 (3), 715-723. 2017 Feb 22. https://www.ncbi.nlm.nih.gov/pmc/articles/PMC5328439/pdf/zjm715.pdf

20. Duggal A, Barsoum W, Schmitt SK. Patients with prosthetic joint infection on IV antibiotics are at high risk for readmission. Clin Orthop Relat Res. 2009;467:1727–31. https://www.ncbi.nlm.nih.gov/pmc/articles/PMC2690761/

21. Huck D, Ginsberg JP, Gordon SM, et al. Association of laboratory test result availability and re-hospitalizations in an outpatient parenteral antimicrobial therapy programme. J Antimicrob Chemother. 2014; 69:228–33.

22. Means L, Bleasdale S, Sikka M, Gross AE. Predictors of hospital readmission in patients receiving outpatient parenteral antimicrobial therapy. Pharmacotherapy. 2016; 36:934–9. Abstract only - http://onlinelibrary.wiley.com/doi/10.1002/phar.1799/abstract;jsessionid=27D6A1764E3C0DFCE7ED8C585EB7F9E6.

23. Quick Facts Bronx County, New York. United States Census Bureau, 2010–2015. Available at: http://www.census.gov/quickfacts/table/PST045215/36005.

24. Research, Statistics, Data & Systems. Centers for Medicaid and Medicare Services. 2013. Available at: https://www.cms.gov/Research-Statistics-Data-and-Systems/Research-Statistics-Data-and-Systems.html.

25. Medicaid Regional Data Compendium. The Medicaid Institute at United Hospital Fund. 2014. Available at: http://www.

第 24 章

使用信息技术支持 AMS

> 作者：KARIN THURSKY 和 ARJUN RAJKHOWA

本章目标：

　　描述处方医生制订抗菌药物方案的影响因素和变量。

　　概述计算机辅助决策支持系统（computerised decision support systems，CDSSs）在 AMS 项目中的用途和意义。

　　描述不同类型的 CDSSs，评估并提供其影响处方开具的证据。

　　了解影响 CDSSs 成功实施的因素。

学习效果

完成本章后，学员应能够：

- 讨论处方者和 AMS 项目都需要 CDSSs 支持的原因。
- 描述支持开具抗菌药物的 CDSSs 特征。
- 比较和对比不同类型的 CDSSs。
- 讨论可能影响系统应用于临床实践的问题。

概述

　　抗菌药物管理（AMS）是指优化抗菌药物处方、增强治疗效果并减少病原体选择性耐药的影响。在医院的患者层面上，处方经由一系列复杂的决策而形成，这些决策通常源于不充分的结构化信息。临床医生需要考虑影响处方质量的多种因素：诊断标准、疾病严重程度、微生物结果的可获得性和敏感性数据、抗菌药物的可获得性以及患者因素等，这些因素都决定并促成处方医生的决策，并对是否在适宜的时间服用合适的药物以及给予正确的疗程产生影响。

　　在当地或国家指导方针可用的前提下，临床医生做决策必然是会以事实为依据，并不同程度地遵守指导方针。决策涉及多个利益相关者以及现有的处方层级。图 24-1 表明具有经验的高年资临床医生有能力降低抗菌药物处方决策的复杂性，使感染性疾病会诊患者有更好的临床结局。对于工作量大的临床医生、经验不足或初级的临床医生，以及在没有全面感染性疾病支持体系的医院工作的临床医生来说，使用信息技术（包括计算机辅助决策支持）是有益的。

计算机辅助决策支持系统的定义

"在适当时机提供临床知识，并进行智能筛选与呈现，从而加强患者照护"。

Purcell GP. What makes a good clinical decision support system. BMJ 2005 ;.

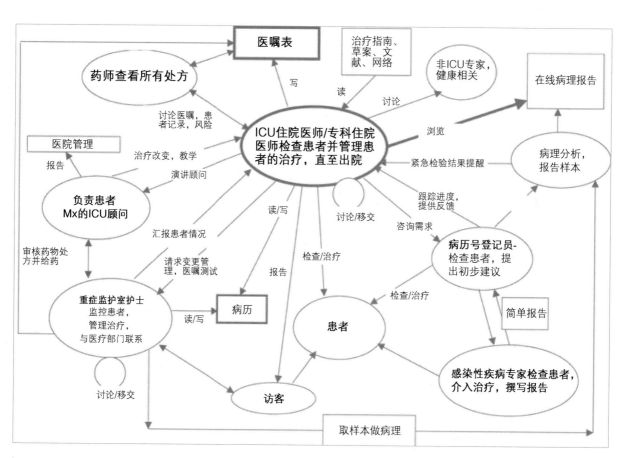

图 24-1

描述了与三级医院重症监护病房开具抗菌药物处方相关的复杂信息流。在这个统一的流程图中，有多个利益相关者、多个信息源、多个信息用户

[Thursky KA，Mahemoff M. User-centered design techniques for a computerised antibiotic decision support system in an intensive care unit. Int J Med Inform. 2007 ; 76(10) : 760-8.]

决策支持涉及"在适当时机提供临床知识，并进行智能筛选与呈现，从而加强患者监护"。因此，计算机辅助决策支持是指提供电子化的存储信息，以提高和优化临床工作者的治疗决策。

我们要充分认识这一点：CDSSs系统不能取代感染性疾病会诊和专家意见。但它可以通过汇集和综合患者特定的数据、临床指南和其他来源的信息，在临床中优化和加强决策。CDSSs系统可降低决策的复杂性，提高决策的质量，提高处方的适宜性。

重要的是，由于来自耐药感染相关的挑战和抗菌药物使用不当带来的风险，CDSSs系统可通过处方后统计和审查功能，帮助医疗保健机构跟踪各个临床科室的处方模式。来自CDSSs系统的审查和反馈功能可以指导内部质量控制过程，并有助于当地和全国的抗菌药物监测，从而在各个层面形成AMS的倡议和干预措施。感染性疾病的主要机构支持在AMS项目中使用CDSSs，并突出其支持质量改进的潜力。

工具包资源

文章

Thursky K. Use of computerized decision support systems to improve antibiotic prescribing. Expert Rev Anti Infect Ther. 2006: 4(3):491-507.

Sintchenko V, Coiera E, Gilbert GL. Decision support systems for antibiotic prescribing. Curr Opin Infect Dis.2008;21(6):573-9.

信息技术在支持AMS中的应用

临床医生在临床中需要考虑大量的信息，包括患者、可能的病原体、治疗可选方案、潜在药物相互作用、禁忌证和不良反应（这些信息最好及时呈现）。临床决策可以通过以下方式优化：提供抗菌药物临床指南和规范，弹出抗菌药物预警信息，具备计算机辅助系统分析多种信息。IT系统可以通过三种重要的方式支持AMS项目，分别是决策、记录、推进信息流程，实现审查功能。

抗菌药物管理中的计算机化决策支持系统通常的目标人群是处方医生或AMS团队（或者在某些情况下，两者兼而有之）（图24-2）。下面将讨论各种类型的CDSSs。

1. 处方者

抗菌药物处方可能会受到限制处方目录、处方审核、规范和预警提醒的影响。这些被视为是AMS实践中提高临床合理使用抗菌药物的方法，然而，使用临床指南和路径才是有说服力的。CDSSs可作为独立系统实施，或与医院其他系统（包括EMM/EMR系统）整合。使用CDSSs系统可以是强迫（或强制）性的，也可以是自愿（通常通过教育、医院程序和政策）。

2. AMS小组

AMS团队的一个关键功能是通过具备患者识别功能的系统（如审核系统和EMM或药物分发系统）进行处方后审查。许多"后端"系统可以从多个系统（药房和微生物学）获取患者数据。

抗菌药物管理项目必须对抗菌药物的使用和耐药相关的感染进行监测，以评估现行项目的效果。这需要收集和综合大量数据，包括记录适应证（如有）、处方药物名称、剂量和持续时间。

处方者	AMS小组
难治性感染 普遍的不合理用药 使用知识的压力（政府、费用） 指导处方医生更好地操作，而不是通过互联网超载信息 标准化操作和支持性指南	提高医疗效率（因为工作量与医院规模和复杂程度呈正比） 有效监控处方模式 对需要临床回顾的患者分类 通过限制、预警、规范来支持AMS的关键因素 从多个来源汇集数据

图 24-2
CDSSs 在 AMS 项目中的作用

抗菌药物 CDSSs 有效吗？

评价 CDSSs 系统的研究表明，CDSSs 系统可以提高抗菌药物处方质量并降低成本。

- 已观察到质量的改进，如增加处方的适宜性、减少用药和剂量错误以及减少医疗相关感染的发生率。
- 从成本的角度来看，CDSSs 系统与有效降低成本或成本最小化有关。据文献报道，CDSSs 系统与患者或医院的抗菌药物支出减少，以及总医疗支出和住院天数减少相关。

简单的 CDSSs 系统类似于在线门户提供指南和限制处方目录。可以从网上、医院内网或者移动设备获取指南的被动决策支持系统，很容易纳入临床工作流程，并在医院系统的各个入口点使用。更复杂的 CDSSs 可与其他应用程序（如 EMM 系统）集成，并包含高级决策支持功能。医院可用多个工具来支持其 AMS 项目。

目前，AMS 最常用的 CDSSs 是：

- 电子化指南和移动设备。
- 电子化抗菌药物审核系统。
- 电子化院感预防和监测系统。
- 电子化处方和 EMM 系统。

工具包资源

文章

Baysari MT, Lehnbom EC, Li L, Hargreaves A, Day RO, Westbrook JI. The effectiveness of information technology to improve antimicrobial prescribing in hospitals: A systematic review and meta-analysis. Int J Med Inform. 2016; 92: 15-34.

Cresswell K, Mozaffar H, Shah S, Sheikh A. A systematic assessment of review to promoting the appropriate use of antibiotics through hospital electronic prescribing systems. Int J Pharm Pract. 2016.

Yong, M.K., Buising, K.L., Cheng, A.C., &Thursky, K.A. (2010).Improved susceptibility of Gram-negative bacteria in an intensive care unit following implementation of a computerized antibiotic decision support system. Journal of Antimicrobial Chemotherapy, 65(5), 1062-1069.

抗菌药物 CDSSs 的类型

（见 PDF 工具包资源 1, 3, 4, 5, 6）

这里提供了一系列 CDSSs 系统，医院需要充分考虑相应系统的要求和自身的实施能力。（图 24-3 和图 24-4）。

- 被动：内部网/互联网可获及指南/APP
  - 如智能手机应用程序
- 药房（后端）
  - 如氨基糖苷类药物血药浓度监测、不必要的抗菌药物联合、诊断与用药不符
- 审核系统
  - 如抗菌药物管理指南（皇家墨尔本医院）
- 计算机化医生医嘱输入/电子化药物管理（EMM）系统
- 高级 CDSS（需要/不需要医嘱输入）
  - 如抗菌药物帮助/Theradoc（Hospira）、治疗（Tel-Aviv）、抗菌药物耐药数据使用和监控（Arus-C）（新加坡）。使用计算机决策支持系统改善抗菌药物压力

Thursky, K（2006）. Use of computerized decision support systems to improve antibiotic prescribing. *Expert Rev Anti Infect Ther*, **4**: 491-507. Sintchenko, V., et al. Decision support systems for antibiotic prescribing. *Curr Opin Infect Dis* **21**,（2008）. Cresswell K et al. A systematic assessment of review to promoting the appropriate use of antibiotics through hospital electronic prescribing systems. Int J Pharm Pract. 2016.

图 24-3
抗菌药物辅助决策支持示例

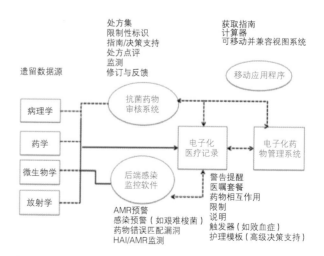

图 24-4
AMS 项目引入决策支持的多重选择

移动设备支持

临床门户网站,包括那些包含指南的门户网站,与移动设备兼容性越来越好,随着智能手机使用量的增加,临床医生在医疗中更容易获得被动决策支持。

- 除了传统的资源,如袖珍指南、参考手册和计算机桌面可访问的门户网站外,移动 APP 和兼容浏览器的移动设备还可以作为传播临床实践指南的合适平台,并且由于床边的方便性和可用性可能被更频繁地访问。
- AMS 的机会包括基于疾病或药物的指南、计算器和数据(如抗菌谱)的宣传。
- 重要的是,这些平台使得指南和其他补充信息更新更为便捷。

下表提供了一些用于 AMS 的移动应用程序示例:

帝国理工学院抗菌药物处方政策 APP(IAPP)	Imperial college,London(伦敦帝国理工学院)http://www.imperial.ac.uk/medicine/hpru-amr/applications-and-tools/imperial-antibiotic-prescribing-policy-iapp/ 伦敦
桑福德在线指导原则	Sanford Guide(桑福德指引)https://www.sanfordguide.com/
约翰霍普斯金抗菌药物指导原则	Johns Hopkins Medicine(约翰霍普斯金药物)https://www.hopkinsmedicine.org/apps/all-apps/johns-hopkins-abx-guide-2017
微生物指导	Horizon Strategic Partners,UK(英国地平线战略合作伙伴)
015 EMRA 抗菌药物指导原则	Emergency Medicines Residents Association,US(美国急救药品居民协会)https://itunes.apps.apple.com/us/app/2017-emra-antibiotic-guide/id1164251928?mt=8
在线 UptoDate	https://www.uptodate.com/home/product
抗菌药物口袋	Borm Bruckmeier Publishing,LLC Medica(Borm Bruckmeier 出版,LLC 医疗)https://apps.apple.com/us/app/antibiotics-pocket/id434810841?mt=8

续表

MD 系列 - 局部抗菌药物指导原则	https://play.google.com/store/apps/details?id=com.spectrum&hl=en_GB
影响力	Infection Control Branch,Centre for Health Protection,Department of Health,Hong Kong(香港卫生署卫生防护中心感染控制科)https://www.chp.gov.hk/en/static/40563.html
基于 CBR 的帝国理工学院抗菌药物处方政策(ENIApp)智能手机应用程序	Imperial college,London(伦敦帝国理工学院)http://www.imperial.ac.uk/medicine/hpru-amr/applications-and-tools/imperial-antibiotic-prescribing-policy-iapp/

关于应用程序的有效性有几点需要考虑。

- 虽然也有第三方应用程序可供使用,某些应用程序也提供了本地定制选项,但这些应用程序仍有可能不支持或不符合本地实践或临床指南。
- 另一个牵涉的潜在原因是用户必须在自己的设备上更新,这可能导致版本控制出现问题。
- 此外,由于它们提供被动决策支持,移动应用程序的影响存在一些不确定性。
- 目前尚不清楚这些工具是否会导致处方行为的持续变化。其中一个原因可能是,关键决策往往是由主任医师或者主治医师在查房时作出的。与能够提供患者特定信息的系统相比,被动应用程序提供的支持更少。

工具箱资源

文章

Goff DA. iPhones,iPads,and medical applications for antimicrobial stewardship. Pharmacotherapy. 2012;32(7):657-61.

247

电子化的抗菌药物审核系统

抗菌授权和审核系统支持处方集控制和适应证限制，它们巩固并形成限制性和有说服力的 AMS 策略的一部分。

- 审核系统，或与医院的 EPS/EMM 系统集成，或脱离这些系统自动实施，正在被世界各地的一些机构采用。
- 电子审核系统的核心功能是支持本地抗菌药物处方集（通过程序对抗菌药物及其适应证进行限制），并为处方医生和药师提供审核流程。这可以通过生成提醒实现（例如通过处方点评），这种提醒促使 AMS 团队采取行动。
- 为了确保审核系统与工作流程相匹配，AMS 团队可以确定生成预警信息的本地相关标准，从而定制审核流程。

实施经验表明，审核制度不能替代专家决策，但可以通过帮助临床专家和 AMS 团队关注需要点评的处方来提高处方质量。

重要的是，电子审核系统能够审核抗菌药物的使用情况，并有助于向各病区（AMS 的重要组成部分）的处方医生和 AMS 团队提供反馈。这需要员工和病区之间的协作。

- 为了成功实施审核系统，必须加快、确保并保持药房、微生物学和感染科人员以及医院的独立病区员工之间的持续合作。
- 作为这一过程的一部分，可能需要根据当地情况量身定做处方集和使用指征，这需要 AMS 团队或治疗团队决定。

由于审核系统已在多个机构实施，目前有大量评估其影响力的研究。已发现审核系统非常有效地减少了目标抗菌药物的消耗，并降低了医疗成本。

任何需要适应证的系统（例如审核系统或 EPS）都可能受到处方医生的"欺骗"，因为处方医生可能错误或故意地选择适应证以提供特定抗菌药物。

案例研究：抗菌药物限制和审核

MS™指导原则（澳大利亚皇家墨尔本医院）用于 70 家澳大利亚医院，包括公立、私立、城市和地方医院。该计划支持许多 AMS 干预措施，包括处方集控制；目标抗菌药物适应证的限制；国家指南的可及性；非标准适应证的提醒；药物未经审核时向药师提示的给药提醒；针对性的处方点评、反馈和报道。此系统已与以下项关联：

- 减少目标或限制使用级抗菌药物（如第三代头孢菌素）的消耗，增加窄谱抗菌药物（如青霉素 G、多西环素和氨基青霉素）的消耗。
- 改善重症监护室的某些革兰氏阴性菌耐药形势。（参考 2）

一个由 5 家医院组成的网络使用指导原则作为集中部署的 CDSS（基于"中心-辐射"模式运行 AMS 项目），见证了抗菌药物使用的改善、成本的降低和更好的治疗效果。（参考 1）澳大利亚国家抗菌药物处方调查的数据显示，与全国同级医院的平均值（74.4%，n=10 955 张处方）相比，使用指导的医院抗菌药物处合理率较平均高（2014 年为 82.2%，n=1 518 张处方）。

工具箱资源

文章

Buising KL, Thursky KA, Robertson MB, BlackJF, Street AC, Richards MJ, et al. Electronic antibiotic stewardship—reduced consumption of broad-spectrum antibiotics using a computerized antimicrobial approval system in a hospital setting.J Antimicrob Chemother. 2008

工具箱资源

文章

Bond, S E., Chubaty, A. J., Adhikari, S., Miyakis S., Boutlis, C. S., Yeo. W. W., Batterham. M.J., Dickson, C., Mcmullan, B J., Mostaghim, M.&Li-Yan Hui, S(2017). Outcomes of multisite antimicrobial stewardship programme implementation with a shared clinical decision support system. Journal of Antimicrobial Chemotherapy, 72(7), 2110-2118

感染预防和监测系统

感染预防系统可以根据药品发放和实验室系统、诊断成像系统和 EHR 的数据集成，为 AMS 团队提供决策支持。这些系统在"后端"工作，需要专门的人员回顾生成的报告和提醒，然后根据它们采取行动。可采取的干预措施类型包括：

- 基于规则的提醒针对的是细菌与药物不匹配(例如已知天然耐药的抗菌药物处方)、多余的厌氧菌覆盖、阳性血培养结果等。

感染预防系统的好处包括：

- 帮助识别有发生院内感染风险的患者，监测抗微生物耐药性，并协助进行常规的监测活动，包括报告和生成抗菌谱。
- 有助于改进抗菌药物的给药剂量合理化和监测。

下表提供了商用的感染预防电子系统的示例：

Safety Surveillor 安全监测	Charlotte 第一医疗, 北加州 https://www.premierinc.com/transforming-healthcare/healthcare-performance-improvement/patient-safety
Theradoc 临床监测	http://www.theradoc.com/
MedMined 感染预防和药物管理监测	CareFusion, BD, New Jersey(康尔福盛, BD 公司, 新泽西州) https://www.bd.com/en-us/offerings/brands/medmined

Sentri7 实时患者监测和干预方案	Wolters Kluwer http://www.pharmacyonesource.com/products/sentri7/
ICNET	ICNET systems, Illinois(ICNET 系统, 伊利诺斯州) http://www.icnetplc.com/
RL Solutions 护理过程监测	RL, Ontario, Canada(RL, 安大略省, 加拿大) http://www.rlsolutions.com/rl-products/infection-surveillance
QC Pathfinder 患者解决方案、临床监测、指导	Vecna Technologies, 剑桥, 马萨诸塞州 https://www.vecna.com/vecna-medical-launches-qc-pathfinder-version-6-0-with-updated-nhsn-reporting-capabilities-and-pharmacy-intervention-tracking/

需要考虑与感染预防系统的实施相关的一些因素。

- 基础设施和实施问题，如传统病理学和药学系统之间缺乏交互性，以及缺乏对整合的充分支持，可能妨碍第三方感染预防系统的采用。
- 和审核系统一样，感染预防系统需要一位临床工作人员监控并对预警信息采取行动，生成报告和反馈。
- 这些系统所提供报告的复杂程度取决于与病理学和药理学的整合程度。许多情况下，将提供目标病原体(如金黄色葡萄球菌菌血症)或临床情况(如医院获得性肺炎)的实时运行图。
- 感染预防计划应与医院微生物实验室区分开来。医院微生物学项目可提供有临床意义的建议(例如，痰中的念珠菌很少是一种致病微生物)，同时限制了病原体可用的敏感抗菌药物，避免使用广谱抗菌药物(称为级联报告)，从而来支持 AMS。

电子处方、药物管理系统：开发抗菌谱；监测 DOTS(Directly Observed Treatment, Short-Course，督导短程化疗)或 DDDS/1 000 病患日数；开发特别报告以监控 AMS 团队干预。

EPS/EMM 系统是允许临床医生生成电子药物处方的信息系统。EMM 系统包括以下功能：

- 通过计算机输入医生医嘱(电子处方)。
- 药物审查。
- 药品发放。
- 给药记录。
- 决策支持(可选)。

大多数商业 EPSs 都具有与前端决策支持相关的功能,可以支持 AMS。

- 这些属性包括默认值、给药途径、剂量和频率。
- 这些属性还可能包括过敏提醒和药物相互作用提醒。
- EMM 系统可以支持一系列干预措施,包括抗菌药物限制、剂量推荐、基于规则的提醒和疾病状况的医嘱套餐。
- 这些系统的一个重要优势是,它们能够捕捉开具的和患者服用的抗菌药物的所有细节。这可以报告每 1 000 个患者的治疗天数(DOT),而不是千篇一律的限定日剂量(DDDs)。限定日剂量意义不大,不能用于儿科患者。

一些研究表明,EMM 系统对处方开具和患者预后有影响:

- 成本效益研究表明,EMM 系统,尤其是具有决策支持功能的系统,由于减少了药物不良反应事件、再入院和医疗保健成本,可以长期控制医疗成本。
- 一些设计良好的研究证明,社区获得性肺炎和败血症患者死亡率、住院时间和再入院率的降低。

但是,我们还需要考虑一些与实施相关的问题。系统实施不当和缺乏决策支持(如错误审查)可能不利于患者。在这些系统的实施过程中,AMS 团队的参与至关重要,以确保基于规则的预警和知识库在本地适用性。地区性的定制预设内容需要大量的资源。评价 EMM 系统的研究强调了可能在属性、结果和程序上对开具抗菌药物处方产生负面影响:

- 大量的药物和剂量组合。
- 大量的与预期指令相矛盾的自动完成指令。

- 处方医生中断医嘱后未及时传输到药房。
- 由于决策支持系统不一致而导致的高比例指令覆盖(>90%)。
- 以及不符合本地定制的预设的、现有的抗菌药物数据库。

许多系统都聚焦于"前端 - 终端"决策支持,可以有效地减少抄写错误并提高处方质量。然而,这些系统不太擅于识别错误的药物选择,这需要进行处方后审核。

一些系统提供了专用的 AMS 模块,用于识别从 AMS 审查中受益的患者。这可能包括血流感染患者或其他病原体(例如艰难梭菌)、特定目标抗菌药物的患者(标准可能包括成本、毒性或抗菌谱,或非指南批准的药物)、适合静脉口服序贯治疗或剂量优化的患者(包括治疗监测)。

这些系统可够提供专门的报告或格式化的报告,以监控 AMS 团队的干预措施。

工具箱资源

文章

Forrest GN, Van Schooneveld TC, Kullar R, Schulz LT, Duong P and Postelnick M. Use of electronic health records and clinical decision support systems for antimicrobial stewardship. Clin Infect Dis. 2014;59 Suppl 3:S122-33.

Schiff GD, Amato MG, Eguale T, Boehne JJ, Wright A, Koppel R, et al. Computerised physician order entry-related medication errors: analysis of reported errors and vulnerability testing of current systems. BMJ Qual Saf. 2015;24(4):264-71.

电子病历中有关提醒失灵问题的探讨

 观看视频
见 https://www.youtube.com/watch?v=jNZIlhiLH1w

2017 年的 ID 周报刊登了一张海报,描述一家拥有 805 张床位的美国城市医院 Epic® 抗菌药物科学化管理项目的影响力。该项目在实施前后的 12 个月内显著提高了 ASP 的效率,抗菌药物审核数量从 5 442 张增加到 8 288 张,每天约 14 到 22 张处方。干预处方的比例从 36% 增加到 89%,主要是优化治疗方案(剂量和序贯治疗)和安全性监测(TDM、药物匹配漏洞审查、推荐后续再次培养、要求额外的药敏试验和眼科的念珠菌感染会诊)。该项目未减少抗菌药物的升级和成本支出。
N.Pettit et al. Open Forum Infectious Diseases,Volume 4,Issue suppl_1, 1 October 2017,Pages S263-S264, https://doi.org/10.1093/ofid/ofx163. 580

高级决策支持系统

高级决策支持系统使用复杂的逻辑、数学建模或基于案例概率,以提供个体化的建议。例如,系统可以根据患者症状,寻找可能的感染部位、病原体和治疗方案对临床工作者的决策提供帮助。一些系统已经成功开始试运行和实施。

- TREAT(TREAT 系统,丹麦)是一种利用数学模型预测感染部位和特定病原体的 CDSS 系统。在三个国家的三个病区进行的一项随机分组试验表明,该系统与提高经验性抗菌药物治疗的适宜性和患者的结局有关。
- 犹他州拉特丹圣徒医院开发的抗菌药物辅助系统是早期决策支持系统的倡导者。它使用预测模型进行感染控制和监测,与 AMS、外科预防和不良药物事件相关的这些研究评价了其影响力。

新兴的机器学习和文本挖掘机制,例如通过一个工具可以从计算机断层扫描(CT)报告中预测侵入性肺真菌感染,有可能被纳入 AMS 系统。例如,一个加拿大的 CDSSs 系统增加了机器学习能力,以识别不适当的处方并给出更改的建议(包括剂量和频率的调整、治疗的终止、早期从静脉注射转为口服治疗以及根据抗菌谱减少多余的抗菌药物)。

在医院的电子病历系统(EHRs)中高级的 CDSSs 系统在识别和管理脓毒症也有潜在的作用。系统利用来自不同临床门户网站的数据生成早期败血症预警,对改进护理和患者结局相关。然而,最近对 8 项研究的系统性回顾发现,脓毒症预警系统对单个患者的预测价值有限。

工具箱资源

文章

Paul,M.,Andreassen,S.,Tacconelli,E., Nielsen,A. D.,Almanasreh,N.,Frank,U., Cauda, R. &Leibovici,L. (2006). Improving empirical antibiotic treatment using TREAT, a computerized decision support system: cluster randomized trial. Journal of Antimicrobial Chemotherapy,58(6),1238-1245.

Evans RS,Pestotnik SL,Classen DC, Clemmer TP,Weaver LK,Orme JF,et al. A computer-assisted management program for antibiotics and other antiinfective agents. N Engl J Med.1998;338;232-8.

哪些因素可促进 CDSS 成功实施？

软件提供的建议中一些固定的因素会影响临床医生是否采用，在决定选择某种 CDSS 系统时应考虑这些因素。

在临床工作流程中实施新技术应非常仔细的计划，往往需要提前几个月开始（图 24-5）。

文化因素，如机构互动、医院病区之间的协作能力以及对干预措施和倡议的支持，在促进 AMS 项目的成功实施（即使没有信息技术）发挥了关键作用。为了使 CDSS 系统支持的 AMS 项目取得成功，技术准备就绪（例如，强大的 IT 基础设施和服务器，以及专用的 IT 资源）、行政工作准备就绪（如执行的支持）以及培训项目负责人（通常是临床药师）对实施监督和培训是很有必要的（图 24-6）。

对于 AMS 团队成员来说，从范围界定、功能说明到最终部署，正式参与所有 CDSS 实施活动都非常重要。这些系统内容的开发或符合本地的需求皆非常耗时。例如需要与各医院病区讨论抗菌药物限制的制订，并为临床人员组织适当的培训。在实施后评估用户的接受度，并持续监控使用情况和利用率都很有必要的。

虽然使用 CDSSs 系统整合数据为 AMS 项目提供了巨大的机会，但必须同时考虑预警的质量和数量。某家医院的中其中一个系统的经验表明，在 5 个月内共对 791 名患者发出 8571 次预警，但仅干预了 284 次。每天需要花费 2~3 小时审核、1~2 小时干预和记录。数据过载和预警疲劳是 AMS 项目中一个非常重要的问题，因此突出了筛选工作流程的重要性。

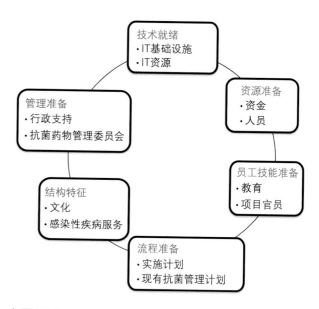

图 24-5
影响组织准备就绪的因素和作为 AMS 项目一部分实施 CDSS 所需的资源

CDSSs 的特点和可能增加临床医生使用系统的因素

- 速度
- 利用率（使用的便捷性、有用性）
- 与工作流程的整合性
- 促使行动而不是不行动
- 简单的干预效果最好
- 应提供证据/理由
- 应监测影响并反馈给临床医生
- 使用激励措施（打印件、计算机等）
- 指导方针和地方发展的本土化

（Bates 2003，Kawamoto 2005，Moxey 2010）

图 24-6
CDSSs 的特点和可能增加临床医生使用系统的因素

工具箱资源

文章

Bates DW，Kuperman GJ，Wang S，Gandhi T，Kittler A，Volk L，et al. Ten commandments for effective clinical decision support：making the practice of evidence-based medicine a reality. J Am Med Inform Assoc.2003;10(6):523-30

总结

- CDSSs 系统是 AMS 项目的有力工具。基于不同的决策支持方法,可提供一系列 CDSS 的选择,包括移动应用程序、审核系统、监控程序和 EMR/EMM 系统。
- CDSSs 只是辅助工具,不能取代专家会诊。他们可支持处方医生或 AMS 项目,或者两者都支持。
- 组织和工作流程因素决定了 CDSS 的有效程度。在实施之前,应该有一个既定的 AMS 项目。

- AMS 团队在选择一个 CDSS 系统时应考虑现有和规划的 IT 基础设施,并在可能的情况下以系统集成为目标。
- 为了保证可操作性,CDSSs 需要根据医院现有的系统进行定制、改进和集成。

CDSS	类型	干预机会	优点与缺点
智能手机应用	被动	指南的传播 • 基于疾病 • 基于药物 计算器(剂量) 抗菌谱	快速传播 对 IT 基础设施较差的医院有用 通常不与医院系统集成 不受控制地使用,包括版本控制 可能不会影响高年资临床医生开具处方
感染预防监测系统	后端(非同步的)	集成药房 +/– 实验室 基于规则的预警: • 药物不匹配 • 双重覆盖 监控受限制药物的使用 监测 - 实时预警	支持一种有组织的方法 可以与电子病历相结合 需要大量资源来审查报告并确定需要采取行动的临床相关预警,需要专门的电子病历来支持 商业系统成本昂贵
审核系统(独立)	前端	实施处方集 可以是处方前或处方后(配药后) 实施审核的药物适应证 对处方者的宣教 可以包括临床决策支持 报告和反馈	在没有 EHR 或 EPS 的情况下也能很好地工作 支持 AMS 的组织方法 最好与抗菌小组一起在审核后 24~48 小时内对患者进行 1 次审核

续表

CPOE/EMR EMR	前端 - 终端 前端 - 终端	错误预警 - 过敏、给药、药物与药物相互作用 图表提取工具,用于筛选和识别脓毒症风险患者,或校对 AMS 信息(药物、结果) 处方前限制条例 记录 AMS 建议和干预措施 为疾病提供综合的医嘱套餐(如社区获得性肺炎、脓毒症) 识别应静脉 - 口服序贯治疗的患者的预警和触发器 AMS 检查护理流程(标准或阶段医嘱套餐)	将减少抄写错误,但不会影响不正确的选药或适应证 最好结合 CDSS 实时干预和预警但预警疲劳非常常见 允许检索用于研究的数据 以患者为中心,而不是以组织为中心 需要额外的资源来开发定制的 AMS 报告 医院 IT 和机构的投资创建工具需要大量时间 消除了外部供应商模板的成本 模板必须纳入每个站点的 EMR 中 减少对变更的响应
高级 CDSS		基于样本类型或患者潜在条件的病原体识别因果概率网络方法 基于案例的概率 机器学习算法 病原体预测	通常是"本土"的复杂系统 目前处于采用的早期阶段

(方红梅,朱剑萍　译,卢晓阳　校)

第 25 章

护士在管理中的角色

> *作者* : ENRIQUE CASTRO-SÁNCHEZ

本章目标：

本章节说明护士参加抗菌药物管理是合理的,护士作为管理团队的核心成员,带来诸多益处。不同的驱动因素鼓励护士参与,本章节讨论了运营和组织方面的因素。

随后,讨论了目前医院和社区护士已经承担的临床任务和角色。本章节介绍了一些观点,认为将非临床护理人员(如高层领导和护士长)纳入管理工作以及与其他卫生保健专业人员进行合作,是很重要的。

最后,该章节简单回顾了已发表的以护士为主导或护士为中心的干预措施,提出管理中提高护士参与水平存在的障碍及解决方法。

学习效果

完成本章节学习后,学员可以了解:

1. **为什么护士应该参与抗菌药物管理?**
   描述护士参与抗菌药物管理活动的驱动因素。
2. **扩大参与抗菌药物管理的护士团队。**
   a. 明确抗菌药物文件和制度对护士参与管理的看法。
   b. 说明护士可承担的抗菌药物管理临床任务。
   c. 思考高级护理角色(如开处方)对抗菌药物使用的影响。
3. **公共卫生和社区护理对管理工作的影响。**
   a. 评判性地认为一些公共卫生护理行为可以纳入抗菌药物管理框架。
   b. 反思疗养院和长期护理机构中正在开展的有利于抗菌药物管理工作的活动。
4. **护理在 AMR 中的角色和活动与其他专业人员之间的整合。**
   理解护士和其他专业人员在抗菌药物管理中可以协同和整合的领域。
5. **管理高层和主任级护理领导的目标。**
   讨论高层和主任级护理领导怎样促进和加强抗菌药物管理项目。
6. **以护士为中心的抗菌药物管理干预措施。**
   反思现有的以护士为中心的管理干预措施。
7. **护士参与管理工作的障碍和解决方法。**
   a. 审视护士参与管理工作的一些障碍。
   b. 评估现有的可解决护士参与管理工作障碍的举措。

为什么护士应该参与管理?

鉴于全球耐药菌感染所带来的巨大挑战,呼吁增加参与"最佳抗菌药物管理"(AMS)干预的卫生保健人员。

"政府、卫生保健系统领导和私人机构应加大资金投入,有人呼吁增加参与"最佳抗菌药物管理"(AMS)干预的医护人员人数。"

Tackling drug-resistant infections globally:final report and recommendations the review on antimicrobial resistance chaired by jim o'neill may 2016. https://amr-review.Org/sites/default/files/160525_final%20paper_with%20cover.Pdf

然而,到了 2035 年,全球卫生系统将面临人才短缺,仅有不足 1 300 万专业人员(WHO universal truth:No health without a workforce, 2014)。因此,成功的 AMS 方案需加强现有专业人员的功能,同时增加一般管理人员。

我们需要建立护士为基础的干预措施,培养护士对管理工作的兴趣,促进参与,这样做有多种原因。护士是规模最大、最稳定的卫生保健人员,全球有 1 930 万护士(World Health Organization's World Health Statistics Report, 2011)。全世界所有的卫生系统都有护士:如 2017 年英国有 10 万医生,但护士不足 30 万(http://www.nhsconfed.org/resources/key-statistics-on-the-nhs);美国 2017 年超过 400 万的护士从事专业活动(http://www.kff.org/ other/state-indicator/total-registered-nurses/);在印度,有将近 150 万护理专业人员(WHO, World Health Statistics Report 2011)(图 25-1)。

为什么护士应该参加管理项目?

观看视频:
https://www.youtube.com/watch?v=U2mZwPt4YNo

另外,在世界各地的许多地方,护士的相对可用性可能有助于解决经过医学培训的卫生保健专业人员缺乏的问题。因此,在有充足的支持、培训和监督的情况下,本来由医生或外科医生承担的任务和角色可以由护士完成。

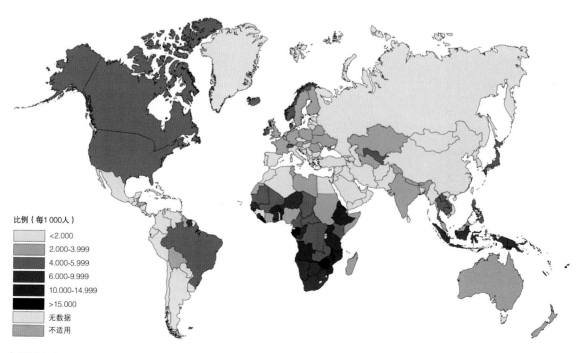

比例(每1 000人)
- <2.000
- 2.000-3.999
- 4.000-5.999
- 6.000-9.999
- 10.000-14.999
- >15.000
- 无数据
- 不适用

图 25-1
全球护士 / 助产师 - 医生比例

因此,在 AMS 干预中增加一定比例的护理人员(比如 1%)来提高管理能力,可能是一项强有力的抗菌质量改进措施。

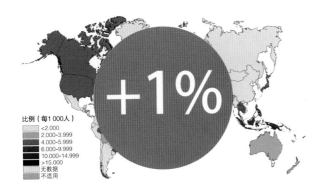

抗菌药物管理团队核心组组成建议包括:

- 感染性疾病医生
- 临床微生物学家
- 具有感染专业知识的临床药剂师
- 专科护士,如感染预防或管理护士

(Nathwani,2012 年)

扩大护士对抗菌药物管理工作的参与

许多作者已经建议有意识地在抗菌药物管理中纳入护理人员(Charani et al,2013 年;Edwards et al,2011 年),这是相较于早期的最佳抗菌药物管理团队组成的观点(IDSA,1997 年)逐渐作出的改变。最初的观点没有为护士提供很多空间,而新近的观点则支持整个照护过程的多学科合作,认为典型的团队应包括:

实际上,一些作者认为护士参与管理的范围可能很广,但没有得到"承认"(Olans et al,2016年)。图 25-2 列出了和管理活动自然相关联的角色。

表1　在当前抗菌药物管理模式中同时期具有功效的护理行为

图 25-2
临床路径中护士对 AMS 的贡献(Olans,2015)

工具包资源

网址链接

 Charani E,Holmes AH. Antimicrobial stewardship programs:the need for wider engagement. BMJ Qual Saf.2013; 22:885-887.
http://qualitysafety.bmj.com/content/22/11/885

文章

Edwards R,Drumright L,Kiernan M,Holmes A. Covering more Territory to Fight Resistance: Considering Nurses' Role in Antimicrobial Stewardship. J Infect Prev.2011;12(1):6-10. doi:10.1177/1757177410389627

护士在抗菌药物管理项目中的角色

观看视频：

https://www.youtube.com/watch?v=mceelxGPyFk

护士如何应对抗菌药物耐药？

观看视频：

https://www.youtube.com/watch?v=Dd-9u87Nbew

工具包资源

网址链接

Olans RN，Olans RD，DeMaria A. The Critical Role of the Staff Nurse in Antimicrobial Stewardship—Unrecognized，but Already There. Clin Infect Dis. 2016；62（1）：84-89 https://academic.oup.com/cid/article/62/1/84/2462624/The-Critical-Role-of-the-Staff-Nurse-in

PDF 文章

Nathwani D.（2012）Practical Guide to Antimicrobial Stewardship in Hospitals http://bsac.org.uk/wp-content/uploads/2013/07/Stewardship-Booklet-Practical-Guide-to-Antimicrobial-Stewardship-in-Hospitals.pdf

临床护士可以确保（图 25-3）：

- 在患者病情允许的情况下（也就是说，如患者有脓毒血症，但尚未插导尿管，在抗菌药物应用之前等着采集尿液标本不合适，但采血进行血培养还是可能的），开始抗菌药物治疗前采集充足的微生物样本进行培养和药敏检测。
- 及时交流实验室结果，根据检测结果评价现行治疗决策。
- 抗菌药物处方参考当地和全国指南。
- 不漏服抗菌药物，并采用最佳给药间隔进行给药。

- 抗菌药物给药根据临床需求和患者的状况进行调整（如临床上合适的话，评估口服给药途径）。
- 根据患者改善情况更新临床决策（如停止抗菌药物使用）。
- 告知和教育患者及卫生保健专业人员进行最佳抗菌药物使用。
- 护士对抗菌药物的使用进行审核。

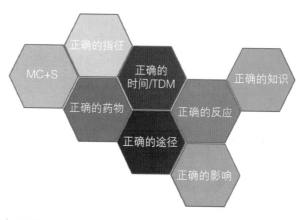

图 25-3
抗菌药物管理中临床护理的角色
注：MC+S= 显微镜、培养和敏感性
TDM= 治疗性药物监测（如庆大霉素、万古霉素）

连入播客：

http://podcasts.cpspharm.com/e/antimicrobial-stewardship-and-the-role-of-nursing/

根据不同的环境和当地的执业范围，护士可以扮演高级角色，例如可以开抗生素处方，自主管理患者。对这些护士来说，提升能力、提供咨询、支持他人进行最佳抗菌药物使用可能与临床功能同样重要。（Manning，2014）.

来自 Castro-Sanchez 的视频

观看视频

https://www.youtube.com/watch?v=lAa6qtltfjk

观看视频

https://www.youtube.com/watch?v=mgAgCFoFzhg

建议高级实践护士在抗菌药物管理中的行动

- 提高自身的抗菌药物知识
- 优化抗菌药物处方行为和实践
- 提倡在实践中采用抗菌药物管理推荐的行动
- 与当地高级实践护士保持联系

（Manning，2014）

世界范围内越来越多的护士具有处方权，需要更多的关注该趋势对抗菌药物使用的影响。最新数据显示，苏格兰护士在社区中开具抗菌药物处方已超过 5%（图 25-4）。

如果延续该趋势，在不久的将来，社区有处方权的护士可能会比在医院工作的护士开出更多的抗菌药物处方。

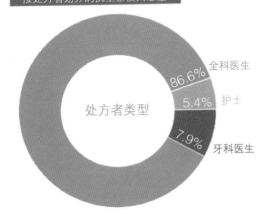

图 25-4
苏格兰人抗菌药物使用和耐药（2015 年）
https://www.isdscotland.org/Health-Topics/
Prescribing-and-
Medicines/Publications/2016-08-30/2016-08-30-
SAPG-2015-Report.pdf?25829714537

另外，在过去 5 年内，护士开出抗菌药物处方占所有护士开出处方中的比例呈上升趋势（图 25-5）。

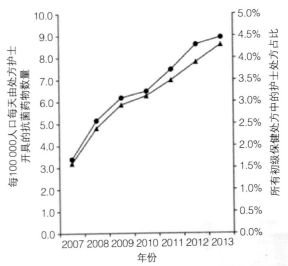

在苏格兰，每100 000人口每天由处方护士开具的抗菌药物数量（圈）和所有初级保健处方中的护士处方占比（三角）。

图 25-5
摘自 Ness V，Malcolm W，McGivern G，Reilly J. Growth in nurse prescribing of antibiotics：the Scottish experience 2007-13. J Antimicrob Chemother 2015；70：3384-3389
https://academic.oup.com/jac/article-lookup/doi/10.1093/jac/dkv255

公共卫生和社区护理对抗菌药物管理的贡献

社区开出抗菌药物处方的比例最大，社区的护士可以影响决策的制定。另外，越来越多的人认识到抗菌药物接触有更广泛的公共卫生决定因素，这也为护士采取行动提供了机会。例如，英国皇家护理学院 2014 年关于抗菌药物耐药的声明承认这些决定因素，强调了护士的关键角色：

- 降低对抗菌药物的需求。
- 通过社会接触影响公众和患者的知识及对抗菌药物处方的期待。
- 引导和开展所有年龄层人群的免疫接种项目，预防可避免感染的发病率和死亡率。

- 引领和实施公共卫生支持公众"活得好"的战略，预防或降低糖尿病、肝病和肥胖等长期病症的负担。

同样，在疗养院或长期护理机构中，护士可以在领导、支持、实施和评价抗菌药物改进措施方面发挥作用。

访问网址
https://www.cdc.gov/Longtermcare/prevention/antibiotic stewardship.html

工具包资源

网址链接

CDC. 2017. The Core Elements of Antibiotic Stewardship for Nursing Homes
https://www.cdc.gov/longtermcare/prevention/antibiotic-stewardship.html

在这些情况下，专业护士需谨慎使用筛查和诊断测试，并对侵入性设备进行细致的管理，在诊疗措施和患者脆弱的承受力之间取得平衡。例如，护士可以领导、实施和评估避免采取临床效益有限或没有临床效益的措施，但这些措施可能会需要抗菌药物处方，如常规尿液取样（Health Protection Agency，2017）。

- AMS 和疗养院 - 护士如何才能发挥作用？

查看文件
http://www.doh.wa.gov/Portals/1/Documents/5000/EQuIPLTCNursesRole52417.pdf

护理在 AMR 的角色及活动和其他专业人员之间的整合

虽说鼓励护士参与 AMS 活动可以在多个层面带来益处，但如果没有对流程进行梳理、支持

和审核，纳入新的专业人员、增加现有专业人员 AMS 相关干预措施，可能会产生意想不到的后果或是导致无效。

医生承担了明确诊断和综合医疗评估的责任，其他职责可由其他团队成员分享或整合。例如，建立患者的过敏史、及时开始抗菌药物治疗、监测有效药物水平、遵守最佳感染预防和控制实践等，可以协作完成（Castro-Sanchez et al，2017）（图 25-6）。

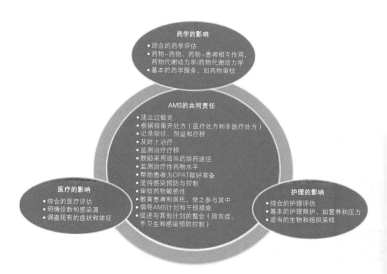

图 25-6
护理、医学和药学管理措施的整合（Castro-Sánchez et al，2017 年）

管理是高层和主任级护理领导的目标

除了形成新的 AMS 相关的临床角色以外，相关机构也可以在护理高层领导和董事会层面提高抗菌耐药的意识，这将受益匪浅。董事会成员和护士长的参与对管理措施的影响，很可能会像手卫生和感染防控项目取得的成果一样。另外，展示并建立抗菌药物管理与这些项目、患者安全和质量改进干预措施之间的联系，可能会是医院高层领导参与的良好开端。

美国护士学会 / 疾控中心工作组就注册护士参与抗菌药物管理实践的角色提出建议。

见文档
http://www.nursingworld.org/ANA CDC AntibioticStewardship WhitePaper

以护士为中心的抗菌药物管理干预措施

澳大利亚的一项研究（Gillespie，2013 年）强调药剂师、护士和医生之间的合作练习，可以影响静脉注射到口服的转换决定（图 25-7）。在接受教育之后，质疑输注抗菌药物必要性的护士比例从 14% 增加到 42%（$P<0.01$）。

28% ↑
讨论静脉转为口服给药

工具包

网站链接

 Gillespie E，Rodrigues A，Wright L，Williams N，Stuart RL. Improving antibiotic stewardship by involving nurses. Am J Infect Control. 2013 Apr；41（4）：365-7. doi：10.1016/j.ajic.2012.04.336. http://www.ajicjournal.org/article/S0196-6553（12）00818-8/fulltext

表1
问卷调查结果

问题	% （95% 置信区间）		P 值
	教育前	教育后	
工作时间，y	920	827	
无法讲出患者目前在用的抗菌药物	27（17.8-35.3）	15（7.2-23.1）	.07
能讲出患者将使用的抗菌药物疗程	50	60	.11
给药前会考虑抗菌药物是否必要	14（7.2-20.8）	43（32.1-54.0）	.001
理解转为口服给药的项目内容（只有一个研究点）	24	94	<.001
如果觉得患者的抗菌药物使用不合适，会质疑该医嘱	92	97	.11
曾质疑过患者的抗菌药物医嘱	71（62.1-80.0）	91（86.6-98.2）	<.001
抗菌药物的使用会帮助耐药性的发展	59（49.4-68.7）	79（70.9-88.6）	.003
应用抗菌药物会增加VRE的风险	5（0.7-9.3）	23（13.5-32）	.004
静脉用抗菌药物增加IV导管相关菌血症的风险	38（28.5-47.5）	70（60.9-80.9）	<.001

图 25-7
教育干预对护士抗菌药物耐药知识的影响（Gillespie，2013 年）Improving antibiotic stewardship by involving nurses http://www.sciencedirect.com/science/article/pii/S0196655312008188

在疗养院进行在线教育干预，也取得了相似的改进（Wilson et al，2017 年）。该课程改善了护士对 AMS 的知识、信念和态度，使护士参与管理活动增加。

↑ 与每个模块学习目标相关的信心

对居民临床评估的态度

对抗菌药物管理角色的态度

对抗菌药物管理的态度

关于抗菌药物管理和感染控制与预防的信念

（Wilson，2017）

工具包资源

网站链接

 Wilson BM，Shick S，Carter RR，et al. An online course improves nurses' awareness of their role as antimicrobial stewards in nursing homes. Am J Infect Control，2017 http://www.ajicjournal.org/article/S0196-6553（17）30004-4/fulltext

低收入和中等收入国家也报告了由护士领导和管理的有趣经历；护士在这些环境中的反应和活动的增加可能是全球对 AMR 反应的关键。

广谱覆盖：跨专业参与抗击南非抗菌药物耐药性：

查看演示：
http://www.bsac.org.uk/antimicrobialstewardshipebook/Chapter 25/PRETORIUS_Nursing_AMS_Seminar_Final.pdf

例如,Du Toit 等人在南非一家医院进行的一项研究,报告了由护士主导的实施检查表的干预措施。减少了抗菌药物的过度使用时间、提高抗菌药物使用前培养的依从性、优化装置去除(图 25-8,图 25-9)。

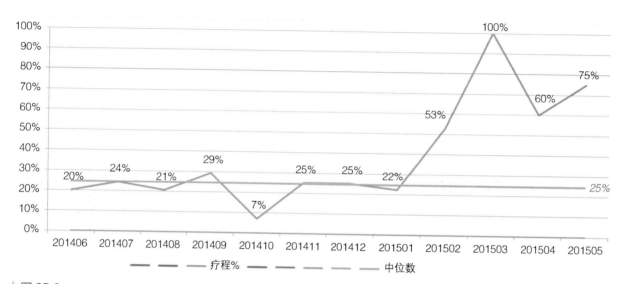

图 25-8
对"疗程"的依从性改进

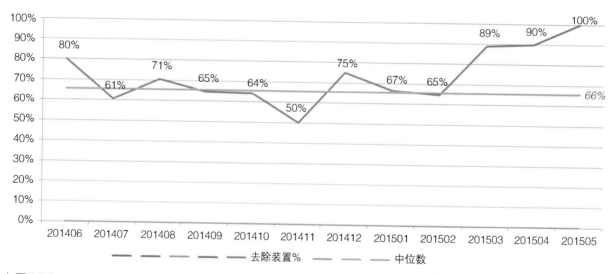

图 25-9
对装置去除的依从性改进

摘自:Du Toit,Briette (2015). The role of the critical care nurse in the implementation of an antimicrobial stewardship programme in a resource-limited country. Thesis (MSc) — Stellenbosch University,2015. http://hdl.handle.net/10019.1/98036

护士参与管理需解决的障碍

有些障碍会影响护士在抗菌药物管理中角色的发展、实施和扩大。我们发现：

1. 所有权/"品牌"

尽管人们越来越关注护士参与管理工作，护士经常没有认识到自己在抗菌药物管理中的潜力。如果建议他们进行管理，护士可能会担心人员短缺或工作量的复杂性增加而导致任务和护理工作未完成。因此，护士可能认为管理是开出适当的处方，而不是对抗菌药物的适当管理。这样的想法可能形成不正确的看法，并使护士不愿意参与 AMS 活动（Cotta，2014 年）。

	听说过 AMS	愿意参加 AMS
麻醉医生	38%	51%
药剂师	80%	100%
内科医生	64%	55%
外科医生	37%	48%
护士	22%	43%

然而，检查临床指南推荐的抗菌药物管理原则，例如"明智开始然后专注"（PHE，2015 年），有助于识别易于嵌入常规最佳护理中的元素（图25-10）。

01 尽量减少不必要的抗菌药物处方

02 确保适当的抗菌药物使用时间

03 采取必要的感染防治措施

04 获取用于显微镜观察、培养和药敏检测的样本

05 在合适的剂量和/或调整剂量后监测血药浓度

06 静脉用药仅适用于危重、无法耐受口服治疗的患者

07 每日核查微生物学结果，降级至窄谱

08 每日审核静脉治疗情况，及时转为口服

09 需要适当的单剂量术前预防性用药方案

图 25-10
最佳抗菌药物管理原则

实际上，有些作者已经提议"良好的护理是良好的管理，良好的管理是良好的护理"。

科罗拉多医院协会抗菌药物管理：良好的护理是良好的管理

 观看视频
https://www.youtube.com/watch?
v=h1s51rode94

"良好的护理是良好的管理，良好的管理是良好的护理"

2. 教育障碍

由于护士在本科阶段接受的教育不足，护士很难确定自己在管理中的角色，不知道如何参与管理（Castro-Sanchez et al，2016 年）。从本质上讲，护士不知道作为管理者应该做什么，不知道目前哪些管理过程运行不良（如单剂量外科预防或静脉转为口服），因为课程安排中通常不会包括这些内容。

通过针对不同环境实施教育干预，正在解决这一理论与实践之间的差距（图 25-11）。例如，苏格兰在本科教育中增加抗菌药物的内容，明显改善了知识水平和态度，很可能转化为患者和卫生保健部门的临床、健康和经济上的积极结果。

 观看视频：
https://player.vimeo.com/video/
221936904

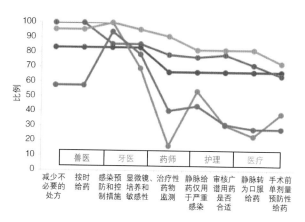

图 25-11
2013 年英国按本科学科划分的抗菌药物管理原则
摘自：Castro-Sánchez E，Drumright LN，Gharbi M，Farrell S，Holmes AH（2016）Mapping Antimicrobial Stewardship in Undergraduate Medical，Dental，Pharmacy，Nursing and Veterinary Education in the United Kingdom. PLoS ONE 11（2）：e0150056. https://doi.org/10.1371/journal.pone.0150056

最后，临床工作手册等资源中已经嵌入为护士制订的正式教育包，旨在提供有关抗菌药物管理的学习，支持该领域的实践（NES Scot，2015 年）。

工具包资源

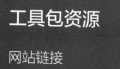

网站链接

 Castro-Sánchez E，Drumright LN，Gharbi M，Farrell S，Holmes AH（2016）Mapping Antimicrobial Stewardship in Undergraduate Medical，Dental，Pharmacy，Nursing and Veterinary Education in the United Kingdom. PLoS ONE 11（2）：e0150056 https://doi.org/10.1371/journal.pone.0150056

PDF 文章

NHS Education for Scotland（2015）Antimicrobial Stewardship Educational Workbook http://www.nes.scot.nhs.uk/media/3408708/ams_workbook_april_2015_interactive_final.pdf

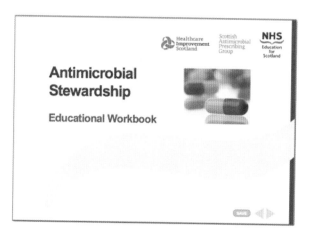

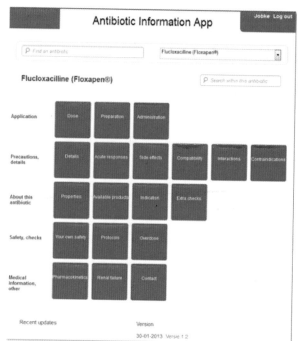

其他举措比如利用智能手机的应用程序（apps）等新技术，与最终用户—护士合作，共同设计了护士专用指南，符合护士的兴趣和工作要求，促进护士参与管理（Wentzel et al，2014 年）。这些方法的影响和可持续性尚未确定，需认识到全世界使用同一种方法可能不可行。

3. 领导力

虽然临床护理在管理中的作用在增加,仍需要护理领导的参与,使他们认识到护理对管理工作的重要贡献。令人鼓舞的是,一些护理领导正在发起抗菌药物耐药和 AMS 的讨论(图 25-12)。

阅读 Viv Bennet 的博客:

https://vivbennett.blog.gov.uk/2016/11/14/antimicrobial-stewardship-the-critical-role-of-nurses-and-midwives-by-karen-shaw/

阅读 Jo Bosanquet 的博客:

https://publichealthmatters.blog.gov.uk/2014/09/18/a-burning-platform-maximising-the-nursing-contribution-to-the-antimicrobial-resistance-challenge/

提议建立护士参与管理的领导力,提高护理领导对抗菌药物耐药威胁的认识,可作为确保护理参与工作的持续性和有效性的有效方法。

查看帝国理工学院大事:

http://www3.imperial.ac.uk/newsandeventspggrp/imperialcollege/medicine/departmentofmedicine/healthprotectionresearchunit/newssummary/news_3-11-2016-12-3-43

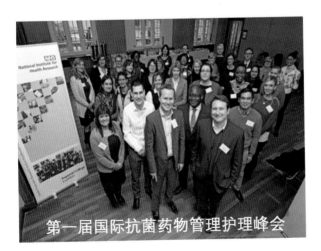

图 25-12
第一届国际抗菌药物管理护理峰会,伦敦帝国理工学院卫生保健相关感染和抗菌药物耐药国立研究院

小结

最佳的抗菌药物管理工作需进行多学科合作,保持其影响和可持续性。虽然护士参与管理举措仍然有限,并侧重于临床方面,目前有扩展护士角色并让高管、领导和决策制定者参与的机会。

从世界各地现有经验中学习,将有助于解决护理专业人员参与这一新实践领域相关的一些挑战。

(庄一渝,胡晓昀　译,李若瑜　校)

参考文献

Tackling Drug-Resistant Infections Globally: Final Report and Recommendations. The Review on Antimicrobial Resistance Chaired by Jim O'Neill, May 2016 https://amr-review.org/sites/default/files/160525_Final%20paper_with%20cover.pdf

Castro-Sánchez E, Gilchrist M, McEwen J, Smith M, Kennedy H, Holmes A. Antimicrobial Stewardship: Widening the Collaborative Approach. Journal of Antimicrobial Stewardship 2017; 1(1):29-37. Need link to this once published – DOI awaited

Cotta MO, Robertson MS, Tacey M, et al. Attitudes towards antimicrobial stewardship: results from a large private hospital in Australia. Healthc Infect. 2014;19(3):89–94. doi: 10.1071/HI14008. https://www.researchgate.net/publication/273606907_Attitudes_towards_antimicrobial_stewardship_results_from_a_large_private_hospital_in_Australia

Manning, M.L. The urgent need for nurse practitioners to lead antimicrobial stewardship in ambulatory health care. J Am Assoc Nurse Pract. 2014;26:411–413. https://www.ncbi.nlm.nih.gov/md/?term=The+urgent+need+for+nurse+practitioners+to+lead+antimicrobial+stewardship+in+ambulatory+health+care

Society for Healthcare Epidemiology of America and Infectious Diseases Society of America Joint Committee on the Prevention of Antimicrobial Resistance: guidelines for the prevention of antimicrobial resistance in hospitals. Shlaes DM, Gerding DN, John JF Jr, Craig WA, Bornstein DL, Duncan RA, Eckman MR, Farrer WE, Greene WH, Lorian V, Levy S, McGowan JE Jr, Paul SM, Ruskin J, Tenover FC, Watanakunakorn C.

Infect Control Hosp Epidemiol. 1997 Apr;18(4):275-91. http://www.idsociety.org/uploadedFiles/IDSA/Guidelines-Patient_Care/PDF_Library/Antimicrobial%20Resistance.pdf

Wentzel et al. Participatory eHealth development to support nurses in antimicrobial stewardship. BMC Med Inf and Dec Making 2014 14:45. https://bmcmedinformdecismak.biomedcentral.com/articles/10.1186/1472-6947-14-45

WHO, A universal truth: No health without a workforce, 2014 http://www.who.int/workforcealliance/knowledge/resources/hrhreport2013/en/

World Health Organization's World Health Statistics Report, 2011 http://www.who.int/whosis/whostat/2011/en/

第 26 章

药师在管理中的职能

> 作者：DEBRA A GOFF 和 TIMOTHY GAUTHIER

本章目标：

　　定义药师在抗菌药物管理中的职能。

　　论述药师在抗菌药物管理中的八个重要职能。

　　举例介绍药师如何履行职能。

学习效果

学习本章节内容后，参与者应该具备的能力：

- 阐述在医院环境中，如何与微生物学家合作实行快速诊断。
- 列出药师为合理使用抗菌药物提供宣传的一些方法。
- 定义药师在抗菌药物管理中的不同职能。

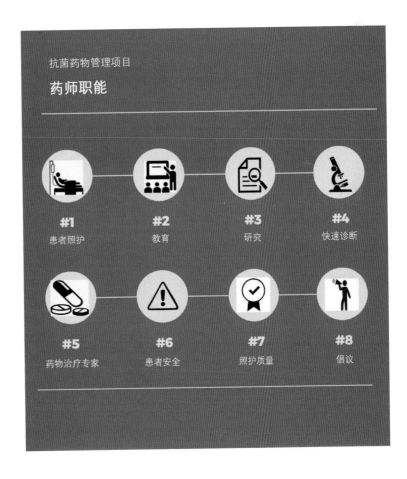

抗菌药物管理项目

药师职能

#1	#2	#3	#4
患者照护	教育	研究	快速诊断

#5	#6	#7	#8
药物治疗专家	患者安全	照护质量	倡议

药师在抗菌药物管理项目中有多项职能。美国感染疾病药师协会（SIDP）和卫生系统药师协会（ASHP）公开发表了一篇立场论文，强调经抗感染培训的药师在有效抗菌药物管理计划（ASP）中的作用。理想情况下，每个 ASP 药师都应该接受专业化的感染性疾病（ID）培训并通过继续教育和专业发展保持其 ID 技能。但目前，要求每家医院都拥有经过抗感染培训的药师是一个不小的挑战。如果正式的培训无法做到，也鼓励通过认证程序、线上课程、电子书的方式进行培训。

疾病控制中心（CDC）的核心文档阐明，成功的抗菌药物管理计划不仅需要医生的领导力和责任感，还需要具有药学专业知识的药师的领导。我们描述了药师的 8 个核心职能，并提供真实的成功案例。

患者照护

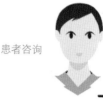

药物相互作用

患者咨询　　　剂量优化

在医院，药师可以对以下药物治疗的内容进行干预，比如静脉用药到口服的转化，肾功能不全患者的剂量调整、治疗药物水平的监护以及抗菌药物治疗周期的评估。参与患者治疗团队的药师，除了以上工作外，还可依据患者特定的病理生理状态、病原体的 MIC 值进行给药方案的优化，以及快速的降阶梯治疗。

工具箱资源

PDF 文章

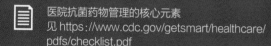 医院抗菌药物管理的核心元素
见 https://www.cdc.gov/getsmart/healthcare/pdfs/checklist.pdf

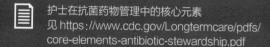 护士在抗菌药物管理中的核心元素
见 https://www.cdc.gov/Longtermcare/pdfs/core-elements-antibiotic-stewardship.pdf

药师在抗菌药物管理中的关键职能
见 https://www.cambridge.org/core/services/aop-cambridge-core/content/view/4D21B1A9827C636305B15D12648E60FF/S0899823X16000829a.pdf/essential_role_of_pharmacists_in_antimicrobial_stewardship.pdf

网址链接

Core Elements of Outpatient Antimicrobial Stewardship
见 https://www.cdc.gov/mmwr/volumes/65/rr/rr6506a1.htm

Goff DA., Kullar R., Goldstein E et al. Lancet Inf Dis 2017 Feb;17(2);e56-e63. doi:10.1016/S1473-3099(16)30386-3. A global call from fve countries to collaborate in antibiotic stewardship:united we succeed,divided we might fail.
见 https://www.ncbi.nlm.nih.gov/pubmed/?term=A+global+call+from+five+countries+to+collaborate+in+antibiotic+stewardship%3A+united+we+succeed%2C+divided+we+might+fail

工具箱资源

PFD 文章

 静脉用药到口服的转换：医院药师的快速参考指南
见 https://www.shea-online.org/images/priority-topics/Intermountain-IV-PO-Quick-Guide.pdf

网址链接

 Pharmacokinetics and Pharmacodynamics for antibiotics：back to basics
见 https://www.idstewardship.com/the-sciences-of-pharmacokinetics-and-pharmacodynamics/

 Insights and Resources：Antibiotic renal dose adjustments
见 https://www.idstewardship.com/insights-resources-antibiotic-renal-dose-adjustments/

教育

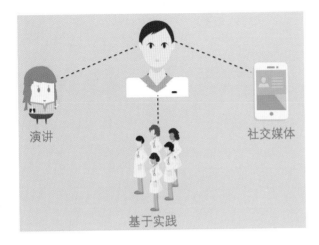

演讲

社交媒体

基于实践

　　药师在抗菌药物管理项目中,应当分享药学领域内外的药学专业知识。我们看一下主要的三类。

　　A. 演讲

　　由药师安排一个关于"病原体和药物"的讲座,主要关于临床感染性疾病的药物治疗。

　　B. 实践教育

　　教学在药学领域也是学习的重要组成部分。药师的任务是为受训人员和药师传授药学专业知识。鉴于医疗保健系统的所有专业人员都可以开具抗菌药物,药师提供合理使用抗菌药物的教育是至关重要的。

　　C. 社交媒体

　　社交媒体作为非传统的教育模式受到越来越多的关注,这类平台包括 Facebook、Instagram、Twitter、Figure1 和 YouTube,药师与受众以独特的方式进行沟通,提供有意义的资源或信息。

　　举一个来自 Instagram 上的例子,账号为 @idStewardship,是由有数年抗感染治疗经验的药学博士所主管,发表的文章内容包括,抗菌药物的实际应用、专家访谈、感染性疾病的药物治疗理论。

观看录像
见 https://www.youtube.com/watch?v=D-dWODP5ddw

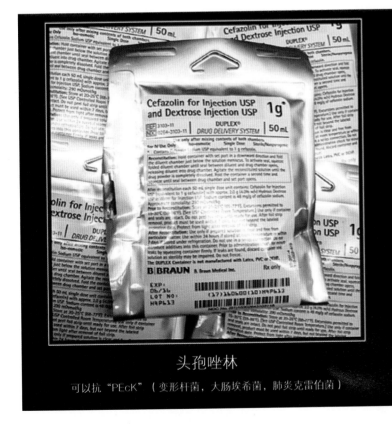

idstewardship

idstewardship Got #cefazolin? The 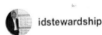 hospital pharmacy does!... Cefazolin (Ancef) is a first-generation #cephalosporin and beta-lactam antibiotic. It is most commonly employed for its Gram positive activity, which includes MSSA and Streptococcus pyogenes (both common skin and soft tissue infection pathogens)... Cefazolin can cover some limited Gram negatives and the acronym "PEcK" is used to help remember Proteus, E. coli, Klebsiella... ✖ Cefazolin does not have any noteworthy anaerobic coverage... Cefazolin is used at great frequency in the operating room for #surgical prophylaxis. . #Pharmacy #PharmacySchool #PharmSchool #Medicine #MedSchool #NursingSchool #PAschool #ARNPschool #RNschool #pharmacotherapy

323 likes

MAY 16

Add a comment...

头孢唑林

可以抗 "PEcK"（变形杆菌,大肠埃希菌,肺炎克雷伯菌）

269

工具箱资源

PDF 文章

 医院抗菌药物管理的实践指南
见 http://bsac.org.uk/wp-content/
uploads/2013/07/Stewardship-Booklet-
Practical-Guide-to-Antimicrobial-Stewardship-
in-Hospitals.pdf

网址链接

 Antimicrobial Stewardship Online Training
Course（British Society for Antimicrobial
Chemotherapy and University of Dundee
见 https://www.futurelearn.com/courses/
antimicrobial-stewardship

 Development of Antimicrobial Competencies
and Training for Staff Hospital Pharmacists
[open-access]
见 https://www.ncbi.nlm.nih.gov/pmc/articles/
PMC3887592/

 Review of Twitter for Infectious Diseases
Clinicians：Useful or a Waste of Time? [open-
access]
见 https://academic.oup.com/cid/article-
lookup/doi/10.1093/cid/civ071

 Instagram and Clinical Infectious Disease
[open-access]
见 https://academic.oup.com/cid/
article/61/1/135/340820/Instagram-and-
Clinical-Infectious-Diseases

工具箱资源

PDF 文章

 2018 年 IDSA 指南
见 http://www.bsac.org.uk/
antimicrobialstewardshipebook/Chapter 3/CDI
IDSA Guidelines 2018.pdf

网址链接

 Wenzler E，Wang F，Goff DA et al. An
Automated，harmacist-Driven Initiative
Improves Quality of are for Staphylococcus
aureus Bacteremia. Clin nfect Dis. 2017 Apr
4. doi：10.1093/cid/cix315. [Epub head of
print]
见 https://www.ncbi.nlm.nih.gov/
pubmed/28379326

 Goff DA，Bauer K，Mangino J. Bad bugs
need old rugs：a stewardship program's
evaluation of inocycline for multidrug-resistant
Acinetobacter aumannii infections. Clin Infect
Dis. 2014 Dec 1；59 uppl 6：S381-7
见 https://www.ncbi.nlm.nih.gov/pubmed/?ter
m=Goff+DA+bad+bugs+need+old+drugs

 Bauer K，West J，Obrien J，Goff DA.
Extendedinfusion cefepime reduces mortality
in patients ith Pseudomonas aeruginosa
infections. ntimicrob Agents Chemother. 2013
ul；57（7）：2907-12
见 https://www.ncbi.nlm.nih.gov/pmc/articles/
PMC3697364/pdf/zac2907.pdf

研究

研究也是抗菌药物管理的重要内容。美国感染病协会指南建议实行 ASP，以改进特定感染性疾病的抗菌药物使用合理性及临床结局。该方法要求制定医院分级别抗感染指南，并做到持续更新。ASP 的干预措施是否改进了抗菌药物的使用、细菌的耐药率以及患者的预后是至关重要的。ASP 研究可由药师主导，并与临床医生、护士和微生物学家共同完成。药师主导的几个 ASP 研究范例：

- 基于疾病的管理：由药师推进的自动化管理提高金黄色葡萄球菌血流感染的护理质量。
- 评估特定抗生素：评估米诺环素对多重耐药的鲍曼不动杆菌感染的疗效。
- 基于动力学／药效学的剂量优化：延长输注头孢吡肟时间，以降低铜绿假单胞菌感染患者的死亡率。

快速诊断

快速诊断是感染性疾病的重要挑战，数项研究表明快速诊断可缩短有效的抗感染治疗时间，甚至降低死亡率。ASP 的成功实施需要微生物专家的参与。一些研究提示，如果没有抗菌药物管理项目，即使快速诊断了病原菌，也无法进行快速的治疗，这既浪费了资源，又没有改善患者的照护。药师应与微生物学家合作，在实行治疗方案前得到快速诊断的结果。流程图显示，实验室需要书面、短信或电话通知药师，这样可能造成时间的延迟。有电子病历系统的医院应确定一种提醒药师检测结果的最高效的方式。工具箱提供了一个 RDT 的综述以及数个 RDT 联合 ASP 如何改善患者照护的研究。

工具包资源

网站链接

 见 https://www.ncbi.nlm.nih.gov/pubmed/27025521

 见 https://www.ncbi.nlm.nih.gov/pubmed/25261540

 见 https://www.ncbi.nlm.nih.gov/pubmed/?term=wenzler+eImpact+of+rapid+identification+of+Acinetobacter+Baumannii+via+matrix-assisted+laser+desorption

 见 https://www.ncbi.nlm.nih.gov/pubmed/20879856

 这里是一个简短的 TEDX 演讲,描述药师作为一个药物治疗专家的角色,是如何成为医疗保健领域的新"破坏者"的。

点击查看视频
见 https://www.youtube.com/watch?v=ajmT93H2RpA

工具包资源

PDF 文件

 Extended-Infusion Cefepime Reduces Mortality in Patients with Pseudomonas aeruginosa infection.[open access]
见 https://www.ncbi.nlm.nih.gov/pmc/articles/PMC3697364/pdf/zac2907.pdf

网站链接

 Antimicrobial Stewardship Programs:A Review for the Formulary Decision Maker[open access]
见 http://formularyjournal.modernmedicine.com/formulary-journal/news/user-defined-tags/antimicrobial/antimicrobial-stewardship-programs-review-for

药物治疗专家

药代动力学 / 药效学(PK / PD)优化: 作为药物治疗专家,药师可以制订优化 PK/PD 参数的治疗计划。药师发挥作用的一个重要例子是 β- 内酰胺类抗菌药物的输注问题,该类药物浓度高于细菌在感染部位的最小抑菌浓度(MIC)的时间越长,细菌杀灭越多。通过延长 β- 内酰胺类抗菌药物静脉输注时间至 3 小时或 4 小时,而不是采用标准的 30 分钟,可以延长浓度高于 MIC 的持续时间,从而提高杀灭细菌的效果,获得更佳的治疗结局。

治疗药物监测: 许多抗菌药物需要治疗药物监测,如万古霉素、氨基糖苷类、伏立康唑等。在这些情况下,药师对药物的熟悉程度以及对复杂药物相互作用的知识就是非常宝贵的资源。

处方集决策: 药师参与医院抗菌药物处方集管理,有助于确定哪些抗菌药物应处于"受保护状态",以确保它们在 ASP 监督下得以合理地使用。

患者安全

通过个人行动和参与跨专业团队,药师正致力于维护抗菌药物使用过程中的患者安全。

在提高患者安全性方面,药剂师可以参与:

- 报告用药错误。
- 评估报告错误的数据。
- 参与根本 - 原因分析。
- 制订和实施全系统变革以改进实践。
- 参与医院委员会的工作。

药师是患者安全领导者和抗菌药物管理者,他们的作用可从药物管理领域延伸到诸如感染控制的其他领域。例如对于艰难梭菌感染的管理,在预防和控制这种重要的病原体时,需要在有效控制感染和谨慎使用抗菌药物两方面获得一个有效的平衡。

工具包资源

PDF 文件

Patient Safety Movement. Actionable Patient Safety Solution (APSS) #3A: Antimicrobial Stewardship. The Role of Pharmacy and the Microbiology Lab in Patient Safety [open access]
见 http://patientsafetymovement.org/wp-content/uploads/2016/02/3A-Antimicrobial-Stewardship-April-2016.pdf

网站链接

Institute for Safe Medication Practices Tools and Resources
见 https://www.ismp.org/tools/default.aspx

Institute for Safe Medication Practices Canada. Ontario Antimicrobial Stewardship Project. Preserving Antibiotics for Future Generations
见 https://www.ismp-canada.org/abx/

Five Medication-Related Interventions Every Pharmacist Should Know about *Clostridium difcile*
见 https://www.idstewardship.com/five-medication-related-interventions-every-pharmacist-know-clostridium-difficile/

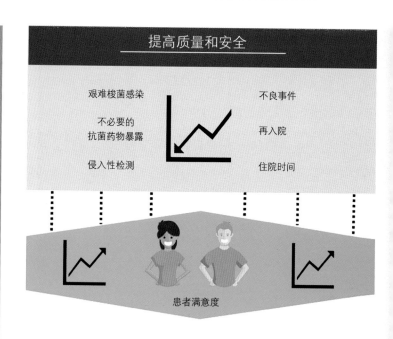

质量保证

为了实现护理质量符合抗菌药物管理的目标,一些抗菌药物管理药师甚至是医院质量管理部门的员工,而非医院药学部门的员工。

随着新的抗菌药物管理流程或服务的发展,可能需要持续的质量改进监测。通过这些监测结果,可以提出相应的改进措施,以进一步提高护理质量。随之产生的监测数据,可以向主管部门进行汇报,以体现抗菌药物管理计划的价值。

一项研究显示,有五分之一的接受抗菌药物治疗的住院患者受到了伤害。

国际上抗菌药物管理标准正在成为质量监测的部分,随着这一趋势的持续,药师团队必须聘请质量管理人员以确保相关工作合法合规。

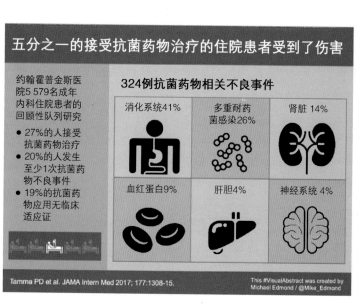

宣传

药师在向医疗服务提供者、患者和消费者进行合理使用抗菌药物的宣传工作方面发挥着重要作用。宣传可以在任何时间(Anytime)、任何地方(Anywhere),针对任何人群(Anyone)进行。当你想要进行抗菌药物宣传时,请记住这三个 "A"。这个 5 分钟的播客为药师提供了如何宣传合理使用抗菌药物的真实案例。

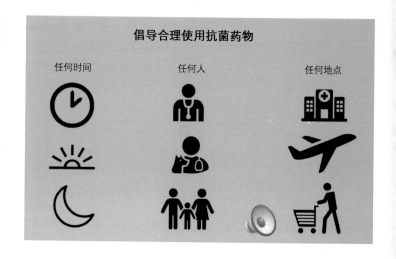

工具包资源

PDF 文件

 Antimicrobial Stewardship Across 47 South African Hospitals：an Implementation Study[open access]
见 http://www.thelancet.com/pdfs/journals/Laninf/P Ⅱ S1473-3099(16)30012-3.pdf

网站链接

 National Quality Partners Playbook：Antibiotic Stewardship in Acute Care
见 http://www.qualityforum.org/Publications/2016/05/National_Quality_Partners_Playbook__Antibiotic_Stewardship_in_Acute_Care.aspx

 A Review of Quality Measures for Assessing the Impact of Antimicrobial Stewardship Programs in Hospitals[open access]
见 https://www.ncbi.nlm.nih.gov/pmc/articles/PMC4810407/?report=reader

 Australian Commission on Safety and Quality in Healthcare：Antimicrobial Stewardship Initiative
见 https://www.safetyandquality.gov.au/our-work/healthcare-associated-infection/antimicrobial-stewardship/

 Association of Adverse Events With Antibiotic Use in Hospitalized Patients. Tamma et al
见 https://www.ncbi.nlm.nih.gov/pubmed/28604925

 Website with daily updates on antibiotic global news，literature，meetings，research，article links，and podcasts
见 http://www.cidrap.umn.edu/asp

 IDSA Guideline Implementing an Antibiotic Stewardship Program
见 http://www.idsociety.org/Guidelines/Patient_Care/IDSA_Practice_Guidelines/Antimicrobial_Agent_Use/Implementing_an_Antibiotic_Stewardship_Program/

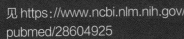 **下载幻灯片集**
见 http://www.bsac.org.uk/antimicrobialstewardshipebook/Chapter 26/2017 BSAC Advocacy w quick time sound.zip

　　为了举例说明药师如何倡导合理使用抗菌药物，您可能希望观看以下 2 个视频。视频一是来自药学博士 Debra Goff 的 TEDx 演讲，题为"Antibiotics：just-in-case"。在您观看视频的过程中，请思考以下问题：

- 如果我们坚持到 2050 年，预计到 2050 年因抗菌药物耐药造成的死亡人数是多少?
- 在美国，医院医生处方的抗菌药物存在多大比例的错误?包括错误的剂量、错误的疗程，甚至是错误的药物?
- 患者在住院期间如何管理抗菌药物?

TEDx 演讲

 观看视频
见 https://www.youtube.com/watch?v=ALryAB_AYiA&t=74s

　　这个 1 分钟动画视频带有声音，简洁明了，不仅可以让医疗服务提供者参与抗菌药物管理，还可以吸引消费者和患者。它为用户合理使用抗菌药物提供了 1 分钟的"elevator pitch（电梯简报）"。当您观看视频时，请思考以下问题：

- 在同事、患者或朋友观看视频后，您会与他们进行什么类型的讨论?
- 视频的主要内容是什么?

动画视频

 观看视频
见 https://www.youtube.com/watch?v=i7JdBfusaAo

（卢晓阳,陈娜　译,周文　校）

第 27 章

告知和影响：科学化管理、政治家和媒体

 作者：MICHAEL CORLEY

本章目标：

概述在抗菌药物耐药（antimicrobial resistance，AMR）和抗菌药物科学化管理（antimicrobial stewardship，AMS）相关的问题上与政治家和主流媒体交往的好处。

认为透明和公众问责文化可以帮助推动创建和维护一个有活力的抗菌药物耐药和抗菌药物科学化管理研究和实践社区。

证明公众参与抗菌药物耐药和抗菌药物科学化管理的必要性从未像现在这样紧迫。

指出向非专业人士清楚和负责地沟通抗菌药物耐药和抗菌药物科学化管理的挑战。

为一些可以帮助更清楚、更负责任的沟通的资源设置路标。

提供几种方式，使医务人员和科学家能够参与主流媒体、新媒体、政要和决策过程。

学习效果

完成本章后，应该能够：

- 了解为什么与政治家和记者交往对提高抗菌药物科学化管理的认识如此重要。
- 理解充满活力的研究和实践社区与透明和问责文化之间的联系。
- 阐明为何公众参与的必要性从未如此紧迫。
- 概述清楚和负责任的沟通的挑战。
- 列出一些可以帮助清楚和负责任的沟通的资源。
- 自信地与政治家和记者交往。

"毋庸置疑，一小群极富思想而又信念坚定的公民能够改变世界。事实也一直如此。"

Margaret Mead，美国人类学家（1901—1978 年）

虽然本章的大部分资料可以普遍应用，但许多参照都是基于英国的机构和实践。这只是因为试图解释每个媒体机构、投票机构或政府体系之间的差异是不切实际的。相反，我们希望读者能够根据自己的实际情况来采纳和调整内容。

公开

带来积极和可持续变革

无论你把它称为运动、影响、倡导、网络联系，还是发表意见，本章的重点是介绍我们 - 无论是个人还是集体 - 通过与主流媒体和政治家交往，从而带来积极和可持续变革的一些方法。

就像公开公正的首要原则一样，好的抗菌药物科学化管理不仅要做，而且必须要被看到在做。如果不首先得到公众、政治家和媒体的承认和高度重视，最佳实践怎能得到推广和持续？

这一原则也支持透明化——这对学习、改进和使彼此对我们所采取的行动负责至关重要。此外，与媒体和政治家交往可以帮助提高良好的管理水平的意识，从而推动创造和维护一个充满活力的实践和研究社区。

对迫切需要作出回应

然而，尽管提高认识有不可否认的好处，但几乎所有的证据都表明需要公众参与抗菌药物耐药从未像现在这样紧迫。

2015 年 WHO 对 12 个国家进行的调查强调了人们对抗菌药物耐药这个词缺乏认识。

访问网站
见 http://www.who.int/mediacentre/news/releases/2015/antibiotic-resistance/en/

同年，Wellcome Trust 的一项研究也发现，英国的人对"抗菌药物耐药"的含义及其可能对他们健康的影响知之甚少。

访问网站
见 https://wellcome.ac.uk/press-release/antibiotic-resistance-poorly-communicated-and-widely-misunderstood-uk-public

即使在医务人员中，抗菌药物耐药对不同的人也有不同的含义。2017 年，Wernli 等人在 *BMJ* 上发表了一篇文章

查看文章
见 http://gh.bmj.com/content/2/2/e000378

关于这一主题的几个占主导但竞争性的论述："抗菌药物耐药与医疗""抗菌药物耐药与发展""抗菌药物耐药与创新""抗菌药物耐药与安全""抗菌药物耐药与同一健康"。每一种论述都有其科学根源、问题的概念和优先采取行动的方法。仅凭某一点，都无法说明这项挑战的整体复杂性。

开门见山

几种竞争性论述复杂性结合的现象使越来越多的人希望参与他们所支持的活动的创建和传递。这是可以理解，也是最可取的。但是，要使我们每个人在努力中得到帮助，我们大家都必须采用一种基本上连贯一致的办法。要做到这一点，最快捷、最简单的方法之一是让我们每个人都能在以下情况时考虑我们的听众：

- 定义问题。
- 概述切实可行的解决方案。
- 描述我们扮演（或想扮演）的角色。
- 决定使用何种语言（例如，技术性的、会话性的、修辞性的）。
- 用例子和插图把我们说的话变得生动。
- 将我们的故事与最近或即将发生的活动或发展联系起来。
- 发布定义明确的"行动倡议"。

案例研究

继 *BMJ* 于 2017 年 7 月发表了 Llewellyn 等人关于何时停止使用抗菌药物合适的观点的文章之后，许多头条新闻和讨论是有助于还是阻碍了公众对抗菌药物耐药和抗菌药物科学化管理的理解？

查看文献
见 http://www.bmj.com/content/358/bmj.j3418

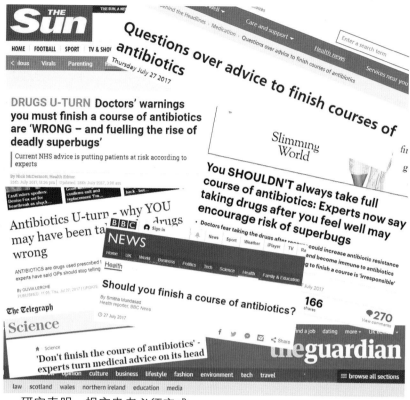

研究表明，规定患者必须完成
抗菌药物疗程是错误的

专家建议当患者自己感觉好些的时候应该停止
抗菌药物的使用而不是一定要完成医生的处方

当然，这是一个视角的问题。辩论是受欢迎
的，但如果它导致的混乱多于清晰呢？随后不久，
BSAC 在 *Guardian* 上发表了对这一情况的看法。

2017年7月Guardian发表了BSAC回应抗菌药物疗程已经
风光不再的文章

遵循关于抗菌药物的专业建议

BSAC的代表表示当患者觉得好些的时候就停止抗菌药物
的使用太主观

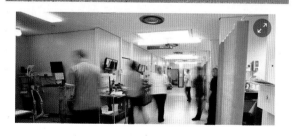

清楚和负责的沟通

正如 Ben Goldacre 在其著作 *Bad Science* 中
指出的那样。

查看著作
见 http://www.badscience.net/

许多主流记者没有科学背景。因此，我们必
须负责地与新闻采集机构合作，为辩论提供信息，
并准确而均衡地报道事态发展。

如果你想向公众传播研究成果，你可以参考
The Royal Society 在"科学与公众利益：向公众传
播新的科学研究成果"这一主题上的出色指导。

查看文档
见 https://royalsociety.org/~/media/
Royal_Society_Content/policy/
publications/2006/8315.pdf

获取免费信息和教育资源

当你试图告知和影响你专业以外的人时，除了你自己的研究，还有丰富的现有资源可供利用。抗菌药物资源中心（antimicrobial resource centre，ARC）是由英国抗感染化疗学会（British Society for Antimicrobial Chemotherapy，BSAC）开发的一个全球信息库，为任何对有效管理感染性疾病感兴趣的人提供信息。

> **访问网站**
> 见 http://www.bsac-arc.com/

它包括广泛的材料：视频、播客、信息图表、指南、图像、新闻文章、出版物、研究论文、幻灯片集和系统评论。

除了访问内容，还鼓励用户贡献内容，这样我们就可以帮助建立一个在世界任何地方都可以免费使用的巨大图书馆。

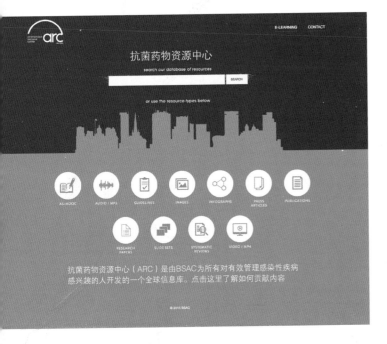

抗菌药物资源中心（ARC）是由BSAC为所有对有效管理感染性疾病感兴趣的人开发的一个全球信息库。点击这里了解如何贡献内容

齐心合力

合作和协同的力量在 BSAC 这样的专业团体的成员中体现得最明显。

> **访问网站**
> 见 http://www.bsac.org.uk/

他们支持像抗菌药物行动（BSAC 的公共参与部门）这样的运动。

> **访问网站**
> 见 http://antibiotic-action.com/

或者承诺充当抗菌药物卫士。政治家和记者很少低估人数优势。

> **访问网站**
> 见 http://antibioticguardian.com/

为了证明合作的重要性，BSAC 发表了一份名为《让耐药成为徒劳：将抗菌药物耐药政策付诸行动》的小型宣言，概述了为什么当局必须设法努力让学术团体和其他专业机构参与地方、国家和国际上抗击耐药行动。学术团体是研究、政策、服务和教育领域的基本组成部分，它以微不足道的公共财政成本提供大量的知识、公益和声誉方面的好处。

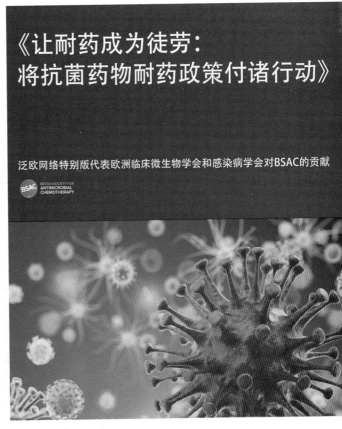

《让耐药成为徒劳：将抗菌药物耐药政策付诸行动》

泛欧网络特别版代表欧洲临床微生物学会和感染病学会对BSAC的贡献

主流媒体

与记者建立联系

无论你选择与他人合作还是单干，总有机会通过印刷和／或广播新闻来宣传一项活动或一项发展。如果你想确保自己的报道安全，英国媒体 Trust 为你编写了一份简短的公共关系计划介绍。

> **访问资源中心**
> 见 https://mediatrust.org/communications-support/resources/

如果你打算提供一个故事，你自己（作为发言人）首先要确定所有相关的健康，科学和大众新闻及记者。浏览发表的关于抗菌药物耐药的文章，应该会得到许多你需要的名词。任何一个好的搜索引擎都会帮助你做到这一点。

使用案例研究

大多数记者接受的训练是通过他们对人们的影响来讲述故事。因此，无论你选择说什么，把生命放在核心位置都是值得的。然后，证据就可以用来显示某一特定经历的典型程度和可能性。

你知道谁直接受到抗菌药物耐药的影响，并准备分享他们的经验，以教育和支持他人吗？你知道有什么创新实践正在或可能在实验室或医疗机构中产生巨大的影响吗？

给编辑写信

给编辑写信的主题各不相同。然而，最常见的话题包括：

- 支持或反对出版物在其社论中采取的立场，或回应另一位作者的来信给编辑。
- 就当前正在被依赖于刊物发行量的地方、区域或国家管理团体讨论的问题发表评论。通常，写信人会强烈要求民选官员根据他／她的观点作出决定。
- 评论在以前的出版物中已经出现的材料（如新闻报道）。这些信件可能是批评或者表扬。
- 纠正可能的错误或误述。

发表公开信

发表公开信的目的是让更多的读者阅读，也可以是写给个人的公开信，但这些信件仍然是有意广泛传播的。公开信通常以写给个人的信件的形式出现，但通过报纸和其他媒体（如给编辑或博客的信）提供给公众。尤其常见的是写给政治领导人的批评公开信。

 新媒体

普及主题

想象 Alice Roberts、Brian Cox 和 Robert Winston 这样的著名而成功的科学家，他们简单而有力地传达了复杂的思想。其中许多人充分利用新媒体与科学界以外的人进行交流。

博客、视频博客和播客

许多新媒体都欢迎博客、视频博客、播客和新闻文章的创意。以下是一些你可以考虑订阅或投稿的网站：

HuffPost

> **访问网站**
> 见 http://www.huffingtonpost.co.uk/

The Conversation

> **访问网站**
> 见 http://theconversation.com/uk

BuzzFeed

> **访问网站**
> 见 https://www.buzzfeed.com/?utm_term=.pa0rr32Vy

'Comment is Free' in the online Guardian

> **访问网站**
> 见 https://www.theguardian.com/uk/commentisfree

Reflections on Infection Prevention and Control

> **访问网站**
> 见 https://reflectionsipc.com/

BSAC'S blog

访问网站
见 http://www.bsac.org.uk

会面、倾听、说出来

越来越多志趣相投的人组成一个网络,他们举办公开活动(规模和形式各不相同),以证明科学对建立更广阔的世界的吸引力和相关性。它们为各种场合提供了很好的机会来教育、告知、辩论,甚至是娱乐。

为什么不在网上搜索你所在地区的活动详情呢?英国最活跃的社交网络包括(nota bene:这个列表并不全面):

CaféScientifique 是一个地方,在这里,只要一杯咖啡或一杯葡萄酒的价格,任何人都可以来探索科学技术的最新想法。会议在咖啡馆、酒吧、餐馆甚至剧院举行,但总是在传统学术环境之外。

访问网站
见 http://www.cafescientifique.org/

Soapbox Science 是一个新颖的公共宣传平台,旨在促进女科学家及其从事的科学工作。它把公共领域变成了公众学习和科学辩论的场所。

访问网站
见 http://soapboxscience.org/

STEM learning 是最大的 STEM(科学、技术、工程和数学)教育和职业支持供应商,为英国的中小学、大学和其他与年轻人合作的团体提供服务。该网络通过与政府、慈善信托基金及雇主的合作,致力于增加从事与 STEM 有关的研究及职业的青少年人数。

访问网站
见 https://www.stem.org.uk/

TED 是一个致力于传播思想的非营利组织,通常以简短、有力的演讲(18 分钟或更少)的形式呈现。它涵盖了 100 多种语言的几乎所有主题。同时,独立运行的 TEDx 活动有助于在世界各地的社区中分享想法。

访问网站
见 https://www.ted.com/

政治家

游说公职人员

无论你住在哪里,都要从你自己的民选代表开始。如果你是他或她的选民,他们有义务回应你。

在英国,你可以通过访问 WriteToThem 找到代表你的人。顾名思义,这个网站还提供了一个电子写信工具,就如何最好地赢得当选公职人员的注意提供了明确的建议。

访问网站
见 https://www.writetothem.com/

为什么医务人员应该与政治家和决策过程打交道——国会议员 KEVIN HOLLINRAKE
(视频 17)

 观看视频

见 https://vimeo.com/256919718

案例研究

不要以为所有的政治家和 / 或决策者都意识到了抗菌药物耐药带来的挑战。只要提出与民选代表讨论你的工作,就可以取得很大的成就。例如,英国内阁卫生部长 Julie Cooper 访问了附近一家医院的微生物学团队后深受影响。她在 Westminster Hall 辩论期间提到这次访问,以纪念 2017 年世界抗菌药物宣传周。

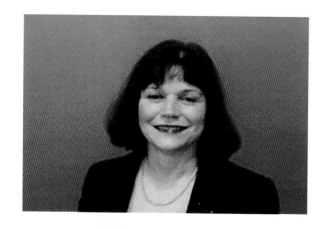

"我最近会见了 *The Royal Blackburn Hospital* 的微生物学家，他们明确表示，必须采取紧急行动，防止抗菌药物的不当使用。他们坚持认为：如果我们不能解决这个问题，我们很快就会面临这样一种情况，由于我们在与感染的斗争中失败，即使是最简单的常规手术也不能开展。议院各方国会议员都对抗菌药物耐药感到担忧，我们有责任共同督促政府采取行动。问题不在于我们是否有能力采取行动，而在于我们是否能承受不采取行动的后果。"

Julie Cooper，伯恩利国会议员，内阁卫生部长

在英国国会，国会议员们能做些什么来提出一个问题呢？

国会议员们在议院提出问题的方法上有他们的个人偏好。你可以在 www.parliament.uk 或向下议院新闻办公室索取相关的情况介绍，了解关于以下每种方法的更多信息。国会议员们可以：www.parliament.uk

- 向某一部长提出书面或口头的质询
- 申请休庭辩论，在此期间部长必须作出答复
- 推出私人会员条例草案
- 提出一个申请
- 制表或签署早期动议（EDM）

与英国全党国会团体（All-Party Parliamentary Groups，APPGs）建立联系

APPGs 是非正式的跨党派组织，在国会中没有正式地位。尽管许多时候会选择国会以外的相关个人和组织参与他们的管理与活动，但他们由下议院和上议院的议员管理并为他们服务。

国会网站列出这些团体的好处如下：

- 一个不受激进党控制的跨党派互动论坛。
- 两院议员互动论坛。
- 议员、学者、商界人士、第三部门和其他感兴趣团体的论坛。
- 为政策讨论和辩论提供时间和空间。
- 议员制定政策议程的方法，通常由内阁大臣和各政党领袖决定，特别是由政府的立法优先事项决定。

以下被认为可能是与我们工作最相关的 APPGs 的选择：

抗菌药物（BSAC 为本团体提供秘书处）

访问网站
见 https://www.publications.parliament.uk/pa/cm/cmallparty/170502/antibiotics.htm

未来一代

访问网站
见 https://publications.parliament.uk/pa/
cm/cmallparty/180131/future-generations.
htm

全球健康

访问网站
见 https://www.publications.parliament.uk/
pa/cm/cmallparty/170502/global-health.
htm

健康

访问网站
见 https://publications.parliament.uk/
pa/cm/cmallparty/170502/health.
htm

在所有政策中贯彻卫生工作

访问网站
见 https://publications.parliament.uk/pa/
cm/cmallparty/170502/health-in-all-policies.
htm

生命科学

访问网站
见 https://publications.parliament.uk/pa/
cm/cmallparty/170502/life-sciences.htm

疟疾和被忽视的热带病

访问网站
见 https://publications.parliament.uk/
pa/cm/cmallparty/170502/malaria-and-
neglected-tropical-diseases.htm

患者安全

访问网站
见 https://publications.parliament.uk/pa/
cm/cmallparty/170502/patient-safety.
htm

个体化医疗

访问网站
见 https://publications.parliament.uk/
pa/cm/cmallparty/170502/personalised-
medicine.htm

药学

访问网站
见 https://publications.parliament.uk/
pa/cm/cmallparty/170502/pharmacy.
htm

初级医疗和公共卫生

访问网站
见 https://publications.parliament.uk/pa/
cm/cmallparty/170502/primary-care-and-
public-health.htm

科学化

访问网站
见 https://publications.parliament.uk/
pa/cm/cmallparty/170502/scientific.
htm

脓毒症

访问网站
见 https://publications.parliament.uk/pa/
cm/cmallparty/170502/sepsis.htm

举办一个活动

举办一个活动是发起一项运动或提高你所从事工作意识的一个很好的方式。如果你想邀请一个国会议员参加你的活动，或者请他或她在 The Palace of Westminster 支持一项活动，请仔细思考你的目标。

- 他们会给你的活动带来什么价值？你想通过他们的出席得到什么？
- 他们扮演什么样的角色？
- 他们能从这次活动中得到什么？
- 这与他们的专业兴趣有无关系？
- 这是邀请他们参加的最好的活动，还是你正在计划另一个可能更适合的活动？

281

检查记录

任何人都可以搜索国会的出版物和记录，这个门户包括对 Hansard 的开放访问，Hansard 是两院会议记录的逐字编辑报告。通过搜索这些页面，你可以找到谁在什么时候说了什么。

访问网站
见 https://hansard.parliament.uk/

以下是特选委员会的调查

特选委员会在国会两院都有工作。他们检查和报告的领域从政府部门的工作到经济事务。这些调查的结果是公开的，许多需要得到政府的答复。

以下是一些与我们的工作最相关的特选委员会：

教育（下议院）

访问网站
见 http://www.parliament.uk/business/
committees/committees-a-z/commons-
select/education-committee/

环境、食品和乡村事务（下议院）

访问网站
见 http://www.parliament.uk/business/
committees/committees-a-z/commons-
select/environment-food-and-rural-affairs-
committee/

健康（下议院）

访问网站
见 http://www.parliament.uk/business/
committees/committees-a-z/commons-
select/health-committee/

科学和技术（下议院）

访问网站
见 http://www.parliament.uk/business/
committees/committees-a-z/commons-
select/science-and-technology-committee/

科学和技术（上议院）

访问网站
见 http://www.parliament.uk/business/
committees/committees-a-z/Lords-select/
science-and-technology-committee/

与地方政府的代表联络

如果你住在苏格兰、威尔士、北爱尔兰或伦敦，至少有一位民选代表在处理移交问题。在苏格兰，苏格兰国会（MSPs）成员代表当地或区域的选民，威尔士国会成员和伦敦国会成员也是如此。在北爱尔兰，你有一名北爱尔兰国会成员代表你。更多信息请访问：www.scottish.parliament.uk，www.assemblywales.org，www.niassembly.gov.uk 或 www.london.gov.uk.

监督智库工作

智库，政策研究所或研究机构是一个对社会政策，政治战略，经济，军事，技术和文化等主题进行研究和宣传的组织。大多数政策研究所都是非营利组织。其他智库由政府，倡导团体或企业资助，或从与项目相关的咨询或研究工作中获得收入。

以下是一些专门研究健康和科学政策的英国智库：

2020health.org：基层独立健康和技术智库。总部设在 Westminster。

访问网站
见 http://2020health.org/2020health

公共政策研究所：公共政策研究所是英国领先的先进智库，为公正，民主和可持续发展的世界提供前沿研究和创新政策理念。

访问网站
见 https://www.ippr.org/

海外发展研究所（ODI）：ODI 是英国在国际发展和人道主义问题上的领先独立智库。ODI 为在非洲的发展中国家公共部门工作的经济学研究生提供奖学金计划。

访问网站
见 https://www.odi.org/

改革研究所(Reform):Reform 建议改善公共服务的提供和经济繁荣。对经济,卫生,教育和法律与秩序等核心问题进行高质量的研究。总部位于 Westminster。

访问网站
见 http://www.reform.uk/

鲍集团(The Bow Group)制定政策,发表研究报告,并激发保守党内部的辩论。

访问网站
见 https://www.bowgroup.org/

回应公众咨询

公众咨询是监管程序的一部分,通过此程序,公众就影响他们的事项提出意见。其主要目标是提高大型项目或法律和政策的效率、透明度和公众参与。正如标题所暗示的,任何人都可以回应。

你可以按关键字,出版物类型,政策区域,部门,文档状态,位置和发布日期搜索所有的英国政府咨询。

访问网站
见 https://www.gov.uk/government/publications?publication_filter_option=consultations

注册国会警报

通过电子邮件注册国会警报,随时了解政治发展情况。订阅时,只需选择你感兴趣的领域即可。

访问网站
见 https://subscriptions.parliament.uk/accounts/UKPARLIAMENT/subscriber/new

(吴安华,伍玉琪　译,倪语星　校)

结　果

第 1 章

结果 1：概括了解什么是抗菌药物，如何产生作用，以及耐药的基本机制

抗菌药物作用于细菌，通过破坏细菌细胞的必要生理过程或结构发挥作用。根据其导致细菌死亡或者减缓细菌生长，分为杀菌剂或抑菌剂。

抗微生物药物耐药是指一种微生物对最初能有效治疗其感染的一种抗微生物药物产生抗性。

总体上，细菌有三类主要抗菌药物作用靶位：

- 围绕细菌细胞的细胞壁或细胞膜。
- 合成 DNA 和 RNA 的要素。
- 合成蛋白质的要素（核糖体和相关蛋白）。

细菌通过两种途径获得各种耐药性

- 细菌 DNA 的随机改变（突变）可能偶然获得耐药性。
- 或者，可以从附近其他细菌获得耐药基因。此过程称为水平基因转移。

结果 2：概述耐药的驱动因素

过量和错误使用抗微生物药物加速了耐药菌的出现，而感染控制实施不佳、卫生条件不足、食品加工方式不恰当、贫困、诊断手段匮乏或不力、农业和环境中抗菌药物的使用和滥用，旅行以及其他促进抗微生物耐药的出现和进一步播散。

结果 3：概述全球主要抗菌药物耐药病原体流行病学和抗菌药物用量

通过监测获得的全球抗菌药物用量和耐药性的流行病学分析数据差强人意，不一致或未经统一，不能对整个医疗卫生环境的情况进行充分描述。良好实践正在出现。

在欧盟，每年给社会造成的损失是 15.6 亿欧元和 6 亿工作日产值。

与敏感菌感染相比，耐药菌感染的影响导致归因成本、住院时间、死亡率和发病率增加。

结果 4：解释耐药菌感染的临床和经济影响以及对医疗保健获得性感染的影响

在美国，由医疗保健获得性感染导致的 99 000 死亡病例中，大多数是由于耐药菌感染。

在欧盟，每年给社会造成的损失是 15.6 亿欧元和 6 亿工作日产值。

与敏感菌感染相比，耐药菌感染的影响导致归因成本、住院时间、死亡率和发病率增加。

结果 5：列出一些抗菌药物管理定义和抗菌药物管理计划的目标

抗菌药物管理被定义为"最佳的抗菌药物选择、剂量和疗程，对于感染的治疗或预防能获得最好的临床结局，最低的患者毒副作用，及最小的后续耐药影响。"。也可定义为"机构或医疗卫生系统范围内促进和监测抗微生物药物合理使用，以维持其未来的有效性的措施"。

抗菌药物管理的目标是改善患者的预后，提高患者安全，减少耐药和优化成本。理解和衡量抗菌药物管理的任何意外后果，特别是危害，也是一个重要的目标。

结果 6：识别感染控制和抗菌药物管理实践的核心要素，并在虚构的医疗保健获得性耐药菌感染暴发情境下进行考虑

有关感染控制和预防计划的核心内容，请访问以下链接：

https://www.reactgroup.org/toolbox/prevent-infection/health-care/core-components/

有关抗菌药物管理计划的核心内容，请访问以下链接

https://www.reactgroup.org/toolbox/prevent-infection/health-care/core-components/

结　果

第 2 章

结果 1:解释全球抗菌药物使用的变化以及是什么推动了这种变化

抗菌药物使用已在全球范围内不断增加。在 2000—2010 年期间,总使用量估计增加了 35%,广谱青霉素和头孢菌素(最常供应的抗菌药物)增加了 40%。这一增长主要是由经济增长、卫生支出增加以及中等收入国家抗菌药物可及性增加等因素驱动的。尽管如此,高收入国家的人均抗菌药物使用仍然是最多的。抗菌药物耐药率的上升和多重耐药微生物的产生导致糖肽类和以及碳青霉烯和多黏菌素(例如黏菌素)等保留和最后防线的药物使用增加。

结果 2:描述社区、医院和长期护理老年护理机构中抗菌药物使用率和使用量

大约 80% 的绝大多数抗菌药物的使用发生在社区,社区人群抗菌药物处方的百分比在不同国家有所不同。OECD 国家之间在抗菌药物使用量上有 4 倍的差异。年幼者和年老者中使用率最高,并且在冬季使用率更高,这与上呼吸道感染的不合理治疗有关。

在欧洲高使用率和低使用率国家之间,医院抗菌药物的使用量有三倍的差异,22%~55% 的住院患者被开具了一种或多种抗菌药物的处方。ICU 中,有更多的患者被开具了抗菌药物,使用率更高。

护理院的抗菌药物使用率很高,在 1 年内有 50%~80% 的受照护者接受至少一个疗程的全身抗菌药物。

结果 3:列出社区和医院中最常处方的抗菌药物

青霉素是社区中最常用的抗菌药物(占使用量的 30%~60%)。其次是头孢菌素类,大环内酯类和喹诺酮类,其使用比例和用量在不同国家之间差别很大。

在一些国家头孢菌素和其他 β 内酰胺类药物(包括碳青霉烯)目前在医院的处方比青霉素类(包括青霉素 -β 内酰胺酶抑制剂复合制剂)更常见,其次是喹诺酮类。

结果 4:描述医院中抗菌药物使用的趋势

在高收入国家,2/3~3/4 的抗菌药物用于治疗感染,高达 1/5 用于手术预防。

随着第三代和第四代头孢菌素、青霉素 -β 内酰胺酶抑制剂复合制剂和碳青霉烯的使用增加,广谱抗菌药物的使用越来越多。2015 年,青霉素 -β 内酰胺酶抑制剂复合制剂和超广谱青霉素类约占欧洲医院青霉素使用量的 80%。

多重耐药和广泛耐药微生物在 ICU 病房中日益增多驱动了糖肽类和广谱药物如哌拉西林他唑巴坦,第三代和第四代头孢菌素,碳青霉烯类和最后防线药物如黏菌素等药物的使用。

结果 5:描述抗菌药物的误用

误用包括三方面:

- 使用不足——主要与低中收入国家医疗资源缺乏有关。
- 不必要使用——非细菌引起的感染,如病毒感染,或者无需使用抗菌药物。
- 不合理(不理想)使用——使用时机、抗微生物药物选择、剂量、给药途径、给药频次或者疗程不正确。

结果 6:列出抗菌药物不合理处方 / 使用的常见指征

社区中用于上呼吸道感染的抗菌药物处方可能超过 50% 都是不合理的。高达 30% 的老年护理院中的受照护者因为无症状性菌尿接受无指征的抗菌药物治疗。

在低收入国家,抗菌药物不合理使用常见于腹泻和疟疾。

在医院中,抗菌药物不合理使用常见于:外科预防(尤其是用药时间过长)、呼吸道感染(社区获得性肺炎、支气管炎)和尿路感染。

结　果
第 2 章

结果 7:列出抗菌药物使用的关键驱动因素 / 决定因素

- 处方者的态度、信仰和社会准则。

- 组织文化,包括基于决策自治和医生等级制度,由高年资医生制订的处方"礼节"。

- 在处方者的日常临床实践中,耐药并不被认为是一个重要问题。

- 缺乏本地抗微生物药物耐药的知识,抗菌药物知识的差距,和 / 或对现有证据或当地或国家处方指南缺乏了解。

- 诊断不确定。

- 患者对抗菌药物治疗的期望,以及抗菌药物处方者 / 提供者对这种期望的态度。

- 报销制度和药企的市场营销。

- 抗菌药物供应的管理。

结　果
第 3 章

结果 1:评价什么是抗菌药物管理,什么是谨慎的抗菌药物处方

为了保证所有处方提供者选择抗菌药物管理的正确定义,在此重申(第 1 章中曾有提及):"为了患者正确的适应证(正确的诊断)在正确的时间使用正确的抗菌药物,采用正确的剂量和给药途径,以尽量减少对本患者和未来患者的损害。"此定义概述了抗菌药物处方的关键原则。这些原则保证抗菌药物处方只提供给非自限性细菌感染。抗菌药物管理计划创造了促进符合上述定义的处方的过程。此外,管理计划负责跟踪、报告处方和耐药性随时间的变化趋势。

谨慎的抗菌药物处方最终会提高患者的安全,改善临床结果,进行经济有效的治疗,减少毒性和不良事件。抗菌药物管理计划可以通过很多方法保证起始抗菌药物的及时和恰当。其中一种方法是制订临床路径,指导处方开具者对特定疾病使用适当的抗菌药物。临床路径可整合进病案系统直接用于开处方,或者制作成手册或网页,以供使用。

除了起始抗菌药物的及时、恰当,抗菌药物管理计划还可能通过执行及时的评估或者依据肾功能调整剂量等措施来减少不良事件的发生。及时降阶梯治疗(作为抗菌药物处方评价的一部分)可以使得患者广谱抗菌药物暴露最小化,从而减少相关事件如耐药或者艰难梭菌感染。依据肾功能调整剂量可以保证患者没有超量或剂量不足而导致不良反应,感染复发或者耐药发生的风险增加。

结果 2:探索在急症医院实施抗菌管理计划的机会

本章描述了实施抗菌药物管理干预措施的机会,例如:

- 手术预防抗菌药物的最佳使用(选择和持续时间)。
- 在不增加死亡和感染相关再入院的前提下减少抗菌药物消耗和成本。
- 相关研究证明了抗菌药物管理计划如何能够优化医疗成本。
- 用可以成功实施干预措施的领域的例子描述抗菌药物管理计划的核心要素。

美国疾病预防和控制中心已经建立了发展成功的抗菌药物管理计划的必要核心元素。这些核心元素见下:

- 领导承诺:提供必要的专门的人力、财力和信息技术的资源。
- 责任到人:指定单一领导者对项目负责。成功的项目经验显示临床医生作为领导是有效的。
- 药物专家支持:指定单一药师领导者对改善抗菌药物使用负责。
- 行动:执行至少一项推荐,比如在开始治疗一段固定的时间后对继续当前治疗的必要性进行全面评估(即 48 小时后"抗菌药物暂停"),静脉转口服项目,前瞻性审计和反馈,抗菌药物限制等。
- 追踪:监测抗菌药物处方和耐药模式。
- 报道:定期向医生、护士和相关员工汇报抗菌药物使用和耐药信息。
- 教育:向临床医生提供关于耐药和优化处方的教育。

结　果
第 3 章

结果 3：在急症医院场景中应用谨慎抗菌处方的关键原则

通过两个临床场景来演示抗菌药物管理计划如何帮助谨慎的处方。工具包有额外的资源。

结果 4：讨论抗菌药物管理的可能非计划性后果

过程、结果和平衡测试对于适当评价抗菌药物管理的价值和后果是需要的。尤其需要采取平衡测试来检测这些干预措施的非计划负面后果，这是确保抗菌药物管理计划安全的基础。医疗系统、临床医生和患者应该对干预的结果和价值充满信心。

总而言之，本章强调，我们需要明智地使用我们的资源；"扩大获得适当药物的机会，使所有人，无论种族、性别或社会经济地位，都能获得，同时保留这些珍贵的化合物，仅用于治疗那些针对性的疾病。"我们都必须认识到这个问题的严重性，并承诺明智地使用这些宝贵的资源，以平衡意外后果。ASPs 可以帮助我们识别这种情况，避免不适当的抗菌药物使用。我们有办法确保我们的抗菌药物库保持有效，并且保持在研的未来的抗菌药物的有效性。

结　果
第 4 章

结果 1：描述制订抗菌药物管理计划的关键步骤

　　成功的管理需要动力、责任感和领导力。

结果 2：确定需要参与计划的关键人员

　　这些人员包括医务人员和药房工作人员，也包括护理
人员和其他专业人员。

结果 3：概述管理计划将开展的一些重要活动

　　让这些人员投入服务可能需要一个业务案例。

　　每个组织都将面临一些障碍，只有克服这些障碍，才
能启动并运行管理计划。

结果 4：描述一些能够被该计划监测的输出指标

　　（财务、指南遵守情况、结果 - 缩短住院时间等）

　　该计划应具有短期、中期和长期目标，并内置管理和
报告 / 监测程序，以衡量成功和避免危害。

结 果
第 5 章

此章节的关键信息

1. 为衡量您所属中心当前管理活动的过程和结果制订策略。

2. 阐明您所属中心当前管理活动的组织结构和问责制。

3. 探索并记录您所属中心的动力,以提高在抗菌管理方面的领导能力和对此事业的奉献度(以人力和经济资本来衡量)。

结 果
第 6 章

本章节关键信息

- 如果 AMS 在计划实施方面的组织结构中被忽视，那么将不清楚哪些资源可用于此。

- 在管理方面，组织内明确的问责制是至关重要的。这些问责途径可能是更广泛的质量改进的一部分，或致力于感染控制和 AMS。无论何种方式，这些都应该是可识别的。

- 在国家层面，行动计划必须确定各利益攸关方的范围和相关性，包括可能需要的能力建设。根据国家行动计划的成熟度，通过在计划层面评估工作人员和公众参与以采用一种全面的方法。

- 最后，纵观医疗行业，使用框架来评估 AMS 的整合水平，以确保我们的策略符合患者路径以及生物之旅。

结　果
第 7 章

结果 1：解释经验性处方是什么，并且理解为什么它是目前临床常规实践的一部分

经验性处方是指在没有完全了解病因之前，根据能够覆盖最可能病因的"最佳猜测"开具的处方（在本案例中指抗菌药物）。目前的诊断检验报告周转时间太长，以致临床医生通常不能或不愿意等到结果报告之后再进行治疗。

结果 2：理解为什么经验性处方是不理想的，以及为什么需要改进现有的感染诊断方法

经验性处方意味着如果患者有严重感染可以迅速得到抗菌治疗；然而，这也同样意味着如果患者没有感染，会得到不必要的治疗；或者患者感染了却没有得到适当的抗菌治疗。

改进诊断检验要求缩短报告周转时间，在理想情况下，使每个抗菌药物处方"有据可依"。

结果 3：解释说明实验室如何支持抗菌药物管理活动

现有的实验室实践可以通过，在临床有效时间范围内向临床医生提供结果，来促进抗菌药物管理活动。通过实验室认证和其他质量保证行为以确保结果准确可靠。

引入实验室自动化系统以及改进日常操作流程能够加速结果报告。新型技术，诸如使用基质辅助激光解吸电离飞行时间（MALDI TOF）质谱进行细菌鉴定、针对微生物核心基因组的全基因组测序以及应用国际标准化抗菌药物敏感性方法检测抗菌药物耐药性，都对诊断服务产生了巨大改变。

结果 4：解释为什么临床医生需要理解诊断检验的合理运用，以及不合理使用时检查结果是如何产生误导的

任何诊断检验的价值取决于它是否被正确使用。正确的检验必须在正确的情况下使用。否则，产生的结果可能会被错误地解读并导致错误的诊断和 / 或治疗。譬如，老年患者使用尿液试纸（用于诊断尿路感染），可能在非感染情况下得到阳性结果。

结果 5：了解什么是快速生物标志物测试（如 C-反应蛋白和降钙素原），以及如何使用它们指导抗菌药物处方决策

C-反应蛋白（CRP）和降钙素原（PCT）是急性期蛋白。机体存在炎症反应时其测试值升高，并且对细菌感染具有一定特异性。

这些检验可用于区分细菌和病毒感染，因此可用于鉴别一些无需进行抗菌治疗的患者。还可用于治疗监测并指导抗菌药物的停止使用。

结　果
第 8 章

本章的主要内容

- 熟悉与 PK/PD 相关的常用术语以指导抗菌药物使用。抗菌药物 PK/PD 与时间 - 浓度曲线特点最相关,决定了其杀菌效果。

- 注意重症患者、新生儿、妊娠妇女和肥胖患者的临床给药剂量不同于标准给药剂量,可能影响抗菌药物给药策略优化的临床情况。

- 了解多药耐药菌治疗的复杂性,PK/PD 特点取决于联合用药方案和给药剂量的改变。

- 了解如何应用 PK/PD 用于抗菌药物管理,以达到最佳疗效,同时减少耐药的发生和抗菌药物的过度使用。

结　果
第 9 章

结果 1:知晓您的机构可用于抗菌药物管理基线分析的工具

评估当前抗菌药物管理(AMS)实践的基线检查表可在实施抗菌药物管理计划(ASP)之前提供有用的差距分析。有用的资源:CDC 或 NICE 的基线检查清单和澳大利亚卫生保健安全和质量委员会的改进措施工具包。

实施一项成功 ASP 的推荐路径:

- 收集机构内基线数据。
- 调查机构内的 AMS 文化。
- 评估可用于支持 ASP 的资源。
- 审查现有的抗菌指南和政策。
- 评估组织内的沟通。

结果 2:明确应该包含在抗菌药物管理团队中的关键人员

成功的抗菌药物管理小组应包括 AMS 团队的核心成员以及机构临床专家代表,例如:

- 具有实施改进措施经验的高级领导。
- 感染科医生。
- 感染药师。
- 微生物学家。
- 护士代表。
- 临床专家代表。
- 感染控制人员代表。
- 药物和治疗委员会代表。
- 初级保健代表。

结果 3:理解医院结构中抗菌药物管理团队的合适位置

成功的 ASP 应具有临床领导力和共同责任。 在制订 ASP 时,应清晰划定执行团队、管理部门以及机构内其他相关委员会的责任。本章提供了抗菌药物管理团队在一家大型多点教学医院机构结构中位置的示例。

结果 4:知道如何确定抗菌药物管理应该聚焦的区域

ASP 没有"通用"的方法,管理计划根据机构的规模和专业不同而有所不同。ASP 应覆盖整个机构,但许多中心可用的 AMS 资源有限,在这种情况下,应识别和确定 ASP 的优先区域。 建议的优先区域是:

- 复杂的患者,如 ICU、急诊入院的患者。
- 抗菌药物使用量高的区域。
- 抗菌药物耐药率高的区域。
- 对指南依从性差的区域。

应根据现患率调查、抗菌药物耐药监测、抗菌药物使用监测和与同级别机构的基准对比来评估既有 ASP 中的优先事项。

结　果
第 9 章

结果 5:确定抗菌药物管理中采用的核心和其他干预措施

核心干预是 ASP 的基础。核心干预措施包括:

- 对特定抗菌药物重新授权以进行处方分级管理。
- 处方预审及反馈。
- 多学科 AMS 团队。
- 指南制定。

应考虑将适合该医疗机构的其他可用干预措施纳入 ASP。其他干预措施包括:

- 基于培养结果的降阶梯治疗。
- 剂量优化。
- 静脉向口服转换。
- 教育。
- 抗菌谱 - 患者和机构层面。
- 提供决策支持和加强监测的信息技术。
- 抗菌药物采购目录。
- 抗菌药物轮替。
- 抗菌药物联合治疗。

结果 6:能够确定评估抗菌药物管理有效性的方法

明确的结果评价指标应该被定义为 ASP 策略的一部分,并用于评估 ASP 的有效性。建议的评价指标包括:

- 审核对指南的依从性。
- 审核文档 - 包括适应证、停止 / 审查时间、48~72 小时审查。
- 审查脓毒血症第一剂抗菌药物的给药时间。
- 监测抗菌药物使用量数据,包括同一机构的基线值。
- 监测抗菌药物费用数据。
- 监测管理的干预和接受率。
- 审查抗菌药物相关的不良事件。

结果 7:认识抗菌药物管理中不同的沟通途径

需要明确的计划向员工传播重要的 ASP 信息,例如: ASP 愿景、指南更新、现患率调查结果、抗菌药物耐药率、感染暴发和抗菌药物短缺。必须面对的对象,在一项机构中起作用的方法可能在另一个机构中不起作用。建议的沟通途径包括:

- 临床区域 / 办公区域的海报。
- 医院内网。
- 机构通信。
- AMS 通信。
- 院内电子邮件。
- 通过电子处方程序或应用程序通知。
- 相关医院委员会内进行讨论。
- 机构内电脑的屏幕保护程序 / 背景。
- 通过电子邮件发送给部门领导,以便向临床传达。
- 社交媒体。

结 果
第 10 章

本章关键信息

- 测量是抗菌药物管理的核心。
- 通过测量，您可以制订管理干预计划并确定优先顺序。
- 测量的重要性在于评估管理干预措施是否对患者受益。
- 需要测量抗菌药物使用的数量和合理性。
- 专注于数据可视化，会增强对数据的理解和参与。
- 如果信息没有反馈，测量本身并不会带来改善。

结　果

第 11 章

本章关键信息

- 医疗机构可以通过一些简单的"快速制胜"方法，来改善抗菌药物的使用情况——首先需设立一些抗菌药物使用问题中容易实现的目标。

- 质量改进方法可以在小范围内快速实现结果的改善。有很多现成的模型可参考，但所有的质量改进模型都包括改善意愿、计划和执行三个关键原则。

- 将质量改进方法运用于抗菌药物处方开具的改善，需要有一个明确的目标，以及对于过程和结果的评估措施。

- 通过与其他人员合作管理，有助于分享想法，互相学习。

- 处方指标评价是一种较简单的抗菌药物使用评估方法。可以评估各种可能的抗菌药物使用的变化趋势以及干预措施的实施效果。

- 分享改善的数据和结果是让临床团队一起参与并改善行为模式过程中最重要的步骤。

- 有多种规划工具可用于支持管理干预和更大的多视角方案的开发和评估。

结　果

第 12 章

本章的主要信息

- 旨在优化医院抗菌药物处方的干预措施如果被设计为通过增加医生遵循政策的能力或机会,那么这些干预措施将更加有效。

- 目前,很少有干预措施使用目标设定加反馈与行动规划相结合的最有效的支持技术。

- 需要更好地理解二级医疗中抗菌药物决策的情境和社会决定因素,以便开发量身定制的干预措施,使处方者能够优化他们的决策。

- 为了做到这一点,我们需要利用社会科学和改进科学研究中的知识,尝试并理解干预措施在其中发挥作用的背景,以发展可持续的行为改变。

结　果
第 13 章

结果 1:了解谨慎开抗菌药物处方的教育能力现状

在 145 个回答世卫组织关于制订和实施国家 AMR 行动计划的问卷调查的国家中,只有 12 个国家没有对其卫生工作者进行任何培训。

结果 2:描述可用于抗菌药物管理的教育策略

抗菌药物管理的教育策略可以是被动的也可以是主动的。被动的例子包括派发印刷的抗菌药物处方指南、组织网站上的处方指南、海报、讲义、会议出席、互动最少的员工 / 教学会议。积极的战略包括组建共识小组、研讨会、一对一的针对性会议,例如通过临床教育者(例如感染病医生、微生物学家或药师)进行的学术研究或教育推广。

结果 3:描述培养能力的过程

应使用循证方法培养能力。采用循序渐进的方法培养能力的一个例子是:

- 确定目标群体 / 受众。
- 文献回顾。
- 审查现有能力和已公布的课程 / 培训目标。
- 综合新的能力。
- 使用例如 Delphi 方法 / 专家共识 / 研讨会进行专家小组审查和能力改进。

结果 4:了解谨慎处方教育能力的核心组成部分以及可在其所在地使用的教育资源

- 感染和抗菌药物管理:了解并能解读当地和国家抗菌药物使用和耐药性数据、国家和国际抗菌药物管理政策和抗菌药物耐药的全球性问题。
- 临床微生物学:理论、实验室检测及其解读,感染的临床理论和 AMR 理论。
- 抗菌药物:治疗药物的监测、药理学、药代动力学和药效学以及在特殊人群中的抗菌药物使用。
- 临床综合征的管理:按身体系统组织。
- 抗菌药物管理计划的原则:管理团队的作用以及医院和初级保健管理方案的关键组成部分。

本章提供了一些来自世界各地的教育资源,但这些并不是完整的清单。

结 果
第 14 章

本章关键信息

- 未来的处方者和抗菌药物管理者对这项任务准备不足,需要通过改进中低收入国家的本科课程进行更好的教育和培训。

- 高收入国家开发并通过互联网分享在公共领域的大部分教育材料适用于中低收入国家,但同时也有越来越多在中低收入国家开发的在线资料和工具,可直接应用于资源匮乏的环境。

- 感染科专家的多学科抗菌药物管理小组的高收入国家模式需要进行调整,要点是向非专业处方者、药师、护士和社区卫生工作者传授知识。

- 需要在资源匮乏的环境中开发不同的管理模式以与这些国家的卫生系统相匹配,将药师、护士和社区卫生工作者置于管理响应的核心。

结 果

第 15 章

本章关键信息

- 在美国,药师在应用快速诊断测试结果方面发挥重要作用,以帮助缩短开始有效抗菌药物治疗金黄色葡萄球菌菌血症患者的时间。

- 在欧洲,大多数国家已经实施了十多年的抗菌药物管理举措,并采用了各种战略。

- 在 GCC 中,抗菌药物耐药性是全球公共卫生的威胁。稳定或降低微生物耐药的战略解决方案是在医疗保健环境中实施抗菌药物管理计划。海湾合作国家正在加入世界卫生组织抵抗耐药的全球行动计划。

- 在澳大利亚,全面的国家指导方针,协调的国家审计活动和强有力的政策驱动因素是 AMS 计划成功的必要条件。

结　果

第 16 章

本章主要信息

南非

- 成功的 AMS 项目可以通过未经传染病专业培训的医疗工作者在各种地域和社会经济不同的医疗机构中实施。

- 传染病知识以外的技能对于启动和维持 AMS 计划至关重要。

- 通过专注于"关键少数"的抗菌药物过程措施,如过长的抗菌药物持续时间(>7 天或 >14 天)或抗菌谱重叠或重复的处方,可以用最少的努力产生显著的成效。

- 可以嵌入现有系统的这种管理替代模型的创建取决于当地环境和资源,却是在不同医疗机构中成功的关键。

- 成功的关键是协作的跨学科共享学习。

印度

- 与开处方者共享医院抗菌谱和处方审核数据导致其处方模式发生变化,但效果并未持续很久。

- 对于开处方者中可持续的行为改变而言,以处方审核为形式的持续努力以及定期重点小组讨论将是一种更有效的方法。

南美

- AMS 涉及医疗机构范围内抗菌药物合理使用的推进;这包括调整监管环境。尽管存在社会和政治方面的挑战,但调节非处方销售已被证明可有效控制抗菌药物的自行使用。但是,必须持续努力。

- 评估抗菌药物使用水平,将销售数据的定义转换为每日每千名居民的每日剂量(DDD/TID),有助于提高解决门诊患者抗菌药物使用问题的杠杆作用,并指导实施和评估干预措施。

结　果

第 17 章

结果 1:阐述在长期护理机构(LTCF)中 AMR 和 AMS 的独特影响因素

LTCF 中抗菌药物耐药情况表明 VRE、CRE 和 ESBLs 等多耐药菌发生率在增加,这可能与大多数 LTCF 中没有隔离设施有关。

LTCF 老年人群感染的风险在增加,有时甚至会产生严重的后果,这可能导致抗菌药物使用率的增长。

与二级护理机构不同,LTCF 因缺少多学科团队常常无法推动 AMS 策略。

结果 2:了解在 LTCF 中抗菌药物处方开具的影响因素

因 LTCF 独特的环境,抗菌药物的使用受到许多因素的影响,特别是易感人群、缺乏现场诊断和微生物检测设施、医生不在现场。

对尿浸棒检测结果的误读也会导致尿路感染的抗菌药物过度使用。

结果 3:确定和交流 LTCF 中 AMS 策略的核心目标

LTCF 中必须在当地适宜的相关策略下开展和实施抗菌药物的 AMS。

该策略必须重点依据地方或国家处方指南审查抗菌药物的使用率和抗菌药物选择的合理性,以及审查尿浸棒检测结果的解读和尿导管的护理情况。

感染的预防控制策略和程序必须遵守国家标准以防止感染的发生和感染的暴发。

该策略应该可行性强,可以用较易获得的抗菌药物处方数据和耐药数据与地区或国家的数据做对比。

结果 4:反思自身实践现状以及如何在 LTCF 引入 AMS 管理策略

了解在 LTCF 中开展 AMS 的核心要素请点击下方链接:

https://www.cdc.gov/longtermcare/pdfs/core-elements-antibioticstewardship-appendix-b.pdf

结　果
第 18 章

结果 1:ICU 抗菌药物管理的重要性和面临的挑战

- 绝大多数 ICU 患者需要抗菌药物治疗,且抗感染治疗相关花费较高。
- ICU 重症患者易患耐药菌感染。
- 优化抗菌药物使用,控制抗感染治疗成本,降低抗菌药物的选择压力。

结果 2:ICU 中需要抗菌药物管理的组织框架

- ICU ASPs 需要其他专科专家的"指导",主要包括感染性疾病专家,即感染性疾病医生、临床药师、临床微生物学家。
- 多学科团队将为抗菌药物管理提供广泛、多样的整体解决方案。
- 优化 ICU 抗菌药物使用需要及时、可靠的信息。
- 抗菌谱 - 最好是结合临床科室和发病率的抗菌谱(WISCA)。
- 准确的患者临床情况、微生物学治疗,以及既往和目前正在使用的抗菌药物情况。

结果 3:ICU 抗菌药物管理的最佳策略

- 抗感染治疗的指导制度,或具有反馈职能的前瞻性审核制度,是 ICU 抗菌药物管理的最佳方法。
- 针对感染,确保必要的、有效的和可靠的检验措施(诊断管理),将减少不必要的抗菌药物使用。
- ICU 医生在开具抗菌药物处方时,应根据经验性抗菌药物治疗的相关指南,并结合当地的细菌流行病学情况和耐药谱。
- 降阶梯或简化抗菌药物使用,也是 ICU 抗菌药物管理的重要内容。

结果 4:ICU 抗菌药物管理结局评估

- 确定并报告抗菌治疗合理性,是评估抗菌药物管理策略的最佳方法。
- 降阶梯和患者预后?
- 抗感染治疗的成本是有意义的评估指标,但是否能够评估抗菌药物合理应用,尚缺乏有效的临床证据。
- 评估 ICU 抗菌药物管理时,平衡管理措施和细菌耐药性是十分重要的因素。

结　果
第 19 章

结果 1：免疫缺陷宿主的定义

各种各样的疾病都可能导致免疫缺陷，包括原发性免疫缺陷、晚期糖尿病和艾滋病等疾病、严重营养不良和药物诱导的免疫受损，如在癌症治疗期间、炎症性疾病或移植后。这些患者对感染的免疫力降低（或完全没有）。

结果 2：评价净免疫抑制状态在调节易感宿主感染风险中的作用

免疫抑制的净状态在患者之间可能有很大的差异，并且随着时间的推移，患者内部存在变异性。虽然评估患者的净免疫抑制状态可能具有挑战性，但它在评估患者可能面临的感染风险类型，需要什么样的检测手段和抗菌干预方面是否合理是有用的。

结果 3：描述免疫缺陷患者病房抗菌管理（AMS）的障碍

- 难以诊断感染——可能需要侵入性诊断和不常用的血液检测来确认感染。
- 感染多样化：需要区分定植和活动感染，由于反复和长期广谱抗菌药物治疗，多药耐药微生物（MDROS）是非常常见的。
- 医生的认知和态度：与免疫功能正常患者相比，免疫缺陷患者被视为"病情更重"和 / 或"特殊情况"。
- 不准确的药物过敏标注导致不正确的药物选择需要及时治疗。

结果 4：确定免疫缺陷宿主介入 AMS 的时机

在这些患者中最常见的 AMS 措施包括：

- 处方审查与限制。
- 改进指南。
- 前瞻性审计和反馈。
- 教育。
- 优化剂量。

结果 5：讨论多学科协作在 AMS 中的作用

为了有效工作，AMS 团队应与 HIV、癌症或移植团队密切合作，共同理解这类患者感染的复杂性。开放性的 MDT 团队并协作改进指南才能获得成功。

结果 6：列出对这一特殊患者群体进行抗菌治疗的注意事项

- 必须及时：启动延迟可能会增加死亡率。
- 恰当：必须覆盖可疑的病原体——这些不仅可能是细菌，还需要考虑病毒和 / 或真菌。
- 最佳剂量给药——考虑 PK-PD 和药物相互作用。
- 在临床实践过程中及时降阶梯 / 停药。

结　果
第 20 章

结果 1：制订合理的手术预防抗菌药物方案

根据手术类型选择抗菌药物。在预期没有厌氧菌感染时单用一代头孢菌素，预期有厌氧菌感染风险时，依据当地药敏监测结果，可单用具有抗厌氧菌活性的二代头孢菌素。（译者注：原文此处有无，应是指头霉素类，头霉素并非头孢菌素）抗菌药物应该在手术切开前 60 分钟给药，但像万古霉素这样的药物应在手术切开前 120 分钟给药。仅在手术时间超过 4 小时建议重复给药。

结果 2：遵循指南

遵循医疗机构自身制定的手术预防指南十分重要。如果本机构尚未制定指南，则必须遵守世界卫生组织、美国 CDC、SHEA（美国医疗流行病学学会）等组织发布的国际指南。

结果 3：了解手术预防推荐用药的药动学与药效学

了解手术预防推荐用药的基本药物代谢动力学非常重要。尤其重要的是抗菌药物的重复给药是根据药物代谢动力学的参数"生物半衰期"决定的。药物的生物半衰期是指其丧失一半药理活性所需时间。仅在手术时间超过手术预防抗菌药物半衰期的两倍时，推荐术中重复给药。

结　果
第 21 章

结果 1：了解 AFS 是什么

抗真菌管理可定义为"抗真菌治疗的药物选择、剂量和用药持续时间的管理，指导治疗或预防感染以获得最佳临床预后，以期对患者的毒性最小，对随后的耐药性影响最小"。

结果 2：了解一些基本信息

医学真菌学

能够引起侵袭性真菌感染的医学上重要的真菌可大致分为三类：酵母菌（例如念珠菌属和隐球菌属）、霉菌（例如曲霉属和接合菌属）和双相真菌（例如组织胞浆菌属）。

白念珠菌是最常见的念珠菌分离株。侵袭性念珠菌病是发达国家住院患者中最常见的真菌病。侵袭性曲霉病是侵袭性霉菌感染的一个主要原因，往往影响免疫功能。

真菌的耐药性目前被广泛重视，认为与真菌药物暴露有关。

结果 3：了解 AFS 的一些好处

AFS 项目涉及：

- 减少不当的抗真菌药物使用。
- 由于许多抗真菌药物成本高，AFS 节省了成本。
- 改善患者结局（如死亡率）。

近年来，随着抗真菌耐药性的增加，AFS 可能对缓解进一步出现的抗真菌耐药性具有重要作用。

结果 4：了解使用抗真菌药物的不同方法

抗真菌药用于预防某些易感患者的治疗（即预防）。

可用于易感患者有真菌感染的临床证据，且既往抗菌治疗无效，经验性地认为存在真菌感染。

为诊断已确证的侵袭性真菌病，必须通过无菌技术从无菌部位获取标本。如果在样本采集部位，通过组织学或细胞学发现标本中有菌丝，或从该标本中培养出霉菌，并且在取标本的部位有临床或放射学证据表明感染，则证明侵袭性霉菌感染。系统性酵母菌感染的证据与上述相同，或者血培养出现酵母菌也可以确诊。高度怀疑的侵袭性真菌感染的诊断需要宿主因素、病原学和临床标准的结合，而可能的 IFI 诊断需要宿主因素和临床特征两方面因素的综合。

因此，治疗决定取决于：

- 宿主因素。
- 临床特征。
- 病原学结果。

结果 5：了解如何启动 AFS 计划

了解抗真菌药物在患者中的应用是很重要的。审计和监督有助于认清存在的挑战或不良用药情况。它还可用于说服临床医生和管理者对 AFS 的需求，并提供未来干预效果的评估数据。也可根据当地的流行病学和患者群体创建或审查指南和临床路径。在此过程中应考虑真菌诊断的可行性和周转时间。

结　果

第 22 章

本章重点内容

- 依据感染性疾病"严重"或"不严重"与家长讨论是否使用抗菌药物,可能比解释如何区分"细菌感染"和"病毒感染"更有效。

- 临床医生很难可靠地鉴别细菌性和病毒性呼吸道感染,而且社区医疗机构很少有可靠的诊断检测方法。不幸的是,这种不确定性经常导致医生因为"以防万一"而处方抗菌药物,尽管已有有力的证据表明抗菌药物对于大多数细菌性呼吸道感染的症状缓解作用甚微或者没有影响。

- 决定是否给呼吸道感染的儿童处方抗菌药物应该基于证据指南。

- 通过健全的教育项目为医生提供儿童感染性疾病管理的最新知识,优先确保各社区医疗机构与一线医疗结构(急诊及儿科评估部门)能够采取一致的管理方案。不一致的处方实践会影响到将来因儿童感染而就诊的过程中家长的就医行为和对抗菌药物治疗的期望。

- 若就诊咨询时父母的担忧得到解决,即使不处方抗菌药物或延迟处方抗菌药物,家长的就医满意度仍会较高。

- 抗菌药物管理是在医院内改善抗菌药物处方的一种极其有效的方法。

结　果
第 23 章

结果 1：描述多学科 OPAT 的关键因素

多学科 OPAT 的关键因素如下（见图 1）：

- 初步选择合适的抗生素方案。
- 监测临床反应和耐受性，按需调整剂量。
- 考虑费用、药物稳定性和静脉通路情况选择最可行的出院给药方案。
- 确定静脉给药转为口服给药的时机。
- 提供关于感染危险因素、治疗目标和预期的教育。
- 确定临床治愈或失败（外科原因导致）时何时停用抗生素。

结果 2：概述不同的 OPAT 的服务模式

不同的 OPAT 服务模式可以根据可及的资源、人员、地理位置和患者获得服务的途径来进行调整。简单来说，包括：

- 中心、办公室或医院输液中心。
- 应用专门的输液和护理团队居家项目。
- 专业护理机构提供的 OPAT 服务。

结果 3：描述 OPAT 在世界各地的挑战

- 从纽约市贫困人群到加拿大农村人群，世界各地的贫困人群需要 OPAT 服务。
- 研究显示亚洲仍然需要标准化的 OPAT 服务。

结果 4：列出 Gilchrist 和同事描述的 OPAT 管理的核心挑战的例子

- 选择一种不需要频繁调整剂量或进行实验室监测、具有方便给药方案的窄谱 OPAT 方案是一种挑战。
- 一个主要的例子是，每日一次的头孢曲松静脉注射用于治疗甲氧西林敏感金黄色葡萄球菌（MSSA），而不是用萘夫西林或苯甲异噁唑青霉素。

结　果

第 24 章

结果 1:讨论开具处方者和 AMS 项目都需要 CDSSs 的原因。

由于抗菌药物的处方决定很复杂,并且依赖包括患者和感染等多个因素,因此处方医生需要决策支持系统。抗菌药物处方决策需要审查大量信息,需要考虑的因素包括感染的体征和症状、可能的病原体、治疗方案以及潜在的药物相互作用、禁忌证和不良反应。

不适当的处方是常见的。

CDSSs 可以通过访问患者信息、强制遵守抗菌政策和程序以及推动循证处方来支持更好的决策。

通过使用 CDSSs,可以简化大量的临床工作的管理和审查。审核过程可以通过 CDSSs 进行优化。AMS 可以使用 CDSSs 系统提供的限制和批准,监控处方行为,有效地对需要处方后审查的患者进行分类,并协助报告和反馈。

结果 2 和结果 3:描述支持抗菌药物处方的 CDSSs 的特征。比较和对比 不同类型的 CDSSs

不同类型的 CDSSs 有助于实现不同的功能和操作,并优先处理不同类型的信息。

在线临床门户网站的指南可供临床医生访问,并提供建议。

抗菌药物审批和授权系统支持处方集控制和适应证限制。它们有助于审查抗菌药物的使用(尤其是结合处方后审查)和向处方医生反馈信息。

感染预防和监测系统可以帮助识别细菌药物不匹配,并帮助识别有院内感染风险的患者并生成警报。

高级的决策支持系统可以根据患者症状和其他信息帮助识别潜在的感染、病原体和治疗方案,从而提供决策支持。

结果 4:讨论可能影响这些系统进入临床实践的问题

数据过载和警报疲劳是一个潜在的问题,需要强调处理工作流程的重要性。

CDSSs 的成功实施取决于许多因素,包括系统的速度和可用性,成功地融入工作流程的程度,建议和干预措施的明确性,证据的可用性和建议的理由,影响的监测和临床医生反馈,使用激励措施,以及指导方针的局部调整。

结　果
第 25 章

结果 1:为什么护士应该参与抗菌药物管理?

- 描述护士参与抗菌药物管理活动的驱动因素。
- 全球人力资源短缺和抗菌药物管理项目需求增加,鼓励护士参与管理。

结果 2:拓展护士参与抗菌药物管理

- 明确抗菌药物文件和制度对护理参与管理的说明。
- 诸如"明智开始,然后关注"或欧盟委员会关于在人类中谨慎使用抗菌药物的指导方针承认护士参与抗菌药物管理计划。

解释护士可以承担抗菌药物管理中哪些临床任务。

护士参与管理典型的角色包括临床方面,如确保抗菌药物使用前获取充足的生物样本;评价临床反应和讨论药物降阶梯;患者教育等。

考虑高级护理角色如处方权对抗菌药物使用的影响。

开处方的护士受到现有处方指南的约束。世界各地护士开的抗菌药数量继续增加。

结果 3:公共卫生和社区护理对抗菌药物管理的贡献

批判性的认为,一些公共卫生护理行为可以嵌入抗菌药物管理框架中。

- 护士可以通过其社会接触来影响公众和患者对抗生素处方的了解和期望,从而减少初级护理中对抗生素的需求;引导和实施所有年龄组的免疫接种方案,防止可以避免的感染和相关发病率和死亡率;引导和实施公共卫生战略,支持公众"过上好生活",预防或减轻糖尿病、肝病和肥胖等长期疾病的负担。

反思疗养院和长期护理机构中正在开展的活动,这些活动有利于抗菌药物的管理。

- 护士可以避免采取一些临床效益有限或没有临床效益的措施,如常规尿检等。

结果 4:护理在 AMR 中的角色和活动与其他专业人员的整合

了解护士和其他专业人员在抗菌药物管理中协同和整合的领域。

- 建立患者过敏状况;及时开始使用抗生素;坚持最佳的感染防控实践等,这些都可以协同完成。

结果 5:管理,高层和主任级护士领导的目标

讨论高层和主任级护理领导如何为加强抗菌药物管理作出贡献。

- 董事会成员和管理人员的参与可对管理倡议产生影响,正如在手卫生或感染防控、患者安全和质量改进方面取得的成就。

结果 6:以护士为重点的抗菌药物管理干预措施

反思现存的一些以护士为中心的管理干预措施。

- 一些研究强调了护理教育取得的成果,使静脉给药转为口服给药,讨论持续静脉给药的必要性,参与管理活动增加,减少过度抗生素使用,增加用药前培养的依从性和设施移除最佳化。

结　果

第 25 章

结果 7：解决护士参与管理的障碍

1. 检查阻止护士提高参与管理水平的一些障碍。

- 所有权、教育和领导力。

2. 评价为解决护士参与障碍而采取的现有举措。

- "良好的护理是良好的管理，良好的管理是良好的护理"。针对不同情境的教育干预，应用临床工作手册和智能手机应用程序（APPS）等新技术资源，已经明显改善了他们的知识和态度。

- 护理工作人员领导能力的培养一直是护理会议和峰会的焦点。

结　果
第 26 章

结果 1：解释了如何与微生物学家一起在医疗机构中实施快速诊断测试

快速诊断测试（rapid diagnostic tests，RDT）正在改变感染性疾病患者的管理方式。成功实施 RDT 的关键包括微生物实验室与抗生素管理药师或医生之间的良好沟通。

抗生素管理药师应与微生物学家合作制订相关策略，以便在实施 RDT 之前获得 RDT 结果。

结果 2：列出一些药师可以提供的使用抗菌药物的宣传方法

药师在倡导合理使用抗生素方面发挥着关键作用。相关宣传可以在任何时间、任何地方针对任何人群展开。

药师可以与患者、消费者和其他医疗保健专业人员讨论抗生素。讨论要点应包括抗生素作为一种社会性药物是如何对每个人产生影响的。

药剂师可以自愿向医疗保健提供者、学生、社区组织和学龄儿童宣传如何负责任地使用抗生素。

结果 3：在抗生素管理中定义药师扮演的不同角色

药师在世界不同地区扮演着许多不同的角色，可以从事传统的处方调剂（南美洲），也可以获得抗生素处方权（美国）。无论处在哪种环境，药师都可以运用他们的药学专业知识，确保患者在合适的时间、以正确的剂量接受正确的抗生素，并在适当的时候逐步降级。

药师可以提供更先进的干预措施，包括基于患者特征和细菌 MIC 进行 PK/PD 优化。

通过抗生素管理药师干预可以实施快速诊断测试，以确保抗生素有效治疗的时间最大化。

科学研究是管理药师的重要工作。需要更多研究数据来揭示抗生素管理对患者预后和抗生素耐药性的影响。设计管理干预措施作为一项可以发表的研究，不仅可推进药学专业的发展，也有助于提高全世界的认知。

药师可以协助将抗生素管理干预与处方的合理性和患者的安全联系起来。

结　果

第 27 章

结果 1：理解为什么与政治家和记者交往对于提高抗菌药物管理的意识非常重要

无论你把它称为运动、影响、倡导、网络联系，还是发表意见，我们都可以通过与主流媒体和政治家交往来实现重大且可持续的变革。

抗菌药物管理不仅要做，而且要被看到在做。最佳实践只有得到公众、政治家和媒体的认可并给予高度重视，才能得到推广和持续。

结果 2：理解充满活力的研究和实践社区与透明和问责文化之间的联系

有效的公众参与有助于创建透明文化——这对学习，改进和使彼此对我们所采取的行动负责至关重要。

结果 3：阐明为何公众参与的必要性从未如此紧迫

- 2015 年 WHO 对 12 个国家进行的调查强调人们对抗菌药物耐药性这个词缺乏认识。
- 同年，Wellcome Trust 的一项研究也发现，英国人对"抗菌药物耐药性"的含义及其可能对他们健康的影响知之甚少。
- 即使在医务人员中，抗菌药物耐药对不同的人也有不同的含义。2017 年，Wernli 等人在 *BMJ* 上发表了一篇文章，指出关于这一主题的几个占主导但竞争性的论述："抗菌药物耐药与医疗""抗菌药物耐药与发展""抗菌药物耐药与创新""抗菌药物耐药与安全""抗菌药物耐药与同一健康"。每一种论述都有其科学根源、问题的概念和优先采取行动的方法。

结果 4：概述清楚和负责任地沟通的挑战

- 抗菌药物耐药是几个竞争性论述的核心。
- 越来越多的人希望参与他们支持的活动的创建和传递。

- 我们需要制订一种基本上连贯一致的竞选方法。
- 许多主流记者没有科学背景。

结果 5：列出一些可以提供明确和负责任的沟通的资源

如果你想向公众传播研究成果，你可以参考 The Royal Society 在"科学与公众利益：向公众传播新的科学研究成果"这一主题上的出色指导。

当你试图告知和影响你专业以外的人时，除了你自己的研究，还有丰富的现有资源可供利用。抗菌药物资源中心（ARC）是由 BSAC 开发的一个全球信息库，为任何对有效管理感染性疾病感兴趣的人提供信息。它包括广泛的材料：视频、播客、信息图表、指南、图像、新闻文章、出版物、研究论文、幻灯片集和系统评论。

结果 6：自信地与政治家和记者交往

合作的力量在 BSAC 这样的专业团体的成员中体现得最明显，他们支持像抗生素行动（抗菌药物行动）（BSAC 的公共参与部门）这样的运动，或者承诺充当抗生素卫士（抗菌药物卫士）。政治家和记者很少低估人数优势。

总有机会通过印刷和／或广播新闻来宣传一个活动或一项发展。英国媒体 Trust 为你编写了一份简短的公共关系计划介绍。

此外，想象 Alice Roberts、Brian Cox 和 Robert Winston 这样的著名而成功的科学家，他们简单而有力地传达了复杂的思想。其中许多人充分利用新媒体与科学界以外的人进行交流。

无论你住在哪里，都要从你自己的民选代表开始。如果你是他或她的选民，他们有义务回应你。公职人员可以通过许多方式在选举或任命的任何一个投票厅和／或政法系统内外提出问题和／或游说变革。

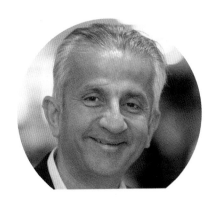

DILIP
NATHWANI

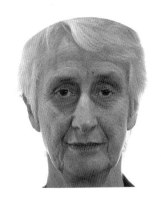

MARGARET
DUGUID

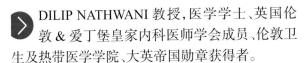

DILIP NATHWANI 教授,医学学士、英国伦敦 & 爱丁堡皇家内科医师学会成员、伦敦卫生及热带医学学院、大英帝国勋章获得者。

泰赛德(Tayside)学术健康科学合作伙伴(AHSP)联席主任、邓迪尼威尔斯医院和医学院传染病顾问医生兼感染病学名誉教授。

Dilip 于 1984 年从阿伯丁大学毕业,随后在英国阿伯丁、格拉斯哥和伯明翰接受内科 / 感染 / 热带医学培训。自 2014 年以来,他是泰赛德 AHSP 的联席主任,这是苏格兰第一个此类项目,其主要目标是推动整个医疗和社会护理领域的创新。他还是苏格兰政府资助的苏格兰抗菌药物处方小组(SAPG)的主席(2008—2017 年),SAPG 是一项全国性的临床抗菌药物管理计划。他于 2011—2014 年担任欧洲抗菌药物政策研究小组(ESGAP)主席和英国抗感染化疗学会(BSAC)主席,最近担任苏格兰政府卫生部传染病学国家专业顾问,为许多专业协会、政府和包括世卫组织在内的非英国政府机构提供抗菌药物管理和教育政策的外部顾问,是第一个关于抗菌药物管理的大规模在线公开课(MOOC)的项目主任。2015 年他因在治疗传染病方面的杰出贡献而被女王陛下授予大英帝国勋章(OBE)。

Dilip 撰写了 250 多篇同行评议的学术论著,在教育、质量改进、指南和政策领域,特别是在抗菌药物管理领域,为研究和创新作出了一系列地方、国家和国际贡献。他还对结局研究和基于价值的医疗保健感兴趣。

Margaret Duguid 在药品质量和安全方面拥有 30 多年的经验,曾担任过药物顾问和医院药房管理人员。Margaret 曾任澳大利亚医疗安全和质量委员会的药学顾问,参与了促进安全和高质量使用药物和抗菌药物管理的国家倡议。Margaret 曾在该委员会的抗菌药物管理咨询委员会工作多年,并于 2011 年与人合编了该委员会的出版物《澳大利亚医院的抗菌药物管理》。

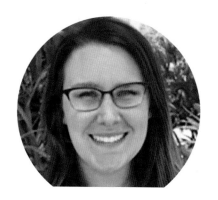

ELIZA DOLLARD

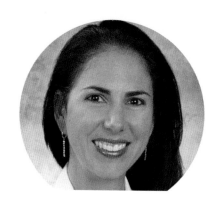

LILIAN ABBO

> Eliza Dollard 于 2014 年获得康涅狄格大学药学院的药学博士学位。她在佛罗里达州迈阿密的杰克逊纪念医院完成了药房实习和传染病住院医师培训。实习结束后一直到 2017 年,她成为与杰克逊健康系统相关的霍尔茨儿童医院的儿科传染病临床药剂师。她现在居住在缅因州的波特兰,在那里她担任芭芭拉·布什儿童医院的儿科传染病临床药剂师还有 MaineHealth 卫生系统的抗菌药物管理临床药剂师。

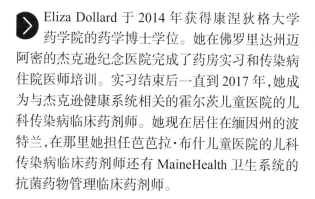

> Lilian M Abbo 博士是一名委员会认证的传染病医生,她是移植相关感染和多重耐药性生物的管理专家,并且是杰克逊健康系统的感染预防和抗菌管理负责人。Abbo 博士直接负责战略规划的评估和实施,以预防与医疗保健相关的感染并在极其庞大、复杂的系统中监控抗菌药物的合理使用,该系统涉及各种患者人群和临床状况。她还经常与医院系统的宣传团队合作,向当地和全国新闻媒体和社区团体发表有关传染病、抗菌药物管理和其他公共卫生问题的信息。

Abbo 博士在委内瑞拉中央大学路易斯·拉泽蒂医学院获得医学学位,随后在杰克逊纪念医院 / 迈阿密大学任传染病学研究员。在抗菌药物管理、移植相关感染和感染预防领域,她与他人合著了 70 余篇经同行评议的学术论著、3 章节的书著和 80 多篇摘要,是《2016 年美国感染病学会(IDSA)急症医院抗菌药物管理计划实施指南》的合著者。

Lilian 是 IDSA 的会员,她还为 IDSA、美国医疗保健流行病学会和美国移植学会的多个国家和国际委员会服务。她被超过 35 个国际会议和 100 多个地区 / 当地会议邀请口头报告。Lilian 是英国抗感染化疗学会(BSAC)的大规模在线教育课程"革兰氏阴性感染"的课程负责人,这个课程即将可以学习。她的研究基金涉及抗菌药物耐药和管理领域。她因多元化方面的领导能力以及提高女性在学术界和医疗领域的地位方面所做的工作而获得迈阿密大学多个奖项。

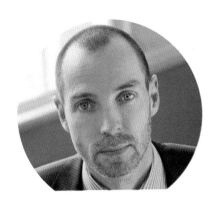

CONOR JAMIESON

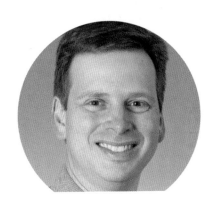

PAUL POTTINGER

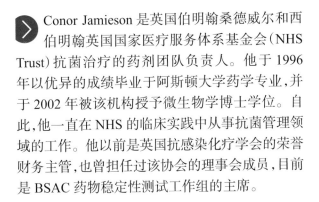

Conor Jamieson 是英国伯明翰桑德威尔和西伯明翰英国国家医疗服务体系基金会（NHS Trust）抗菌治疗的药剂团队负责人。他于 1996 年以优异的成绩毕业于阿斯顿大学药学专业，并于 2002 年被该机构授予微生物学博士学位。自此，他一直在 NHS 的临床实践中从事抗菌管理领域的工作。他以前是英国抗感染化疗学会的荣誉财务主管，也曾担任过该协会的理事会成员，目前是 BSAC 药物稳定性测试工作组的主席。

Pottinger 博士是美国西雅图华盛顿大学感染病学副教授。他与 PharmD 的 Rupali Jain 在华盛顿大学医疗中心共同负责抗菌药物管理计划。他们与医务人员合作，为那里复杂和异类的患者群体改善抗感染药物的使用。他负责医院的临床感染科以及感染病和热带医学诊所，他还是感染病培训计划的副主任，他的工作重点是优化研究员的临床培训经验。

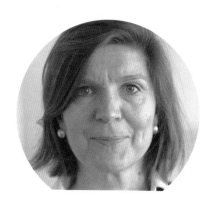

ALISON HOLMES

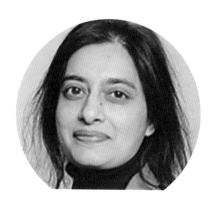

RAHEELAH AHMAD

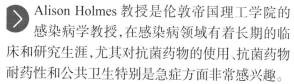

Alison Holmes 教授是伦敦帝国理工学院的感染病学教授,在感染病领域有着长期的临床和研究生涯,尤其对抗菌药物的使用、抗菌药物耐药性和公共卫生特别是急症方面非常感兴趣。

Alison 是伦敦帝国理工学院国家健康研究所医疗保健相关感染和抗菌药物耐药国家卫生研究院卫生防护研究小组的主任,并作为一系列多学科研究项目的首席或联合首席研究员获得各种奖项。

她领导着一个大型的多专业、多学科的研究小组和网络,在国内和国际上都有着强有力的合作。

在 NHS 内,她是感染预防和控制主任、医学副主任以及感染病学顾问。

Raheelah Ahmad,博士、高等教育学院成员、皇家公共卫生协会成员。

伦敦帝国理工学院医学院国家健康研究所(NIHR)健康保护研究单位健康管理计划负责人,负责与卫生保健相关的感染和抗菌药物耐药研究。Raheelah 正在领导一项研究,旨在评估整个医疗经济领域干预措施对解决抗菌药物耐药性的持续影响(NIHR 知识动员奖学金)。她从提供者和使用者的角度评估系统和组织层面的公共卫生干预措施的研究,在英国和国际上吸引了持续的资金支持(ESRC、NIHR、世界银行、全球基金和 DIFD)。目前的研究包括调查手术途径中抗菌药物的使用情况(英格兰、苏格兰、卢旺达、印度和南非)。Raheelah 拥有伦敦卫生与热带医学学院卫生服务管理硕士学位、帝国商学院卫生管理博士学位、伦敦大学学院数学学士(荣誉)学位。她也是国际同行评议期刊 *Public Health* 的高级副主编。

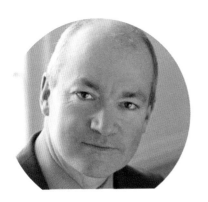

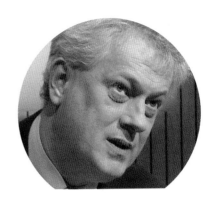

NICHOLAS BROWN

ALASDAIR MACGOWAN

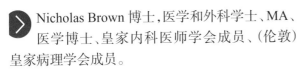

Nicholas Brown 博士,医学和外科学士、MA、医学博士、皇家内科医师学会成员、(伦敦)皇家病理学会成员。

Nick Brown 是剑桥阿登布鲁克医院的医学微生物学顾问,也是剑桥大学的副讲师。他受雇于英国公共卫生机构(PHE),目前是英格兰东部的临时首席公共卫生微生物学家,是英国抗感染化疗学会(BSAC)的前任主席。

Nick 对抗菌药物使用和抗菌药物耐药有着长期的兴趣,他最近被任命为 BSAC 抗菌药物行动计划的主任,他还是致力于抗击抗菌药物耐药策略实施(包括诊断管理)的各种小组的成员。

Alasdair MacGowan 是英格兰西南部公共卫生的首席公共卫生微生物学家、布里斯托大学的抗菌治疗教授、北布里斯托尔 NHS 信托基金会的感染顾问。他在抗菌化疗领域领导着 NHS 的一个混合学术研究小组已有 20 多年,并为 Southmead 医院的国家抗菌药物分析参考实验室提供医疗投入。他对抗菌药物药代动力学 / 药效学、社区快速诊断和抗菌药物耐药性有研究兴趣。他有英国国家健康研究所(NIHR)资助的有关血流感染管理和诊断的项目,对抗菌药物优化以防止耐药性出现的患者收益进行了研究,是欧盟 FP7 计划中关于复兴旧抗菌药物工作的负责人。他是两个由 IMI 资助的学术联盟的成员。该联盟涉及药物开发的各个方面。目前在研课题经费超过 2 000 万英镑。他是英国抗感染化疗学会(BSAC)的前任主席,是 BSAC 抗菌药物耐药监测常设委员会的主席,也是欧洲 CDC 专家委员会 EUCAST 的英国代表。

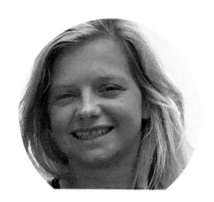

MELISSA
BAXTER

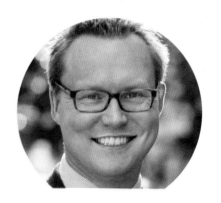

MARK
GILCHRIST

Melissa 于 2011 年从阿伯丁大学医学院毕业，并以优异的成绩获得了医学和外科学士学位。在康沃尔郡完成研究生基础轮转后，她目前是西南半岛教务处医学微生物学和病毒学的培训住院医师。她喜欢细菌学各方面的培训，尤其是骨科和软组织感染的培训。工作以外她喜欢骑行、冲浪和划皮艇。

Mark Gilchrist，药学硕士、理学硕士（IPresc）、FFRPS、FpharmS。

Mark 是帝国理工学院医疗保健 NHS 信托基金会感染病与管理顾问药剂师。

他是英国抗感染化疗学会的理事，并且是英国 OPAT 计划的联合主席。他是伦敦帝国理工学院的高级名誉讲师，同时还是皇家药学会抗菌药物的发言人和成员。

Mark 对围绕改善影响地方、国家和国际抗菌药物耐药性的系统和流程的抗菌管理工作特别感兴趣，他的临床兴趣包括 OPAT、肺结核和重症监护。

他的研究生教育包括理学硕士和非医学独立处方资格，最近被 NHS 授予领导学院 Nye Bevan 执行医疗领导奖。他是英国临床药学协会药学感染网络（UKCPA PIN）的前任主席，并于 2013 年获得皇家医药学会奖教金（感染）。

他在国家和国际层面上举办了许多 AMS 相关的讲座和研讨会，并在他感兴趣的领域发表了文章。他是审查并开发了 2015 年英格兰公共卫生"Start Smart then focus"管理工具包工作组的成员，并共同撰写了 UKCPA/RPS 教师感染课程。Mark 是 AMS 全球大规模在线公开课程的导师，并且是 *Pharmacotherapy* 和 *Journal of Antimicrobial Stewardship* 的编辑。

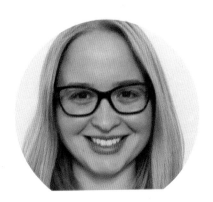

ORLA GEOGHEGAN

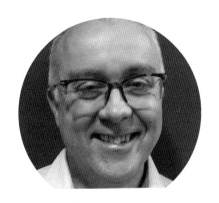

WILLIAM MALCOLM

> Orla Geoghegan 是帝国理工学院医疗保健 NHS 信托基金会感染病的首席药师。她的研究生资格包括临床药学硕士和独立处方证书。Orla 是英国皇家药学会和英国临床药学协会的成员。

> William Malcolm,是苏格兰国家医疗服务体系(NHS National Services Scotland)下苏格兰卫生防护部(HPS)的药物顾问。HPS 负责规划、协调和开展专门的卫生防护活动,以保护苏格兰人民免受感染病和环境危害。

作为领导国家抗菌药物管理计划的全国性临床多学科论坛——苏格兰抗菌药物处方小组(SAPG)的成员,William 负责苏格兰人类使用抗菌药物的国家监测计划。William 坚信信息学可以作为优化抗菌药物使用的驱动力,从而改善患者的治疗效果,最大限度地减少感染和感染风险对患者的伤害。

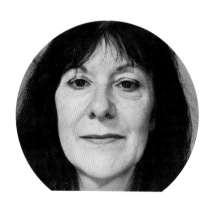

JACQUELINE
SNEDDON

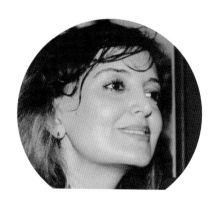

ESMITA
CHARANI

> Jacqueline Sneddon 博士是苏格兰抗菌药物处方小组（SAPG）的项目负责人，该小组是领导国家抗菌药物管理计划的全国性临床多学科论坛。Jacqueline 拥有赫瑞瓦特大学的药学学位、斯特拉斯克莱德大学的药物化学博士学位和临床药学硕士学位。她是英国皇家药学会成员和英国临床药学协会（UKCPA）药学感染网络主席。

在 SAPG，Jacqueline 领导了有关抗菌药物管理的教学资源的开发、规定了质量指标、制定了有关抗菌药物政策的国家共识、改善疗养院中抗菌药物的使用以及最近开发了一款国家抗菌药物的应用程序。她曾是抗菌药物管理的全球大规模在线公开课程的导师，并且是关于抗菌药物管理的 NICE 指南中"在普通人群中改变与风险相关的行为"主题的专家。

> Esmita Charani，药学硕士、理学硕士、MRPSGB。Esmita 是 NIHR 健康保护研究部门伦敦帝国理工学院医学院医疗相关感染和抗菌药物耐药的高级学术药剂师。她还是挪威卑尔根 Haukeland 大学医院的访问研究员，参与帮助实施该国家抗菌药物管理计划。目前，她正在完成有关印度、挪威、法国和英国的抗菌药物管理研究的博士学位论文。她是邓迪大学和 BSAC 的关于抗菌药物管理的大规模在线公开课程的共同开发者。

她因研究抗菌药物剂量和肥胖症成为 RPSGB Galen 药学研究奖的获得者，并且因研究针对抗菌药物处方的个性化临床决策支持工具的开发和使用获得 NIHR 创新发明奖。她的研究重点是行为改变干预措施以及移动医疗技术对决策影响的作用。她是 ESRC 奖（2017—2021 年）的联合研究员：（在英格兰、苏格兰、卢旺达、印度和南非）优化手术路径上的抗菌药物使用：解决抗菌药物耐药性和改善临床结果。Esmita 在伦敦大学学院完成了药学硕士学位（药学硕士荣誉学位），并在伦敦卫生与热带医学学院获得了感染病学硕士学位。

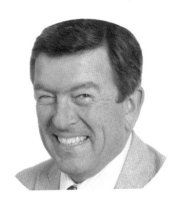

PETER DAVEY

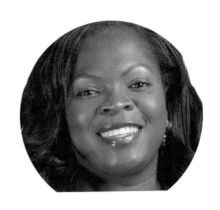

DIANE ASHIRU-OREDOPE

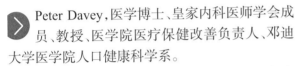

> Peter Davey,医学博士、皇家内科医师学会成员、教授、医学院医疗保健改善负责人、邓迪大学医学院人口健康科学系。

Peter 是邓迪大学医学院医疗保健改善负责人。他在英国伯明翰和波士顿的塔夫茨新英格兰医学中心接受过感染病医师的培训。于 1989 年加入邓迪大学,担任大学教育资助委员会临床高级讲师,致力于抗菌药物处方和医疗保健相关感染领域的记录链接。他曾任英国抗感染化疗学会主席。

2015 年他被英国抗感染化疗学会授予 Garrod 奖章,以表彰他对改善抗菌药物处方的贡献。

> Diane Ashiru-Oredope 博士是英国公共卫生部抗菌药物耐药计划的首席药剂师。抗菌药师出身的她于 2010 年承担了健康保护局的一部分工作,开始从事公共卫生事业。她主持并领导了一系列有关抗菌药物管理的国家工具包和指南的实施。在过去的九年中,Diane 领导了国家 AMS 工具包 Start Smart then Focus 的开发、实施和评估,国家抗菌药物处方和管理能力,以及以行为科学为基础的国际 AMR 运动 "Antibiotic Guardian"。目前,她是英国抗菌药物使用和耐药性监测计划(ESPAUR)的副主席,并领导世界抗菌药物宣传周、欧洲抗菌药物宣传日和英国抗菌药物卫士运动的国家计划小组。除了核心工作外,Diane 还是 *Journal of Antimicrobial Chemotherapy* 的编委会成员、UCL 药学院的名誉讲师、为中低收入国家医疗保健专业人员提供公共卫生硕士课程 / 模块的人民大学的义务导师、UKCPA 药房感染网络委员会委员、皇家药学会抗菌药物耐药专家咨询小组成员、英联邦药剂师协会顾问。

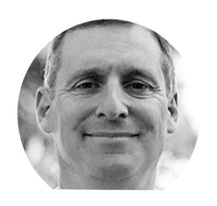

MARC
MENDELSON

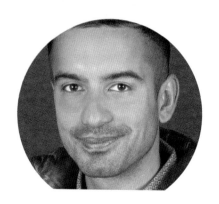

ARJUN
RAJKHOWA

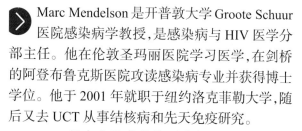

Marc Mendelson 是开普敦大学 Groote Schuur 医院感染病学教授,是感染病与 HIV 医学分部主任。他在伦敦圣玛丽医院学习医学,在剑桥的阿登布鲁克斯医院攻读感染病专业并获得博士学位。他于 2001 年就职于纽约洛克菲勒大学,随后又去 UCT 从事结核病和先天免疫研究。

Marc 是南非抗菌药物耐药部长级咨询委员会主席、南非全球卫生安全议程抗菌药物耐药牵头人、南非抗菌药物管理计划的联合主席以及南非抗菌药物战略框架的合著者。他是世界卫生组织多个与抗菌药物耐药相关的技术咨询小组的成员,是全球抗菌药物研发伙伴关系(GARDP)科学咨询小组的成员,世界经济论坛 / 惠康信托合作实施新的抗菌药物研发模式的 AMR 核心小组的成员。

他是南非感染病学会联合会前任主席,也是国际感染病学会候任主席。

Arjun Rajkhowa 博士是国家抗菌药物管理中心的管理者,该中心位于澳大利亚墨尔本大学和澳大利亚皇家墨尔本医院的 Peter Doherty 感染与免疫研究所。他是一名对政策、公共卫生和传播感兴趣的研究人员。

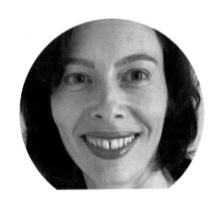

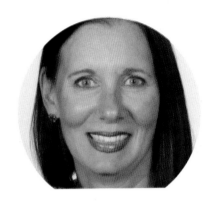

CÉLINE PULCINI

DEBRA GOFF

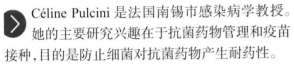

Céline Pulcini 是法国南锡市感染病学教授。她的主要研究兴趣在于抗菌药物管理和疫苗接种,目的是防止细菌对抗菌药物产生耐药性。

Pulcini 教授现为欧洲临床微生物学和感染病学会(ESCMID)抗菌管理研究小组(ESGAP)秘书,她曾是一本 ESGAP 抗菌药物管理书的编辑。

她目前或最近还担任过法国卫生部、欧洲疾病控制与预防中心和世界卫生组织国家抗菌药物计划的专家。除了担任 *Clinical Microbiology and Infection* 杂志的副编辑外,Pulcini 教授还撰写或合著了 160 多篇国际学术论著。

她在 2017 年获得了 ESCMID 青年研究员奖。

Debra A. Goff,药学博士、美国胸科医师学会资深会员、感染病专家。Debra Goff 是感染病学专家,也是俄亥俄州哥伦布市俄亥俄州立大学韦克斯纳医学中心(OSUWMC)抗菌药物管理计划的创始成员之一。她是 OSUWMC 感染病住院医师项目的前任主任。她是药学院的副教授,与俄亥俄州立大学的 One Health 抗菌药物管理小组一起工作。Goff 博士在芝加哥的伊利诺伊大学获得了药学学士学位和药学博士学位,并在那里完成了她的住院医师生涯。

Goff 博士在 2016 年 TEDx Columbus 上演讲了"使用抗菌药物'以防'感染"。她是南非感染病学会联合会(FIDSSA)的国际顾问,指导南非药剂师。她因在南非的工作而获得 2016 年 OSU 新兴国际拓展和参与奖,是 2017 年美国临床药学院(ACCP)的全球健康奖获得者,作为曼德拉华盛顿奖教金计划的一部分她担任了非洲青年领袖的导师。Goff 博士是世界卫生组织(WHO)病原体优先清单工作组的成员,是 IDSA 和 MAD-ID 年会的 IDWeek 计划委员会成员。

她的兴趣包括抗菌药物耐药、通过管理干预进行快速诊断测试的应用、使用 Twitter 提高全球参与度以及在抗菌药物管理方面与外科医生、肿瘤学家、兽医和患者倡导组织进行交叉合作。她以抗菌药物管理的倡导者身份在国内外进行演讲,并定期在 twitter 上发布有关抗菌药物管理的主题推文。

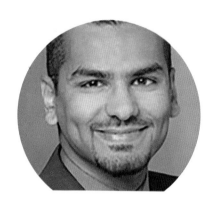

KHALID
ELJAALY

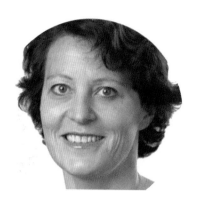

KIRSTY
BUISING

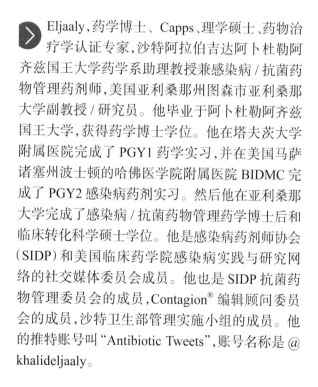

Eljaaly，药学博士、Capps、理学硕士、药物治疗学认证专家，沙特阿拉伯吉达阿卜杜勒阿齐兹国王大学药学系助理教授兼感染病/抗菌药物管理药剂师，美国亚利桑那州图森市亚利桑那大学副教授/研究员。他毕业于阿卜杜勒阿齐兹国王大学，获得药学博士学位。他在塔夫茨大学附属医院完成了 PGY1 药学实习，并在美国马萨诸塞州波士顿的哈佛医学院附属医院 BIDMC 完成了 PGY2 感染病药剂实习。然后他在亚利桑那大学完成了感染病/抗菌药物管理药学博士后和临床转化科学硕士学位。他是感染病药剂师协会（SIDP）和美国临床药学院感染病实践与研究网络的社交媒体委员会成员。他也是 SIDP 抗菌药物管理委员会的成员，Contagion® 编辑顾问委员会的成员，沙特卫生部管理实施小组的成员。他的推特账号叫"Antibiotic Tweets"，账号名称是 @khalideljaaly。

Kirsty Buising 副教授是澳大利亚墨尔本皇家墨尔本医院维多利亚感染病服务（VIDS）的感染病内科医生。她是国家抗菌管理中心副主任，也是澳大利亚国家卫生和医学研究理事会（NHMRC）资助的抗菌管理卓越研究中心的首席研究员。Kirsty 还被任命为 VIDS 的临床研究医生，负责指导小组的研发工作。Kirsty 在州、国家和国际各级咨询小组中担任抗菌药物管理、指南制定和医疗保健相关感染领域的顾问。

Kirsty 拥有使用计算机决策支持抗菌药物管理的医学博士学位和公共卫生硕士学位。她的团队已成功获得 NHMRC 合作伙伴资助和卓越研究中心的支持，以发展其在抗菌管理方面的工作。她是 *Therapeutic Guidelines：Antibiotic* 作者之一，致力于制定国家处方指南。作为澳大利亚医疗安全与质量委员会的顾问，她在影响政策方面发挥了作用。国家抗菌药物管理中心团队进行了全国调查，收集澳大利亚抗菌药物使用的数据。指导团队已经开发了用于抗菌药物管理的电子工具，该工具已在澳大利亚 60 多家医院中实施，并举办了全国性研讨会，以增强医生、护士和药剂师改善抗菌药物使用进而优化患者结局的能力，并帮助应对抗菌药物耐药问题。Kirsty 在国际研讨会上任教，并就改善抗菌药物使用的地区性倡议提供了建议。

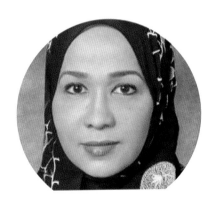

MUSHIRA ENANI

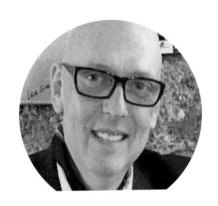

ADRIAN BRINK

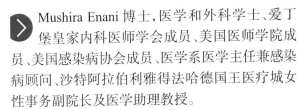

Mushira Enani 博士,医学和外科学士、爱丁堡皇家内科医师学会成员、美国医师学院成员、美国感染病协会成员、医学系医学主任兼感染病顾问、沙特阿拉伯利雅得法哈德国王医疗城女性事务副院长及医学助理教授。

Enani 博士毕业于沙特阿拉伯吉达的阿卜杜勒阿齐兹国王大学(KAU)医学院,她参加了在利雅得哈立德国王大学医院 / 沙特国王大学的内科住院医师培训计划,在那里她获得了阿拉伯内科地区委员会的认可,并被选为表现最佳的 R2 住院医师。她是爱丁堡皇家内科医学院(MRCPE)的成员。

Enani 博士目前在利雅得国王法哈德医学城(KFMC)担任医学系感染病顾问,现任沙特本阿卜杜勒阿齐兹国王大学健康科学助理教授、KFMC 医学院女性事务副院长在和主医院的医学主管。

他是南非约翰内斯堡米尔帕克医院 AMPATH 国家实验室服务部的临床微生物学家,也是南非开普敦大学格罗特舒尔医院医学部感染病和艾滋病医学部的副教授。

Adrian Brink 博士于 1984 年在南非比勒陀利亚大学获得医学学士学位,然后于 1994 年完成进一步的医学培训,包括他的医学硕士学位(临床微生物学)。他目前在南非约翰内斯堡工作,担任约翰内斯堡米尔帕克医院 AMPATH 国家实验室服务的临床微生物学负责人。

Brink 博士是南非感染病学会联合会的创始主席,是理事会的执行成员。他目前是南非抗菌药物管理计划(SAASP)的联合主席。他在国内和国际大会上发表过演讲,并在同行评议的期刊上发表或合著了 70 多篇论文,包括 *Lancet Infectious Diseases*、*the International Journal of Antimicrobial Agents*、*Emerging Infectious Diseases* 和 *the Journal of Antimicrobial Chemotherapy*。他还在几家期刊的编委会任职,其中包括 *Infectious Diseases in Clinical Practice*、*Frontiers in Microbiology* 和 *the Southern African Journal of Infectious Diseases*。Brink 博士是抗菌药物管理的大型在线开放课程和抗菌药物管理互动电子书(英国抗感染化疗学会和苏格兰邓迪大学)的资深作家。他目前在南非卫生部长的抗菌药物耐药部长级咨询委员会任职。

Brink 博士的研究兴趣包括社区获得性感染和重症监护相关感染中的抗菌药物耐药、ICU 患者中抗菌药物的药代动力学和结局评价,包括初级保健和医院中的抗菌药物管理。此外,在抗菌药物管理中使用质量改进模型和行为改变技术。

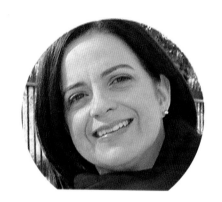

ANAHÍ DRESER

> Anahí Dreser 是墨西哥国家公共卫生研究所卫生系统研究中心的研究员和讲师。她是"公共卫生中药品的获得、使用和抗菌药物耐药"研究小组的联合负责人。她的研究兴趣包括药品政策、抗菌药物管理计划、药品使用和卫生保健质量。

　　Anahí Dreser 是一名医生，拥有感染控制硕士学位，并且是公共卫生与政策（LSHTM，UK）的博士生。她的博士调查分析了墨西哥抗菌药物政策的制定过程。目前，她与墨西哥的主要利益攸关方以及泛美卫生组织合作，致力于改善抗菌药物的使用和遏制抗菌药物耐药的产生。

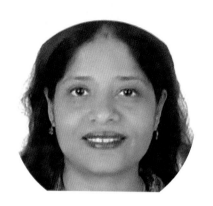

REENA RAVEENDRAN

> Ganga Ram 爵士医院临床微生物学和免疫学系顾问。

　　Reena Raveendran 博士 1998 年从喀拉拉邦科塔扬的政府医学院获得医学学士，2003 年继续在此攻读临床微生物学医学博士学位。

　　她于 2004 年进入 Ganga Ram 爵士医院，担任世卫组织项目高级研究干事。她是成功完成"资源受限环境下以社区为基础的抗菌药物使用和耐药监测"项目的关键人物。

　　之后，她一直在 Ganga Ram 爵士医院的多个部门担任顾问，目前负责结核病诊断。她特别感兴趣的领域包括细菌学、分枝杆菌学、抗菌药物管理、质量控制和控制结核病的传播。她在国内和国际知名期刊上发表了 20 多篇学术论著，在各种国家和地区性会议上发表了演讲、介绍了许多论文和海报。她是 Ganga Ram 爵士医院举办各种国家会议和研讨会的组织小组不可或缺的一员。

　　她是印度医学微生物学家协会、印度医学微生物学家协会德里分会、医院感染控制学会和临床感染病学会等各种专业团体的活跃成员。她还是 ISO 15189 和 NABL 112 以及 NABH 的认证内部审核员。她对微生物学部门以及整个医院的各种质量控制活动非常感兴趣。

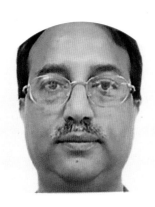

CHAND
WATTAL

Chand Wattal 教授(博士)目前担任印度新德里拉金德纳加尔 Ganga Ram 爵士医院 Ganga Ram PG 教育与研究学院临床微生物学高级顾问兼主席。他 1983 年 1 月在昌迪加尔的 PGI 取得了医学微生物学博士学位,1977 年在克什米尔的 GMC 获得医学学士,至今拥有 30 多年的专业经验。Wattal 博士从 1985 年开始担任研究生导师和医学博士生导师/联合导师,从 2003 年开始担任 DNB 微生物学导师/联合导师。他是一位敏锐的学者,是印度政府卫生与家庭福利部技术咨询委员会的专家,也是合理使用抗菌药物(DGHs)及其与 ICMR 的可研究领域的几个特别工作组的专家。Wattal 博士领导的 Ganga Ram 爵士医院(SGRH)临床微生物学部自 1995 年以来,每年出版 2 次《SGRH 微生物学通讯》,向临床医生和临床微生物学家提供抗菌药和其他学术感兴趣的文章的详细信息,并开展网络宣传。Wattal 博士在同行评议期刊上有 90 项研究和 15 本书籍出版物,其中 36 篇发表在国际期刊上;已举办了 220 场客座讲座,并主持了 94 场科学会议,其中包括 *Medical Clinics of North America*、*Lancet Infectious Diseases* 等学术论著,并在 *Lung Biology in Health and Disease* 系列丛书中 *Pulmonary Hydatid Diseases in India*,*Diagnosis and Management* 专题作出贡献(出版商:美国 Marcel Decker)。他的著作 *Emergencies in Infectious Diseases*:*from Head to Toe* 由德里贾米亚大学副校长于 2009 年 4 月发行,*Post Transplant Infections* 由 K.S.Chugh 教授于 2013 年 12 月 13 日发行,*Hospital Infection Prevention*:*Principles & Practices*(Springer 出版)于 2014 年 1 月 20 日发行。他曾 2 次担任客座编辑:*Journal of International Medical Sciences Academy*(JIMSA)2004 年 7~9 月特刊"印度临床微生物学和感染病实践的进展"和 2010 年 1~3 月的"新发感染:印度视角"。他是 *Ind J of Paed. J of Lab. Physicians*、*IJMM* 和 *IJMR* 编委会的成员。为了表彰他的学术成就,他被任命为世界卫生组织(日内瓦)抗菌药物合理使用项目的首席研究员,该项目已经完成了第一和第二阶段,第三阶段目前由比尔及梅琳达·盖茨基金会基金会资助。这些结果已被记录在世卫组织 2010—2011 年度出版物上。他作为客座讲师参加了 169 次国内和国际会议,并发表了科学报告。Wattal 博士已经获得了数个奖项,并通过这些奖项为他的机构带来了荣誉。2004 年,他被德里副市长授予其专业领域的 Dharma Vira 杰出奖,该奖项每年颁发给医院的最佳顾问;他的一篇出版物被授予 S.Nundy 奖,被评为 2009 年度最佳出版物;2015 年被联邦卫生部长 Shri J.P.Nadda 授予长期杰出服务奖;2012 年被印度医学微生物学家协会授予 IJMM 年度病毒学最佳出版物。自 2006 年以来,他一直是 IAMM-DC 的重要职员,2 次当选财务主管,目前是该协会的秘书。他全票当选为 IAMM 国家机构的执行理事会成员。自 2014 年 1 月以来,他还负责在 IAMM 国家机构的支持下,为印度北部和东北部的临床微生物学专业开展 EQAS 项目。他作为国家抗菌药物政策制定工作组的成员,在国家抗菌药物耐药性监测和抗菌药物政策制定领域作出了巨大的开创性贡献,为国家和临床微生物学专业作出了巨大贡献。为了表彰他在医学领域的杰出贡献以及对服务人类的贡献,2016 年 7 月 10 日,德里医学协会授予他 Vishisht Chikitsa Rattan 奖。由于他的专业特长,他在国内外都很受欢迎。

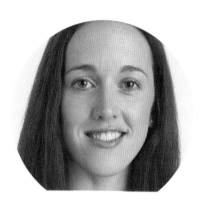

AOIFE
FLEMING

> Aoife Fleming 博士是爱尔兰科克大学学院临床药学讲师。自 2016 年起,她被美慈大学医院药剂科任命为研究型药剂师。她于 2004 年毕业于都柏林三一学院药学专业,并于 2007 年在都柏林博蒙特医院获得了医院药学硕士学位。她有丰富的医院和社区药房工作经验。Fleming 博士于 2014 年在科克大学药学院获得了健康研究委员会卫生服务研究博士学位。她在博士期间研究了爱尔兰的抗菌管理工作,尤其关注长期护理设施。Aoife 在抗菌药物管理领域发表了论文并开展了合作,并继续在这一领域进行研究。

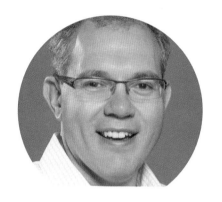

ANDREW
M. MORRIS

> Morris 博士获得了多伦多大学的医学博士学位(1994 年)。1994—1997 年,他在多伦多大学接受了内科医学的培训,随后在 1999 年完成了感染病的亚专业培训。他于 2000 年从哈佛大学公共卫生学院获得了流行病学理学硕士学位,同时在 Allison McGeer 教授的指导下完成了拜耳医疗保健和加拿大感染病协会(现在的 AMMI Canada)的研究项目。

Morris 博士在麦克马斯特大学医学系和汉密尔顿健康科学公司工作了 6 年,担任感染性疾病和普通内科的顾问。在那里,他帮助汉密尔顿综合医院重症监护病房制订了一个抗菌药物管理计划。(该计划在 2006 年获得了加拿大医疗保健卓越质量奖)。他于 2007 年回到多伦多大学,在那里他加入了西奈山医院医学系的感染病科和大学卫生网络。他目前是教授职位,并担任感染病和普通内科顾问。Morris 博士曾任加拿大皇家内科和外科医学院感染病专业委员会主席、加拿大医学微生物学和感染病协会抗菌药物管理和耐药委员会主席以及美国医疗保健流行病学学会抗菌药物管理委员会候任主席。

他是西奈卫生系统 - 大学卫生网络抗菌药物管理项目(SHS-UHN ASP)的创始负责人,该项目成立于 2009 年。SHS-UHN ASP 是加拿大第一个也是最大的抗菌药物管理计划,负责监管 3 家急症医院、1 家肿瘤医院和 3 家康复机构以及一家长期照护机构的抗菌药物。他与加拿大认证机构合作,使加拿大成为世界上第一个要求医院进行抗菌药物管理的国家。他撰写或合著了 100 多篇同行评议的学术论著,重点关注抗菌药物管理、重症监护和金黄色葡萄球菌菌血症。

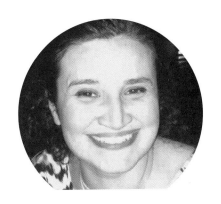

HAIFA
LYSTER

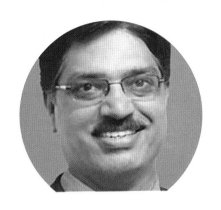

SANJEEV
SINGH

> Haifa Lyster，FFRPS、FRPharmS、皇家 Brompton & Harefield NHS 基金会信托机构移植和心室辅助装置（VADs）顾问药剂师。

Haifa 于 1992 年毕业于巴斯大学药学院，并继续其学业获得伦敦药学院的硕士学位，成为一名合格的独立非医学处方者。她是皇家药学会的成员。

自 1998 年以来，Haifa 致力于哈雷菲尔德医院的胸腔移植和 VADs 的工作，在管理 VAD 和心肺移植患者的药物治疗的各个方面（尤其是在抗感染和免疫抑制方案方面）发挥着领导作用。她目前正在攻读博士学位，研究开发 ECMO 患者体内多种抗真菌药物的 PK/PD 模型。

Haifa 是 NHSE 心胸临床参考咨询小组的药学主管和 SOTPA（实体器官移植药学协会）的副主席。她目前也是国际心肺移植学会（ISHLT）药学和药理学理事会的副主席（当选）。

> Sanjeev Singh 是一名训练有素的儿科医生，获得了医院管理硕士学位，并完成了感染预防和控制的博士学位。他是科奇阿姆利塔医学科学研究所感染预防和抗菌药物管理部主任。

在加入科奇 AIMS 担任高级医疗主管之前，他曾在世卫组织印度分部的根除疾病计划中担任区域协调员。

他获得弗吉尼亚大学医疗工作者安全研究员职位，还有阿德莱德大学健康技术评估（HTA）研究员职位。他是美国卫生保健改善研究所的改善顾问。

Sanjeev 博士也是印度驻美国卫生保健流行病学学会（SHEA）的大使，并被美国感染控制专业人员协会（APIC）评为"感染控制英雄"。他是国际质量协会（ISQua）的国际检查员。他目前是 NABH 研究委员会副主席、AHPI（印度卫生保健提供者协会）和印度卫生部门技能委员会（GOI）技术委员会主席、药物安全委员会（GOI）成员和国家职业暴露咨询机构成员。他也是 ISO9001：2015 和 NABH 的首席评估员。

他是世界卫生组织的外部顾问、几个州的政府医疗项目（电子学习、减少 IMR、抗菌药物管理和感染控制）的技术顾问、安特卫普大学的时刻流行率监测和美国医疗保健改善研究所新生儿合作项目的技术专家，以及喀拉拉邦抗菌药物管理核心工作和技术咨询小组成员。

331

DAVID ENOCH

LAURA WHITNEY

> David 是剑桥的微生物顾问。他在伦敦接受培训,在伦敦和英国东南部从事医疗工作,之后在伦敦皇家自由医院(Royal Free Hospital)和剑桥接受医学微生物学培训。他最初在彼得伯勒做顾问,5 年前搬回剑桥。

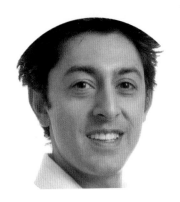

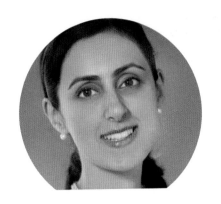

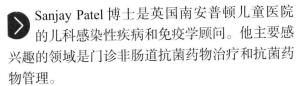

SANJAY PATEL

PRIYA NORI

> Sanjay Patel 博士是英国南安普顿儿童医院的儿科感染性疾病和免疫学顾问。他主要感兴趣的领域是门诊非肠道抗菌药物治疗和抗菌药物管理。

2012 年,他在英国推出了首个儿科门诊肠道外抗菌药物治疗(p-OPAT)服务。他是 BSAC 和英国儿科过敏、免疫学和感染病组 p-OPAT 联合国家工作组的主席,该工作组的任务是为在英国引入和提供 p-OPAT 服务制定良好的实践指南,该指南于 2014 年 10 月发布。

他领导南安普顿儿童医院的抗菌管理服务,并且是 2015 年发布了指南的 NICE 抗菌药物管理指南制定小组的成员。他是 BSAC OPAT 常务委员会成员和 BSAC 理事会成员。他是欧洲儿科感染病协会在线抗菌药物管理课程抗菌管理模块的联合负责人,并在帝国理工学院和冰岛开设感染病课程。作为 Healthier Together Wessex 的项目负责人,他正在与初级保健同事合作,改善社区环境下的抗菌药物处方(www.what0-18.nhs.uk)。

> Priya Nori,医学博士、抗菌药物管理项目医学主任、OPAT 计划联合主任。

蒙特菲奥雷卫生系统,阿尔伯特·爱因斯坦医学院临床医学助理教授。

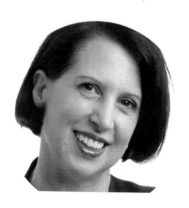

KARIN THURSKY

> Karin Thursky 教授是国家抗菌药物管理中心主任、彼得·麦卡勒姆癌症中心感染病副主任、皇家墨尔本医院指导小组主任。作为一名感染病医生,她是抗菌药物管理项目设计和实施的领导者,尤其擅长使用计算机系统来支持更好的抗菌药物处方。该指导方案帮助医院临床团队监测抗菌药物的合适及安全使用,已在澳大利亚各地 60 多家医院实施。国家抗菌药物处方调查是国家抗菌药物耐药战略的核心组成部分。她的临床医师和卫生服务研究人员组成的多学科小组正在努力建立和实施动物和人类卫生部门的抗菌药物管理项目。

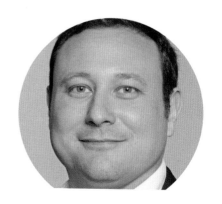

ENRIQUE CASTRO-SÁNCHEZ

> Enrique Castro-Sánchez 作为伦敦帝国理工学院 AMR 和 HCAI 健康保护研究部的首席研究护士正在联合早期职业生涯的一项研究:增加护士对抗菌药物管理决策和岗位的参与,致力于"在行为改变、技术和患者安全方面进行创新,以改进感染预防和抗菌药物使用"的主题。

2015 年,他以优异成绩获得西班牙阿利坎特大学护理学博士学位。他在西班牙接受了护理和护理服务管理的培训,2003 年在伦敦卫生和热带医学学院获得了公共卫生硕士学位。他的研究兴趣包括感染病和卫生保健相关感染的健康知识、感染病方面的卫生不平等、政策对感染病管理的影响。

Enrique 在热带和传染性疾病方面有广泛的临床经验,包括疟疾、麻风病、结核病、艾滋病毒和性传播感染。他曾向日内瓦的世卫组织全球感染预防和控制部门咨询,编制了支持感染预防和控制新核心组成部分的领导材料。他是 BSAC 理事会成员、南丁格尔基金会学者、欧洲护理科学院成员,并于 2016 年被国际感染病学会选为国际感染病领域的新兴领军人物。

第 26 章作者

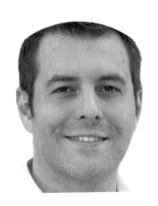

TIMOTHY GAUTHIER

> Timothy P.Gauthier, 药学博士, BCPS-AQ ID 是一名药剂师, 在感染病和抗菌药物管理领域受过高级培训并具有丰富经验。

他一直活跃在教学、临床实践、研究和服务中。你可以在社交媒体 @IDstewardship 上找到他。

第 27 章作者

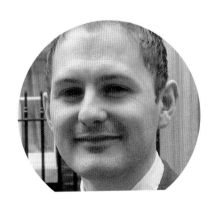

MICHAEL CORLEY

> Michael 于 2017 年 5 月加入英国抗感染化疗学会, 担任其高级政策和公共事务官员。

他之前曾担任英国领养协会的公共事务主任, 以及皇家事故预防学会 (RoSPA) 的通信和活动负责人。

Michael 是一名合格的高级记者, 曾在 *Coventry Telegraph* 和 *Gloucestershire Echo* 担任政治编辑。

他拥有历史和政治文学学士学位, 并以优异成绩取得现代文学硕士学位。

335

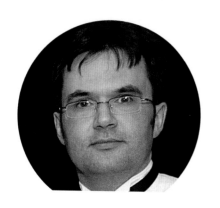

GAVIN BARLOW

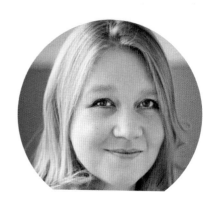

TRACEY GUISE

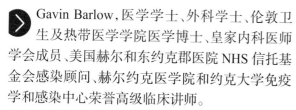

Gavin Barlow,医学学士、外科学士、伦敦卫生及热带医学学院医学博士、皇家内科医师学会成员、美国赫尔和东约克郡医院 NHS 信托基金会感染顾问、赫尔约克医学院和约克大学免疫学和感染中心荣誉高级临床讲师。

GB 于 1993 年获得莱斯特大学医学资格,并在利兹、谢菲尔德和邓迪接受了感染病和普通内科医学的培训,其中包括在邓迪大学为期 2 年的研究培训。GB 的主要临床兴趣是骨科感染、门诊肠道外抗菌药物治疗(OPAT)、抗菌管理以及复杂细菌和医疗保健相关感染的管理。

研究兴趣广泛,但主要集中在 NHS 中普遍管理的感染的流行病学和临床护理上。GB 于 2009 年被授予伦敦皇家内科医师学会院士资格,是英国抗感染化疗学会(BSAC)管理和监督官员。

Tracey Guise 是 BSAC 的首席执行官。她是一位在非营利性组织工作超过 20 年有着丰富经验的高级行政人员,包括曾在皇家儿科和儿童健康学院担任领导职务,并且早期有过公务员职务。在她目前职务中,Tracey 为实现协会的战略目标以及最近的全球教育议程作出了贡献并提供了支持。

336

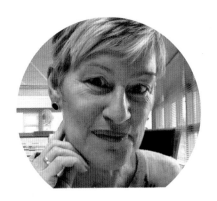

SALLY
BRADLEY

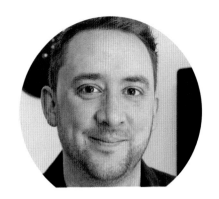

NEIL
WATSON

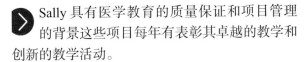

Sally 具有医学教育的质量保证和项目管理的背景这些项目每年有表彰其卓越的教学和创新的教学活动。

自加入 BSAC 以来，她是负责协调、开发和创建面向全球受众的电子学习课程的团队成员，其中包括一整套大规模在线公开课程、代表英国公共卫生组织面向全科医生的基于网络研讨会的课程，以及这本电子书。

Neil 是剑桥郡的一名创意图形、UI 设计师和 Web 开发人员。Neil 与英国抗感染化疗学会合作，作为 BSAC 团队不可或缺的一部分，他为该协会的国内和国际活动组合提供网络开发和设计服务。Neil 在高级开发项目方面拥有十多年的经验，并与包括 PlayStation、XBOX、任天堂、BBFC 和 UKIE 在内的领先软件公司，以及包括温布利国家体育场信托基金、动物健康信托基金和伍德绿色动物慈善基金在内的其他慈善机构合作。

Academic Health Sciences Partnership（AHSP） 学术健康科学合作伙伴

Association of Healthcare Providers of India（AHPI） 印度医疗保健提供者协会

All-Party Parliamentary Groups（APPGs） 多党议会团体

American College of Clinical Pharmacy（ACCP） 美国临床药学院

American Society of Health-System Pharmacists 美国卫生系统药剂师学会

American Society of Transplantation 美国移植学会

Association of Professionals of Infection Control（APIC） 感染控制专业人员协会（美国）

Australian Commission on Safety and Quality in Health Care 澳大利亚医疗安全和质量委员会

Brazilian National Health Surveillance Agency（ANVISA） 巴西国家卫生监督局

British Society for Antimicrobial Chemotherapy（BSAC） 英国抗感染化疗学会

British Society for Medical Mycology 英国医学真菌学会

Clinical & Laboratory Standards Institute（CLSI） 美国临床和实验室标准协会

Clinical Infectious Diseases Society 临床感染病学会

Delhi Chapter-Indian Association of Medical Microbiologists 印度医学微生物学家协会德里分会

Drug Safety Council 药物安全委员会

English Surveillance Programme for Antimicrobial Utilisation and Resistance（ESPAUR） 英国抗菌药物使用和耐药性监测计划

European Academy of Nursing Science 欧洲护理科学院

European Centre for Disease Prevention and Control 欧洲疾病预防和控制中心

European Committee on Antimicrobial Susceptibility Testing（EUCAST） 欧洲药敏试验委员会

European Organization for Research and Treatment of Cancer/Invasive Fungal Infections Cooperative Group and the National Institute of Allergy and Infectious Diseases Mycoses Study Group（EORTC/MSG） Consensus Group 欧洲癌症研究和治疗组织/侵袭性真菌感染合作小组和国家过敏和感染病研究所真菌病研究小组（EORTC/MSG）共识小组

European Society for Clinical Microbiology and Infectious Diseases（ESCMID） Study Group for Antimicrobial stewardship（ESGAP） ESCMID 抗菌管理研究组

European Study Group on Antibiotic Policies 欧洲抗生素政策研究小组

Federation of infection societies 感染病学会联合会

Federation of Infectious Diseases Societies of Southern Africa（FIDSSA） 南非感染病学会联合会

Global Antibiotic Research and Development Partnership（GARDP） 全球抗生素研发伙伴项目

Health Protection Scotland（HPS） 苏格兰健康防护机构

Health Sector Skills Council of India 印度卫生部门技能委员会

Hospital Infection Control Society 医院感染控制学会

Indian Association of Medical Microbiologists 印度医学微生物学家协会

Infectious Disease Society of America（IDSA） 美国感染病学会

Infectious Diseases Society of America Joint Committee 美国感染病学会联合委员会

Institute for Public Policy Research 公共政策研究所

International Society for Infectious Diseases 国际感染病学会

---

* 本书内容涉及多个国际和各国的协会（组织），此协会列表仅供同行参考，如有不当，请批评指正。

International Society for Quality（ISQua） 国际质量协会

International Society of Heart & Lung Transplantation（ISHLT） 国际心肺移植学会

Kidney Disease: Improving Global Outcomes（KDIGO） 改善全球肾脏病预后组织

London School of Hygiene & Tropical Medicine（LSHTM） 伦敦卫生及热带医学学院

Massachusetts Medical Society 马萨诸塞州医学会

National Advisory Body on Occupational Exposures 国家职业暴露咨询机构

National centre for antimicrobial stewardship（NCAS） 国家抗菌药物管理中心

National Health and Medical Research Council（NHMRC） 国家健康和医学研究理事会

National Institute for Health Research（NIHR） 国家健康研究所

National Institute for Health Research Health Protection Research Unit in Healthcare Associated Infections and Antimicrobial Resistance 国家健康研究所医疗保健相关感染和抗菌药物耐药卫生防护研究部

National institute for healthcare and care excellence 国家医疗保健和护理优化研究所

NHS Trust 英国国家医疗服务体系基金会

Ohio State University Wexner Medical Center（OSUWMC） 俄亥俄州立大学韦克斯纳医学中心

One Health Antibiotic Stewardship team "One Health" 抗菌药物管理小组

Overseas Development Institute（ODI） 海外发展研究所（英国）

Pan American Health Organization（PAHO） 泛美卫生组织

Pan American Infectious Disease Association（API） 泛美感染病学会

Public Affairs for Adoption UK 英国领养协会公共事务部

Public Health England（PHE） 英国公共卫生机构

Royal Pharmaceutical Society 皇家药学会

Royal Society for the Prevention of Accidents（RoSPA） 皇家事故预防学会

Scottish Antimicrobial Prescribing Group（SAPG） 苏格兰抗菌药物处方小组

Society for Hospital Epidemiology of America 美国医院流行病学学会

Society of Healthcare Epidemiology of America（SHEA） 美国医疗保健流行病学学会

Society of Infectious Diseases Pharmacists（SIDP） 感染病药剂师学会

SOTPA（Solid Organ Transplant Pharmacy Association） 实体器官移植药学协会

South African Antibiotic Stewardship Program（SAASP） 南非抗菌药物管理计划

South African Ministerial Advisory Committee on Antimicrobial Resistance 南非抗菌药物耐药部长级咨询委员会

Specialty Committee of Infectious Diseases with the Royal College of Physicians and Surgeons of Canada 加拿大皇家内科和外科学院感染病专业委员会

UK Clinical Pharmacy Association-Pharmacy Infection Network（UKCPA PIN） 英国临床药学协会药房感染网络

UK Clinical Pharmacy Association 英国临床药学协会

（徐晴晔　整理　翻译,宗志勇　校）